조경남 교수의
주머니속 약초여행

조경남 교수의 주머니속 약초여행

초판발행 : 2016년 8월 15일
7쇄 발행 : 2024년 8월 5일

지 은 이 | 조경남
펴 낸 이 | 박은희
디 자 인 | 김시은

펴 낸 곳 | 도서출판 단샘
출판등록 | 제2011-18호
주　　소 | 경기도 안양시 동안구 관악대로263번길 34(비산동)
　　　　　금호빌딩 3층
전　　화 | (031)386-7977
홈페이지 | www.dansaembook.com

ⓒ조경남, 2016

값 15,000원

※ 저자와의 협의에 의해 인지는 생략합니다.
※ 이 책의 내용을 저작권자의 허락 없이 복제, 복사, 인용, 무단전재하는 행위는 법으로 금지되어 있습니다.
※ 잘못된 책은 바꾸어 드리겠습니다.

ISBN 978-89-966359-8-7 (10510)

조경남 교수의

주머니속 포켓북
약초여행

조경남 지음

도서출판
단샘

머리말

 우리를 둘러싼 자연을 보면 마치 신(神)이 인간의 삶을 완전하게 하려고 부단히 노력한다는 생각이 든다. 특히 우리가 이용하는 다양한 식물들, 과일과 나물, 약초들을 보면 더욱 그렇다.

 봄에 돋아나는 새싹에는 성장에 필요한 생리활성물질이 풍부하다. 짧은 봄을 아쉬워하며 폭풍성장을 해야 하므로 신은 비타민, 미네랄, 호르몬, 효소처럼 성장에 필요한 생리활성물질을 그들 안에 가득 채워주었다. 그리고 그들의 일부를 인간에게 음식으로 주었고, 조금 더 허약한 이들을 위해 봄에 나는 약초를 선물하였다.

 여름은 어떠한가. 뜨거운 햇볕을 반기며 자라난 수박과 참외, 토마토는 농부의 몸을 식혀주는 청량제이다. 그리고 신은 더위에 손상된 몸을 치료하는 약초를 자라도록 하였다. 쓴맛이 강한 익모초는 일사병에, 벌등골나물은 소화불량에, 향기가 좋은 차즈기는 여름철 식중독에 사용한다.

 가을도 마찬가지이다. 각종 열매는 영양분을 공급하여 여름철 더위에 축난 몸을 추스르게 하고 겨울을 대비하는 힘을 더해준다. 특히 건조해진 기후에 취약한 기관지와 폐를 위해 신은 약이 되는 열매를 준

비하였는데, 시원현 배는 건조해진 기관지와 폐를 적셔주고, 은행과 호두는 기침과 천식을 멎게 한다. 이렇듯 약초를 배우는 것은 신이 만들어놓은 자연의 순리(順利)를 깨닫는 과정이다.

자연계에 존재하는 것은 자신만을 위해 살지 않는다. 자신도 모르는 사이에 남을 돕고 있다. 그 중에서도 약초는 인간의 아픔을 치료하기 위해 그들의 모든 삶을 바쳐 필사적으로 노력하는 존재이다. 그래서 약초를 배우는 것은 그들의 효능을 외우는 것이 아니다. 그들의 삶의 목적(인간을 의한)을 배우는 것이다.

필자의 보잘것없는 필력(筆力)으로 약초를 논하는 것이 부끄럽게 느껴질 때도 있다. 필자가 이해하는 것 이상으로 약초의 힘은 크고 다양하기 때문이다. 하지만 약초가 그러한 것처럼 필자 또한 다른 이들의 아픔을 달래기 위해 이 책을 내놓게 되었다. 부족한 부분이 많지만 독자들이 약초를 배우는 데에 작은 참고서로 이용한다면 그보다 감사한 일은 없을 것이다.

약초사진을 찍기 위한 산행에 동참해 주신 정진수님, 그리고 약초강의 촬영에 협조하주신 서울대학교약초원 한상일 소장님께 진심으로 감사드린다.

대모산 기슭을 거닐며
약초교수 조경남 씀

조경남교수의 활동

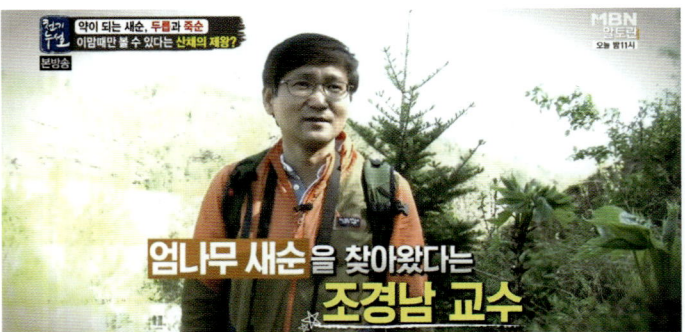

MBN 천기누설에 출연하여 현장에서 약초를 설명하는 모습
조경남교수는 매주 산행을 하면서 산야에 자라는 약초의 생태를 연구하기 때문에 이론은 물론 현장에서도 약초박사로 통한다.

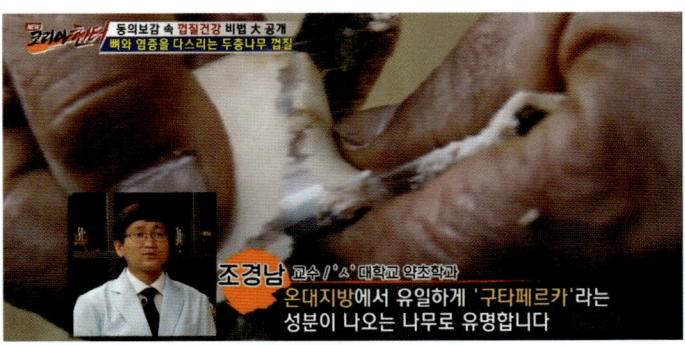

TV조선 뉴코리아헌터에 출연하여 약초에 대하여 자문하는 모습
조경남교수는 일반인들이 약초를 이해하기 쉽도록 설명해주기 때문에 여러 방송국에서 자문을 요청한다.

조경남교수의 활동

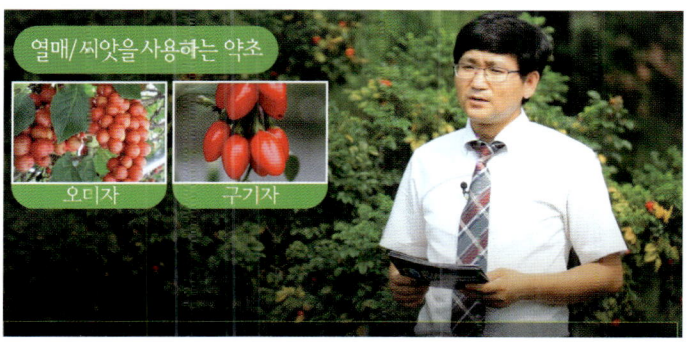

경기도 평생학습 e-배움터 홈런에서 강의하는 모습
경기도에서 운영하는 인터넷방송에서 도민들을 위해 두료로 약초강의를 하고 있다. 가정용 컴퓨터는 물론 휴대폰으로도 연중 어느 때나 시청할 수 있다.

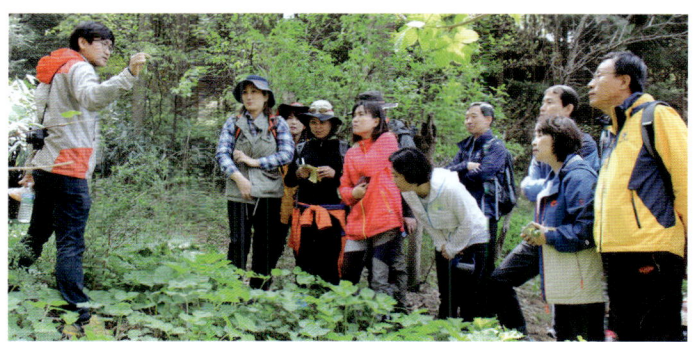

학생들과 함께 산행을 하면서 현장학습을 하는 모습
조경남교수는 약초를 배우는 사람들과 함께 주기적으로 산행을 하면서 약초를 가르친다. 또한 재배가 가능한 약초를 선정하고 약초를 생활에 활용할 수 있는 방법에 대하여 꾸준히 연구하고 있다.

머리말 | 4

조경남교수의 활동 | 6

ㄱ

가시연꽃 ····· 12
가죽나무 ····· 14
강활 ····· 16
개구리밥 ····· 18
개다래나무 ····· 20
개양귀비 ····· 22
갯기름나물 ····· 24
결명자 ····· 26
고본 ····· 28
골풀 ····· 30
관중 ····· 32
구기자나무 ····· 34
구릿대 ····· 36
구절초 ····· 38
궁궁이 ····· 40
기름나물 ····· 42
긴병꽃풀 ····· 44
까마귀밥나무 ····· 46
까마중 ····· 48
꼭두서니 ····· 50
꿀풀 ····· 52
끼무릇 ····· 54

ㄴ

나팔꽃 ····· 56
노루오줌 ····· 58
노박덩굴 ····· 60
놋젓가락나물 ····· 62
누리장나무 ····· 64

ㄷ

대나무 ····· 66
댕댕이덩굴 ····· 68
더덕 ····· 70
더위지기 ····· 72
도꼬마리 ····· 74
도둑놈의지팡이 ····· 76
도라지 ····· 78
독활 ····· 80

두릅나무 · 82
두충나무 · 84
둥굴레 · 86
등나무 · 88
딱총나무 · 90
뚝갈 · 92

ㅁ

마 · 94
마가목 · 96
마삭줄 · 98
매실나무 · 100
맥문동 · 102
머위 · 104
멀구슬나무 · · · · · · · · · · · · · · · · · 106
모과나무 · 108
모란 · 110
목련 · 112
묏대추나무 · · · · · · · · · · · · · · · · · 114
물푸레나무 · · · · · · · · · · · · · · · · · 116
미치광이풀 · · · · · · · · · · · · · · · · · 118
민들레 · 120

ㅂ

바디나물 · 122
박주가리 · 124
박하 · 126
배초향 · 128
백선 · 130
버드나무 · 132
복분자딸기 · · · · · · · · · · · · · · · · · 134
부들 · 136
부처손 · 138
붉나무 · 140
비수리 · 142

ㅅ

사철쑥 · 144
산복사 · 146
산사나무 · 148
산수유나무 · · · · · · · · · · · · · · · · · 150
산작약 · 152
산츠나무 · 154
산해박 · 156
삼벅초 · 158
삼지구엽초 · · · · · · · · · · · · · · · · · 160

삽주 ············ 162	옻나무 ············ 204
새삼 ············ 164	용담 ············ 206
석창포 ············ 166	으름덩굴 ············ 208
소리쟁이 ············ 168	으아리 ············ 210
쇠무릎 ············ 170	은행나무 ············ 212
쇠비름 ············ 172	음나무 ············ 214
순비기나무 ············ 174	이질풀 ············ 216
쉬나무 ············ 176	익모초 ············ 218
승마 ············ 178	인동덩굴 ············ 220
시호 ············ 180	인삼 ············ 222
	일당귀 ············ 224
	일본목련 ············ 226

ㅇ

애기똥풀 ············ 182
약모밀 ············ 184
어수리 ············ 186
어저귀 ············ 188
얼레지 ············ 190
엉겅퀴 ············ 192
연꽃 ············ 194
영지 ············ 196
오갈피나무 ············ 198
오미자 ············ 200
오이풀 ············ 202

잇꽃 ············ 228

ㅈ

자귀나무 ············ 230
작약 ············ 232
잔대 ············ 234
전호 ············ 236
족도리풀 ············ 238
쥐똥나무 ············ 240
쥐오줌풀 ············ 242
지느러미엉겅퀴 ············ 244

지치 · 246
지황 · 248
질경이 · 250
짚신나물 · · · · · · · · · · · · · · · · · · · 252
찔레나무 · · · · · · · · · · · · · · · · · · · 254

ㅊ

차나무 · 256
차즈기 · 258
참나리 · 260
참당귀 · 262
참죽나무 · · · · · · · · · · · · · · · · · · · 264
천궁 · 266
천남성 · 268
천마 · 270
천문동 · 272
청가시덩굴 · · · · · · · · · · · · · · · · 274
청미래덩굴 · · · · · · · · · · · · · · · · 276
초피나무 · · · · · · · · · · · · · · · · · · · 278
측백나무 · · · · · · · · · · · · · · · · · · · 280
층층둥굴레 · · · · · · · · · 282
치자나무 · · · · · · · · · · · · · · · · · · · 284
칡 · 286

ㅋ

큰조롱 · · · · · · · · · · · · · · · · 288

ㅌ

탱자나무 · · · · · · · · · · · · · · · · · · · 290
털진득찰 · · · · · · · · · · · · · · · · · · · 292

ㅍ

팥배나무 · · · · · · · · · · · · · · · · · · · 294

ㅎ

하늘타리 · · · · · · · · · · · · · · · · · · · 296
할미꽃 · 298
해당화 · 300
향브자 · 302
향유 · 304
헛거나무 · · · · · · · · · · · · · · · · · · · 306
현호색 · 308
호장근 · 310
황기 · 312
황벽나무 · · · · · · · · · · · · · · · · · · · 314
회화나무 · · · · · · · · · · · · · · · · · · · 316
후박나무 · · · · · · · · · · · · · · · · · · · 318

가시연꽃 수련과 ★★

- **약용부위** : 씨앗
- **약초이름** : 검인
- **채취시기** : 9~10월에 종자가 익었을 때 채취한다.

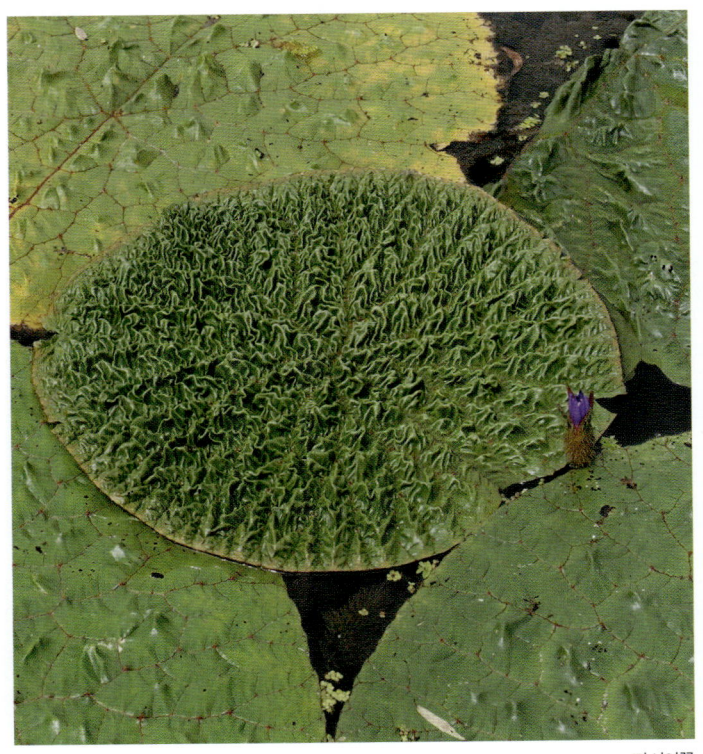

가시연꽃

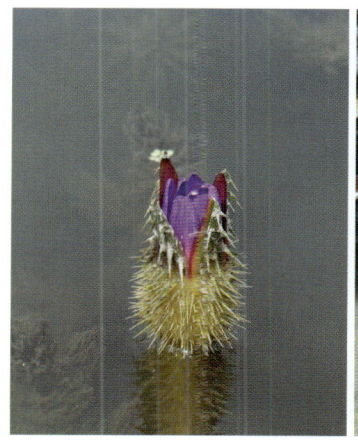 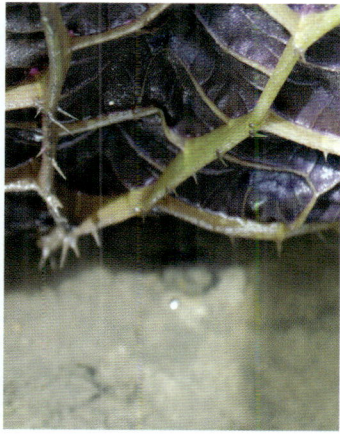

가시연꽃의 꽃   가시연꽃의 잎(바닥모습)

| 자생지 및 특징 | 중부 이남에 자생하는 1년생 수초이며, 물이 고여 있는 늪지와 연못에서 자란다.

| 약초의 효능 | 체력을 강화하고 위장을 튼튼하게 하며 생식기능을 강하게 한다.

| 가공법 | 약한 불로 연한 노란색이 될 때까지 볶아서 사용한다.

| 복용법 | 물에 달여서 복용해도 되고 가루를 내거나 환을 만들어 복용해도 된다.

| 참고사항 | 환경부가 지정하는 멸종위기 야생식물 2급에 속하므로 약으로 사용할 때는 수입품을 써야하는 현실이다.

가죽나무 소태나무과 ★

- **약용부위** : 뿌리껍질, 나무껍질
- **약초이름** : 춘피
- **채취시기** : 뿌리껍질은 가을 이후, 나무껍질은 봄에 채취한다.

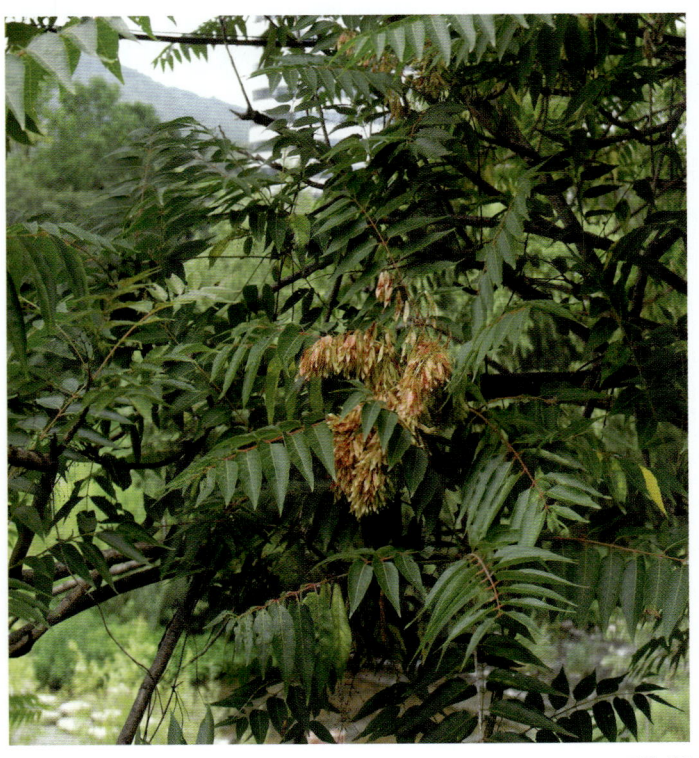

가죽나무

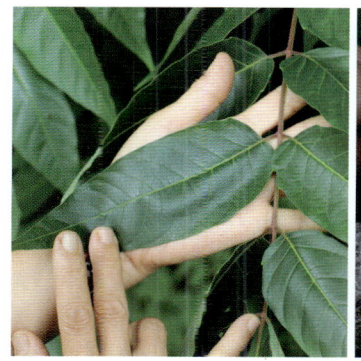 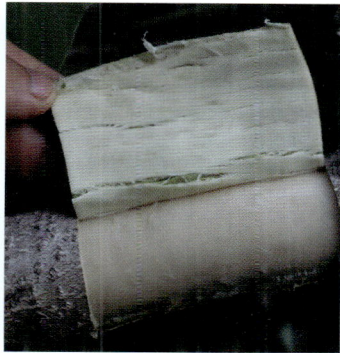

가죽나무 잎   가죽나무 껍질

| **자생지 및 특징** | 내한성과 내건성이 강하여 전국 어디서나 볼 수 있다. 특히 황폐한 곳에서 무성하게 자라기 때문에 도시 근교의 도로와 인접한 잡목림 가장자리에서 자주 관찰된다. 대기오염에 잘 견딜 뿐 아니라 오염된 공기를 정화시키는 것으로 알려져 있다.

| **약초의 효능** | 설사와 대하증을 치료하고 출혈을 멎게 한다.

| **가공법** | 불순물과 코르크층을 제거하고 깨끗하게 말려서 사용한다.

| **복용법** | 쓴맛이 강하기 때문에 물에 달이는 것보다는 가루를 내거나 환을 만들어 먹는 것이 좋다. 위궤양과 십이지장궤양에 환을 지어 복용하면 궤양이 치료된다.

| **참고사항** | 지방에 따라 참죽나무를 가죽나무라고 해서 혼란을 유발하기도 한다. ⇨참죽나무 참조(264쪽)

강활 산형과 ★★★

- **약용부위** : 뿌리
- **약초이름** : 강활
- **채취시기** : 가을 이후에 채취한다.

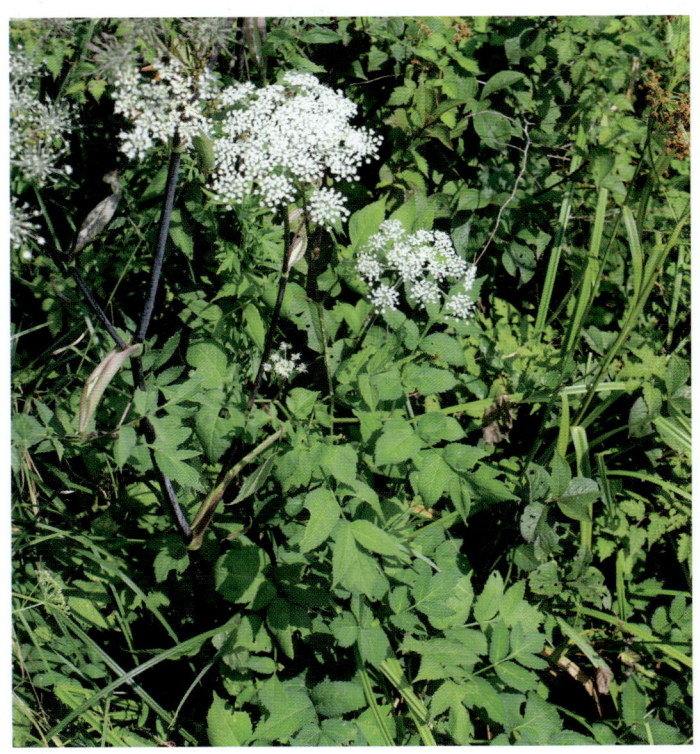

강활

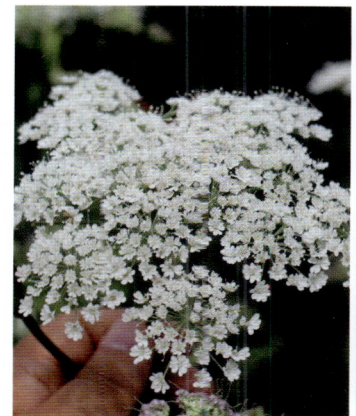
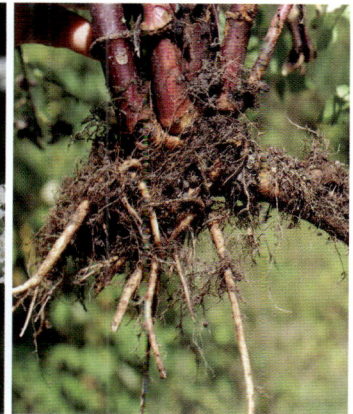

강활 꽃   강활 뿌리

| **자생지 및 특징** | 경상북도와 강원도 및 경기도 이북 지역에 분포하며, 산지의 골짜기 등 습한 곳에서 자란다. 강호리라고도 하는데, 강가에서 자라는 호리한(날씬한) 식물이라고 기억하면 좋다.

| **약초의 효능** | 감기몸살에 사용하며, 두통과 견비통, 요통, 관절염 등 다양한 통증을 치료한다.

| **가공법** | 불순물을 제거하고 깨끗하게 씻은 후 얇게 잘라서 사용한다.

| **복용법** | 물에 달여서 복용하는 것이 일반적이다.

| **참고사항** | 말린 강활의 뿌리를 술에 담갔다가 우러나면 아픈 곳에 그 술을 발라 마사지를 하면 통증이 멎는다. 어린순은 나물로 먹을 수 있다.

개구리밥 개구리밥과 ★★

- **약용부위** : 전초
- **약초이름** : 부평
- **채취시기** : 6~9월 사이에 채취한다.

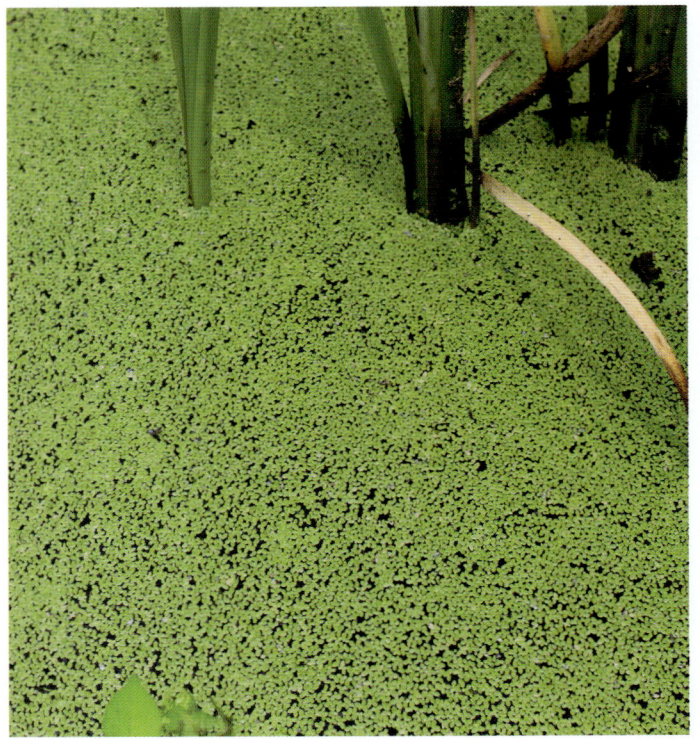

좀개구리밥

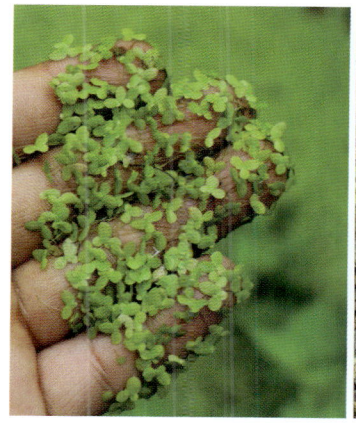
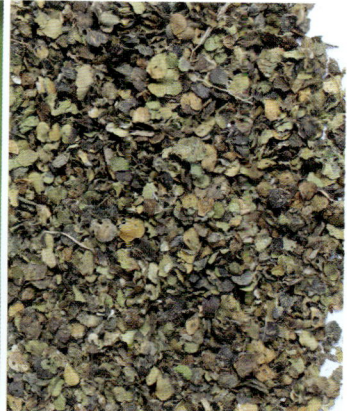

좀개구리밥(크기비교)   개구리밥 건조

| 자생지 및 특징 | 논이나 연못의 물 위에서 자란다. 개구리밥은 실제로 개구리의 밥이라기보다는 그들의 은신처이다. 포식자들로부터 피하고 은폐하는 수단으로 논에 사는 참개구리의 피부 무늬는 개구리밥과 절묘하게 조화를 이룬다.

| 약초의 효능 | 땀을 내게 하는 효능이 있어 감기에 사용하고, 피부염이나 두드러기를 치료한다.

| 가공법 | 불순물을 제거하고 깨끗하게 말려서 사용한다.

| 복용법 | 물에 달여서 복용한다. 달인 물을 목욕제로 활용하면 좋다.

| 참고사항 | 좀개구리밥도 같은 약으로 사용한다.

개다래나무 다래나무과 ★

- **약용부위** : 가지와 잎
- **약초이름** : 목천료
- **채취시기** : 초가을에 채취한다.

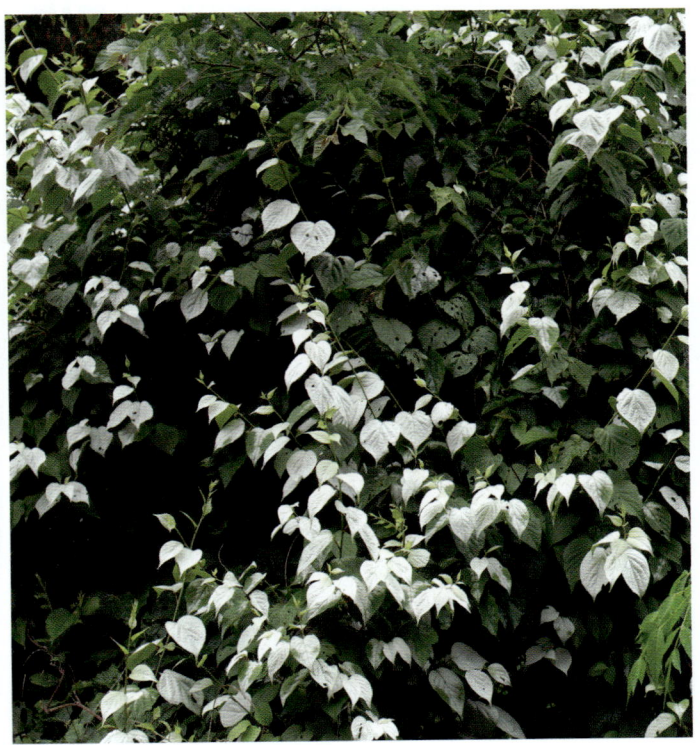

개다래나무

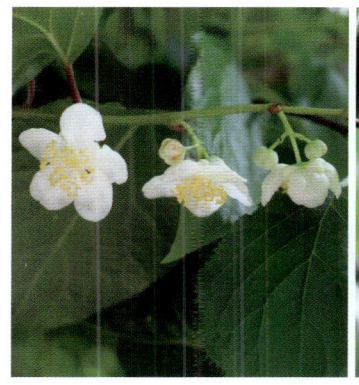 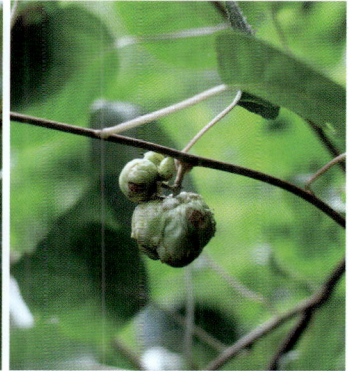

개다래나무 꽃　　　　　　　개다래나무 충영

| 자생지 및 특징 |　깊은 산속 나무 밑이나 계곡에서 자란다. 꽃이 필 무렵에 잎이 흰색으로 변하는 특징이 있다.

| 약초의 효능 |　만성피부질환과 백반증에 사용한다.

| 가공법 |　불순물을 제거하고 깨끗하게 말려서 사용한다.

| 복용법 |　물에 달여서 복용한다.

| 참고사항 |　벌레집이 생긴 열매를 충영(蟲廮)이라고 하여 민간에서는 통풍에 사용한다. 개다래나무의 잎이나 줄기, 열매는 고양이가 매우 좋아한다. 고양이가 이것을 먹으면 술에 취한 것 같은 일종의 황홀상태가 되는데, 이는 개다래나무 성분이 고양이의 뇌를 자극해 마비시키기 때문이다.

개양귀비 양귀비과 ★

- **약용부위** : 꽃과 지상부
- **약초이름** : 여춘화
- **채취시기** : 봄에 꽃이 필 때 채취한다.

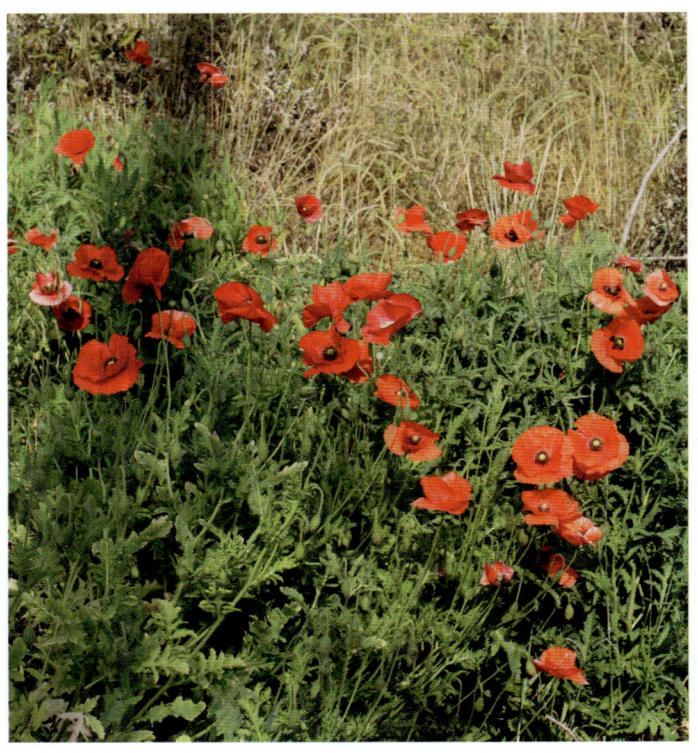

개양귀비

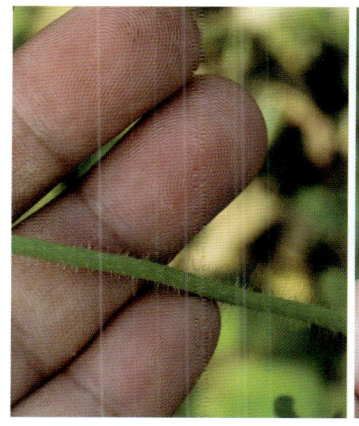
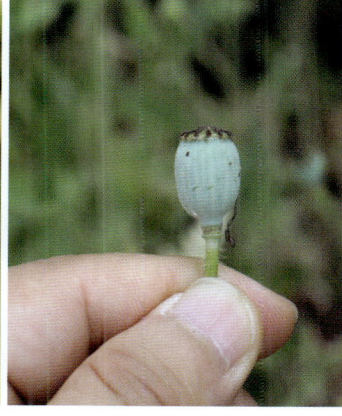

개양귀비 줄기(털이 있음)   개양귀비 씨방

| **자생지 및 특징** | 유럽 원산으로 각지에 관상용으로 심는다. 줄기 전체에 털이 있어 양귀비와 구별된다.

| **약초의 효능** | 설사와 이질을 치료한다.

| **가공법** | 불순물을 제거하고 깨끗하게 말려서 사용한다.

| **복용법** | 물에 달이거나 가루를 내서 복용한다.

| **참고사항** | 중국에서는 우미인초라고 한다. 초(楚)나라 항우의 애첩 우미인은 항우가 유방의 군대에 포위되자 술자리에서 석별의 정을 읊는 항우의 시에 맞추어 노래를 부른 뒤 목숨을 끊었고, 나중에 우미인의 무덤에 핀 꽃이라고 하여 우미인초라는 이름을 붙였다.

갯기름나물 산형과 ★★★

- **약용부위** : 뿌리
- **약초이름** : 식방풍
- **채취시기** : 가을 이후에 채취한다.

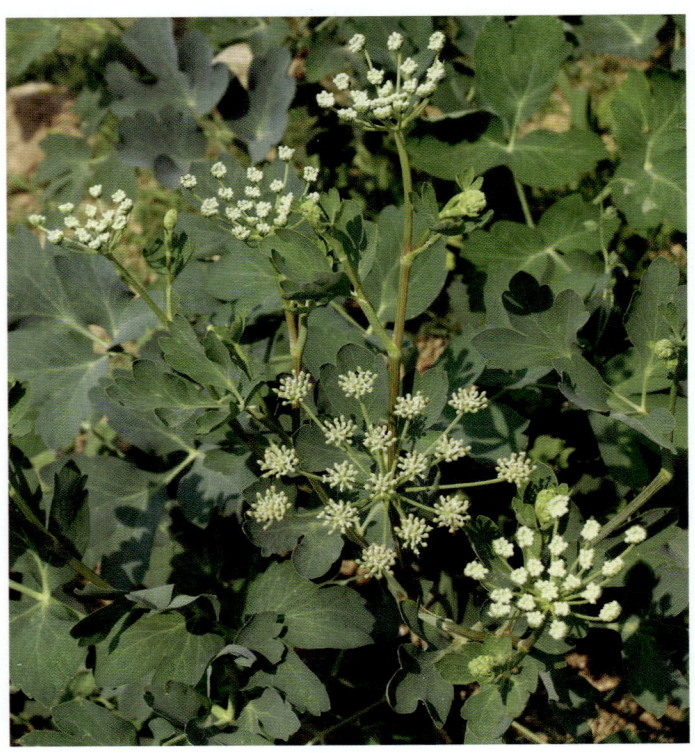

갯기름나물

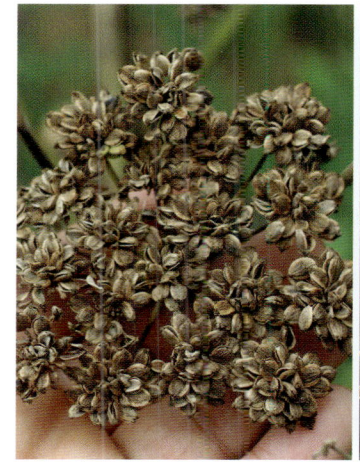 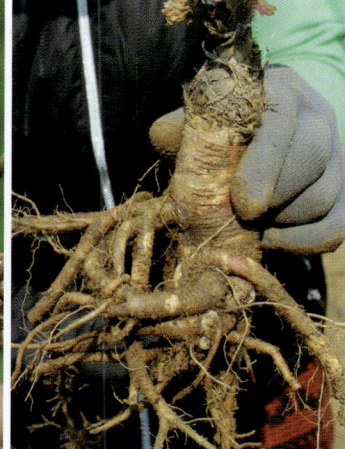

갯기름나물 씨앗   갯기름나물 뿌리

| 자생지 및 특징 | 남부지역 바닷가의 토양이 잘 발달한 곳에 주로 분포하지만 바위틈에서도 자란다.

| 약초의 효능 | 말초혈액순환을 촉진하는 효능이 있어 감기, 피부염, 중풍 등에 사용한다.

| 가공법 | 얇게 썰어서 건조시켜 사용한다.

| 복용법 | 물에 달이는 것이 일반적이며, 가루를 내거나 환을 만들어 복용해도 된다.

| 참고사항 | 어린순은 나물로 먹는다.

결명자 콩과 ★★★

- **약용부위** : 씨앗
- **약초이름** : 결명자
- **채취시기** : 가을철에 씨앗이 익었을 때 채취한다.

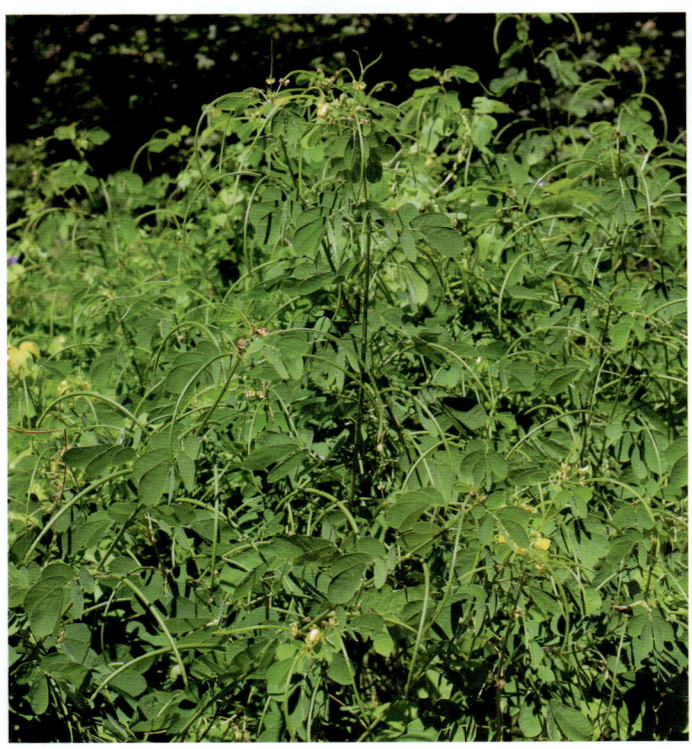

결명자

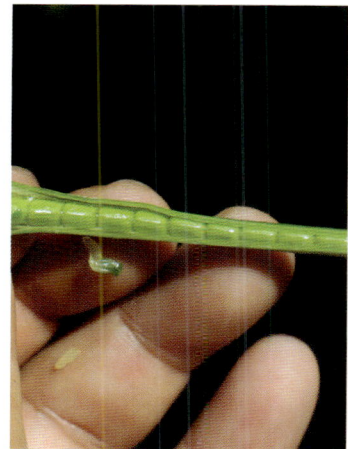
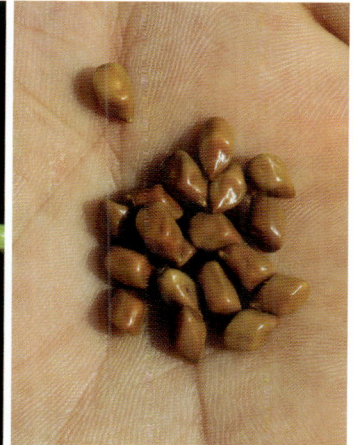

결명자 씨앗(미성숙)　　　　　결명자(채취)

| **자생지 및 특징** | 북아메리카가 원산이며 약용으로 재배한다. 온몸에 잔털이 있다.

| **약초의 효능** | 열을 내려 눈을 밝게 한다. 고혈압과 고지혈증, 변비에도 효과가 있다.

| **가공법** | 건조시킨 것을 약한 불에 볶아서 사용한다.

| **복용법** | 물에 달이거나 가루 또는 환을 만들어 복용한다.

| **참고사항** | 결명자의 잎을 나물로 먹거나 국을 끓여 먹으면 눈에 좋다.

고본 산형과 ★★

- **약용부위** : 뿌리
- **약초이름** : 고본
- **채취시기** : 가을 이후에 채취한다.

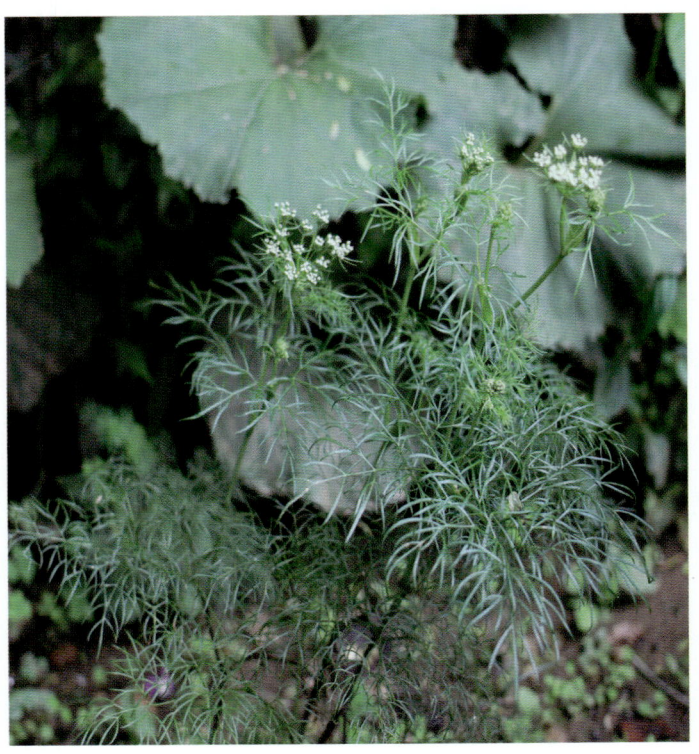

고본

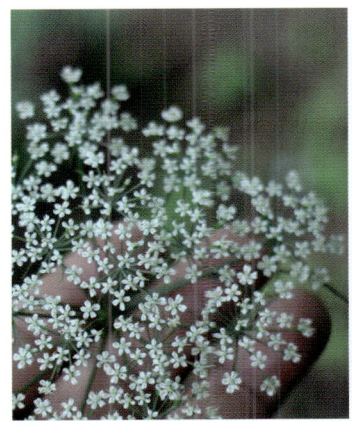 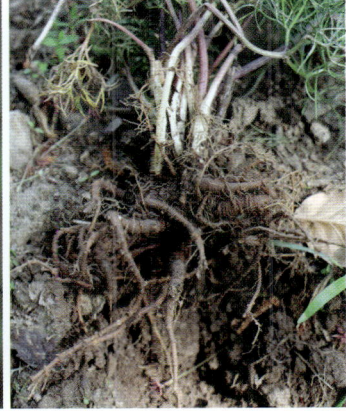

고본 꽃   고본 뿌리

| **자생지 및 특징** | 깊은 산의 기슭에서 자란다. 높이 30~80cm이며 전체에 털이 없고 향기가 난다. 뿌리의 윗부분과 싹의 아랫부분이 마른나무(藁)와 비슷하여 고본(藁本)이라는 이름이 붙었다.

| **약초의 효능** | 신경통과 관절통, 두통에 효과가 있는데, 특히 정수리 부위가 아플 때 사용하면 좋다.

| **가공법** | 불순물을 제거하고 깨끗하게 말려서 사용한다.

| **복용법** | 물에 달이는 것이 일반적이며, 가루를 내거나 환을 만들어 복용해도 된다.

| **참고사항** | 몸이 비대한 사람에게 적합하다.

골풀 골풀과 ★

- **약용부위** : 줄기속(莖髓)
- **약초이름** : 등심초
- **채취시기** : 여름~가을 사이에 채취한다.

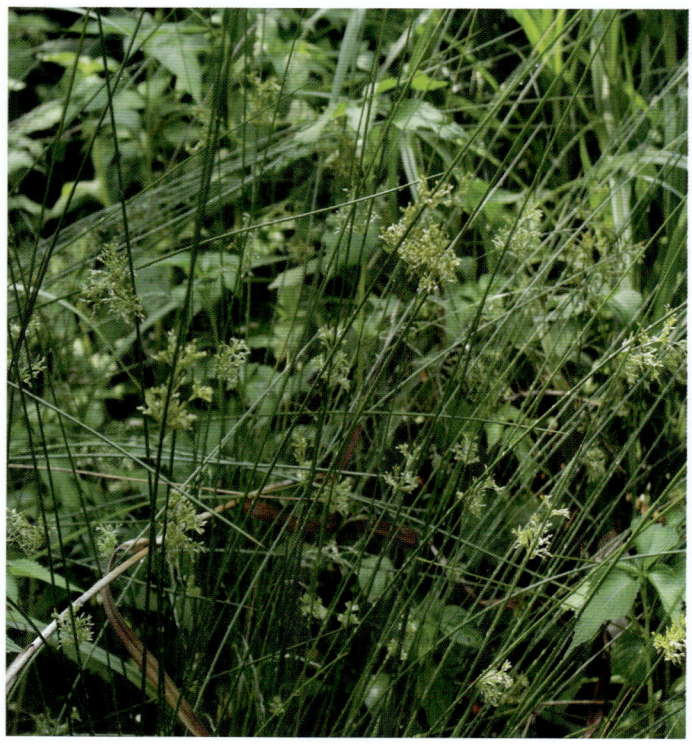

골풀

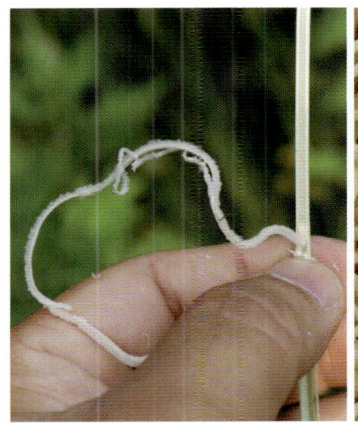
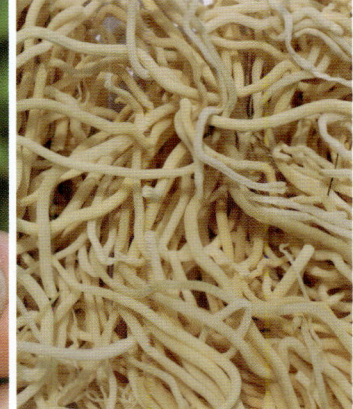

등심초(채취)   등심초(약재)

| **자생지 및 특징** | 둑가나 습지에서 자란다. 골풀에서 '골'은 골수(骨髓)처럼 속을 의미한다.

| **약초의 효능** | 가슴이 답답하여 잠이 오지 않는 증상을 치료하고, 완만한 이뇨작용이 있어 요로염증에도 사용한다.

| **가공법** | 불순물을 제거하고 깨끗하게 말려서 사용한다.

| **복용법** | 물에 달여서 복용한다.

| **참고사항** | 일본에서 많이 재배하는데 다다미 판 위를 덮는 자리 재료로 쓰기 때문이다. 우리나라에서도 방석이나 돗자리 등의 재료로 쓰인다.

관중 면마과 ★

- **약용부위** : 뿌리
- **약초이름** : 관중
- **채취시기** : 봄과 가을에 채취한다.

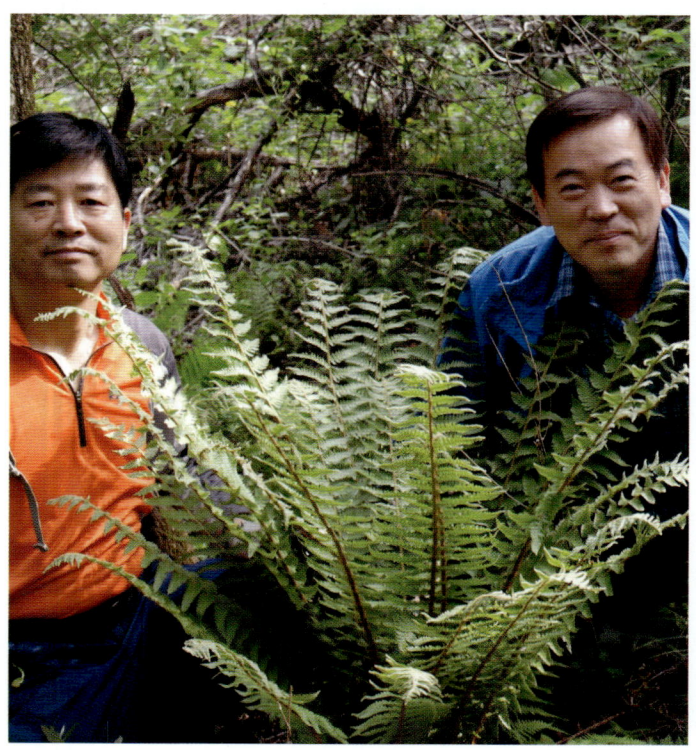

관중(크기비교)

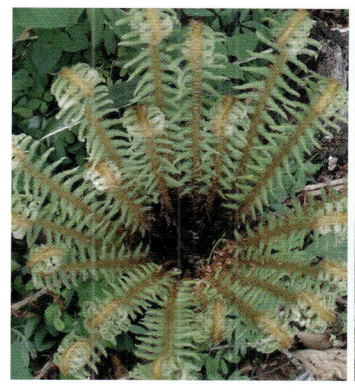 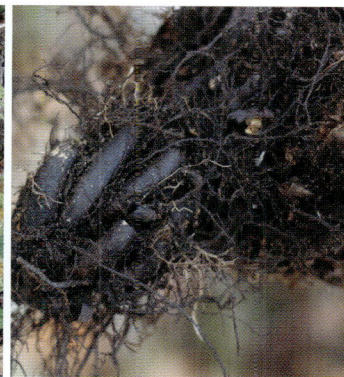

어린 관중   관중 뿌리

| **자생지 및 특징** | 산골짜기의 습기가 많고 토양이 기름진 곳에서 자라며 상록성이다.

| **약초의 효능** | 옛날에는 구충제로 사용하였다. 최근에는 면역력을 강화하는 작용이 밝혀져 감기예방에 사용한다.

| **가공법** | 불순물을 제거하고 깨끗하게 말려서 그냥 사용하기도 하고, 볶아서 사용하기도 한다.

| **복용법** | 물에 달여서 복용한다.

| **참고사항** | 뿌리를 이끼로 싸고 잘 묶어서 수분만 적절히 공급하면 잎이 사방으로 퍼져서 관상용으로 활용할 수 있다. 어린잎은 먹을 수 있다.

구기자나무 가지과 ★★★

- **약용부위** : 열매
- **약초이름** : 구기자
- **채취시기** : 가을철에 열매가 익었을 때 채취한다.

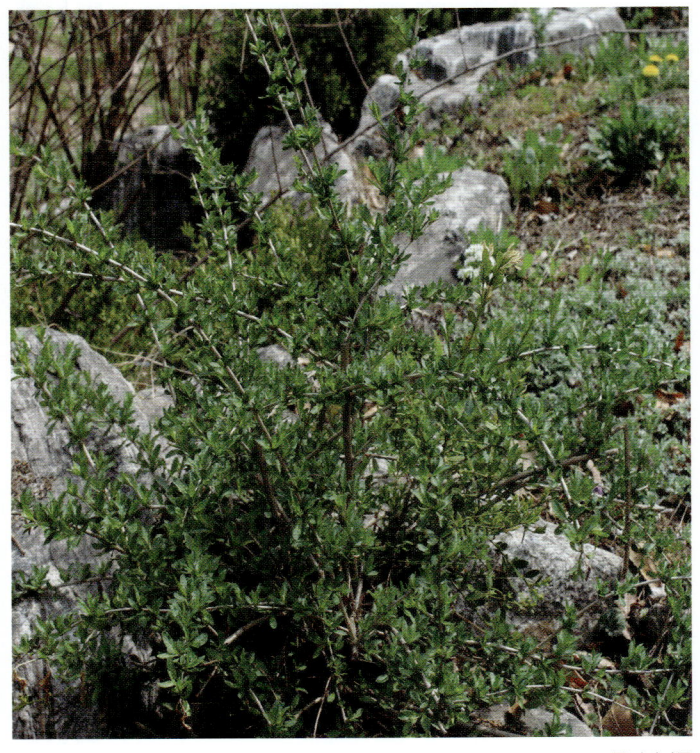

구기자나무

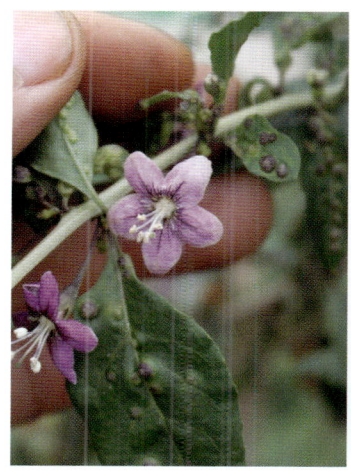 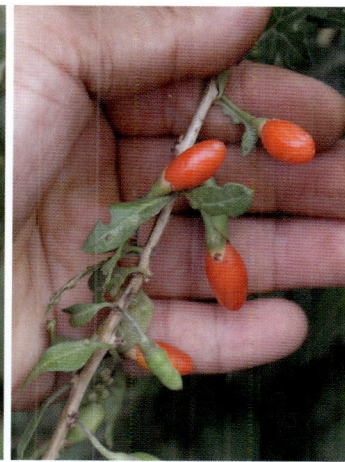

구기자나무 꽃　　　　　　　　　　구기자나무 열매

| **자생지 및 특징** | 전국의 마을이나 농경지 주변의 햇빛이 잘 드는 비옥한 토양에서 잘 자란다. 봄부터 여름까지 어느 때라도 줄기를 잘라 삽목(插木)을 할 수 있을 정도로 생명력이 강하다.

| **약초의 효능** | 간기능을 강화하는 효능이 있어 만성피로와 눈피로, 시력약화 등에 사용한다.

| **가공법** | 불순물을 제거하고 깨끗하게 말려서 사용한다.

| **복용법** | 물에 달여서 복용한다.

| **참고사항** | 어린잎은 나물로 먹고 잎과 꽃은 차로 먹는다.

구릿대 산형과 ★★★

- **약용부위** : 뿌리
- **약초이름** : 백지
- **채취시기** : 가을 이후에 채취한다.

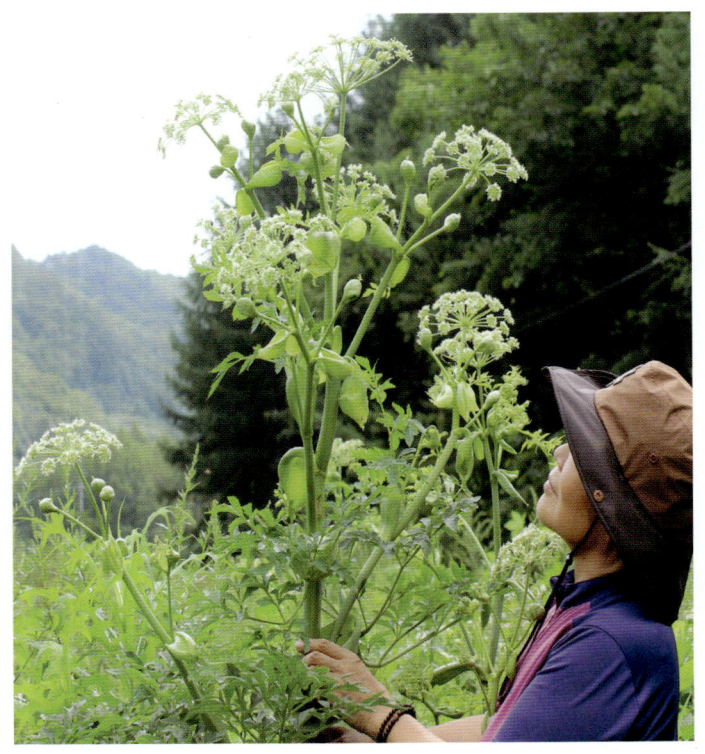

구릿대(크기비교)

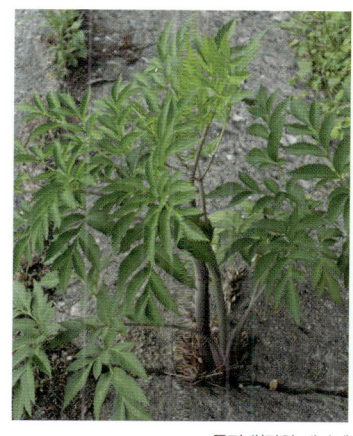 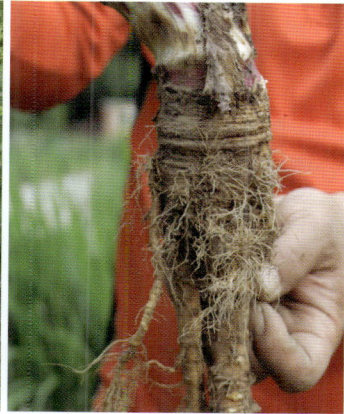

구릿대(강한 생명력) 구릿대 뿌리

| 자생지 및 특징 | 전국적으로 분포하고 있으며 산골짜기 냇가에서 잘 자란다. 줄기는 1~2m 정도로 곧게 자라는 특징이 있다.

| 약초의 효능 | 비염, 여드름, 치주염 등 주로 얼굴에 생기는 염증성 질환에 사용한다. 기미나 주근깨를 없애는 등 피부미용에도 효과가 있다.

| 가공법 | 불순물을 제거하고 깨끗하게 말려서 사용한다.

| 복용법 | 달여서 복용하는 것이 일반적이며, 가루를 내어 마스크팩으로 사용해도 좋다.

| 참고사항 | 어린잎은 식용하는데 매운맛이 있어 찬물로 우려낸 후에 조리해야 한다.

구절초 국화과 ★

- **약용부위** : 전초
- **약초이름** : 구절초
- **채취시기** : 가을에 꽃이 피지 않았을 때 채취한다.

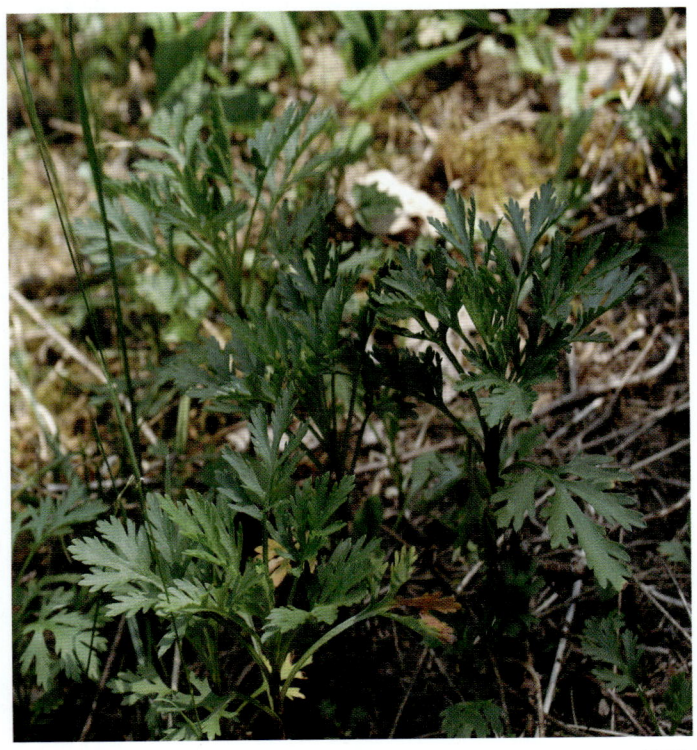

구절초

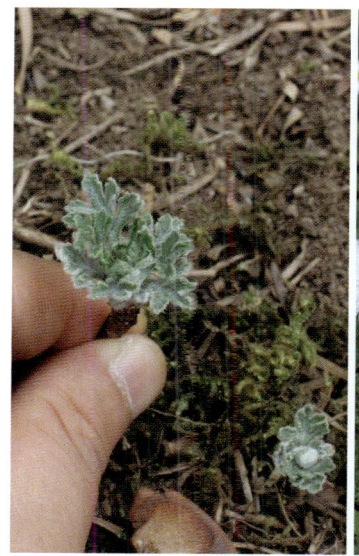 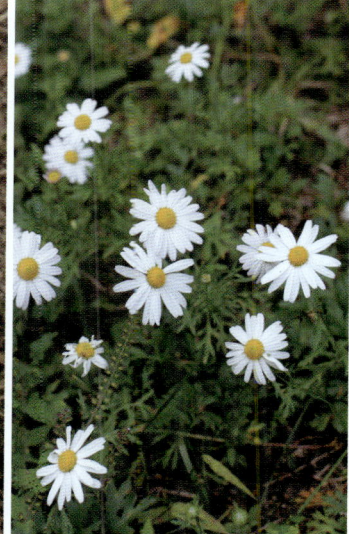

어린 구절초   구절초 꽃

| **자생지 및 특징** | 산기슭 풀밭에서 자란다. 구절초라는 이름은 아홉 번 꺾이는 풀, 또는 음력 9월 9일에 꺾는 풀이라는 뜻에서 유래하였다.
| **약초의 효능** | 생리불순, 생리통, 대하증, 불임증에 사용한다.
| **가공법** | 불순물을 제거하고 깨끗하게 말려서 사용한다.
| **복용법** | 물에 달이거나 환을 만들어 복용한다.
| **참고사항** | 우리나라에서만 사용하는 약초이다.

궁궁이 산형과 ★

- **약용부위** : 뿌리
- **약초이름** : 산궁궁
- **채취시기** : 가을 이후에 채취한다.

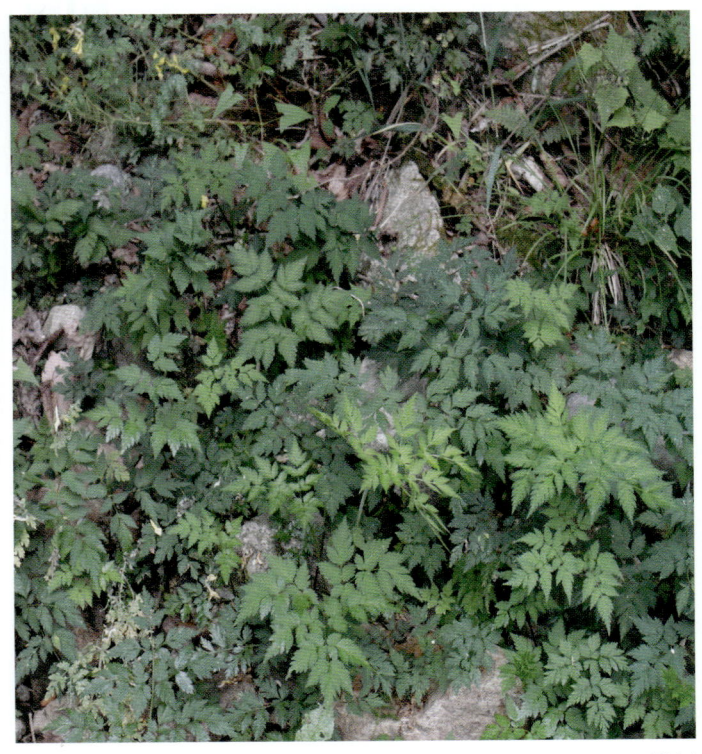

궁궁이

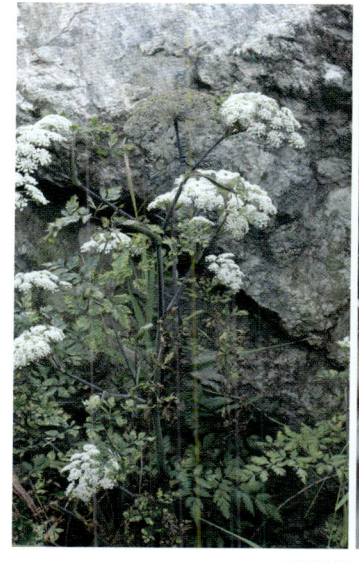 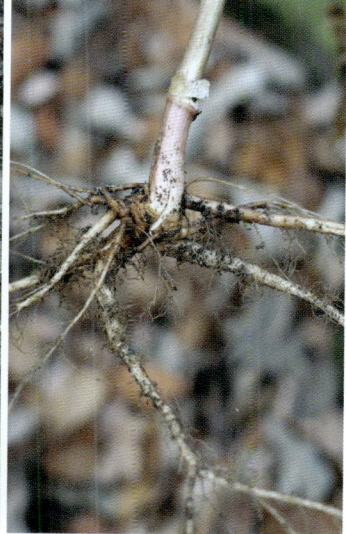

궁궁이 꽃 　　　　　궁궁이 뿌리

| 자생지 및 특징 |　전국 각지의 산이나 물가에 자란다.

| 약초의 효능 |　두통을 치료한다.

| 가공법 |　불순물을 제거하고 깨끗하게 말려서 사용한다.

| 복용법 |　물에 달여서 복용한다.

| 참고사항 |　연한 잎과 어린순은 나물이나 쌈으로 먹는다. 데쳐서 무치거나 전을 부치기도 한다.

기름나물 산형과 ★

- **약용부위**: 뿌리
- **약초이름**: 석방풍
- **채취시기**: 가을 이후에 채취한다.

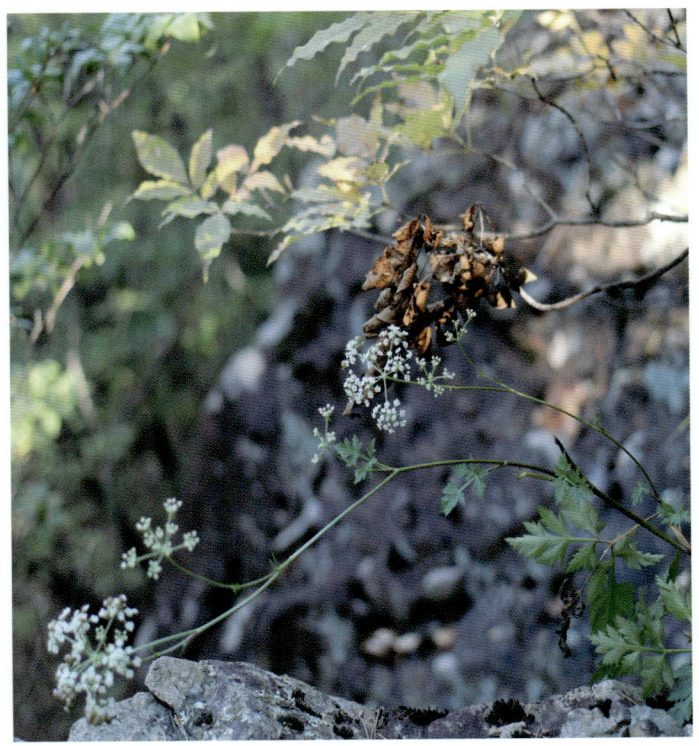

기름나물

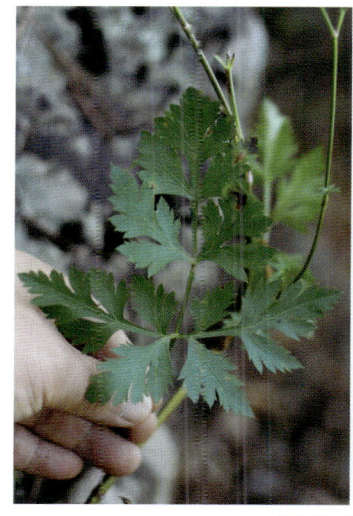 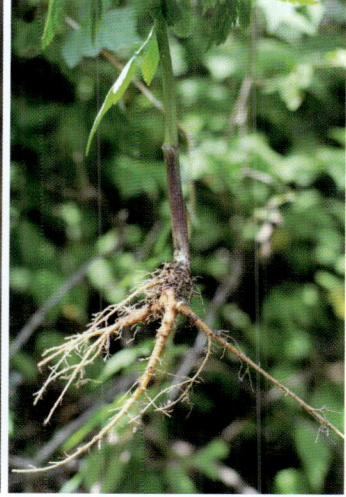

기름나물 잎 기름나물 뿌리

| **자생지 및 특징** | 양지바른 산과 들에서 비교적 흔하게 자란다. 기름을 바른 것처럼 씨앗 표면이 반들거려서 기름나물이라는 이름이 붙었다.

| **약초의 효능** | 감기로 인한 기침이나 천식에 사용한다.

| **가공법** | 불순물을 제거하고 깨끗하게 말려서 사용한다.

| **복용법** | 물에 달여서 복용한다.

| **참고사항** | 어린순은 나물로 먹는다.

긴병꽃풀 꿀풀과 ★

- **약용부위** : 전초
- **약초이름** : 금전초
- **채취시기** : 봄~여름에 채취한다.

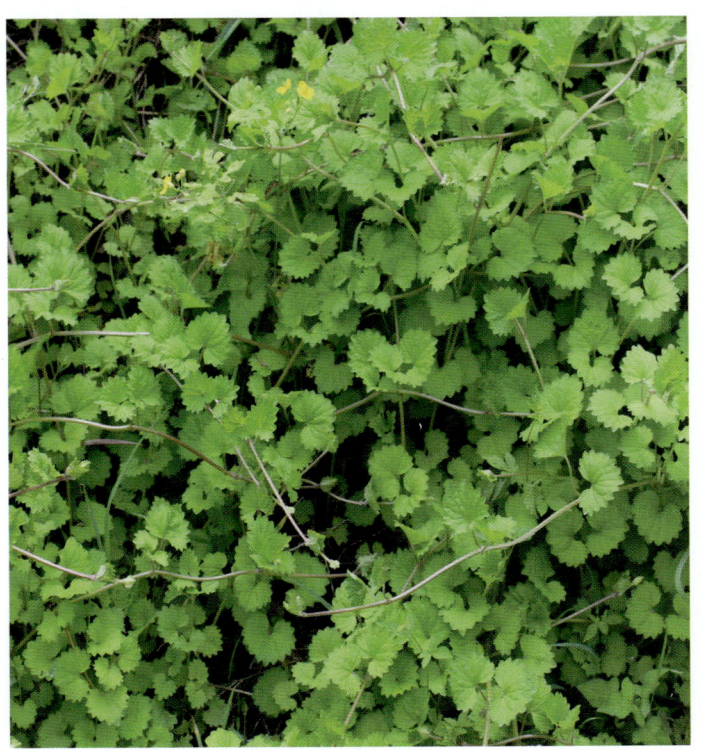

긴병꽃풀

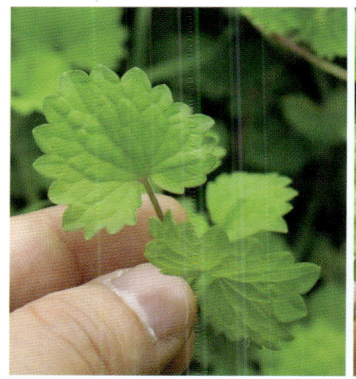 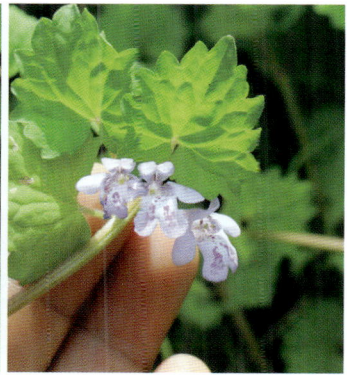

긴병꽃풀 잎 긴병꽃풀 꽃

| **자생지 및 특징** | 경기도를 중심으로 남쪽으로는 전라도와 경상남도 지역, 북쪽으로는 황해도, 평안도 등지에 걸쳐 서식하는 다년생 덩굴성 초본이다. 물 빠짐이 좋고 토양이 비옥한 반그늘에서 자란다.

| **약초의 효능** | 요로결석을 녹이며, 소변을 잘 보지 못하는 증상에 사용한다.

| **가공법** | 불순물을 제거하고 깨끗하게 말려서 사용한다.

| **복용법** | 물에 달여서 복용한다.

| **참고사항** | 금전초는 본디 앵초과에 속한 과로황(過路黃)의 전초이다. 하지만 우리나라에서는 꿀풀과에 속한 긴병꽃풀을 금전초로 사용한다.

까마귀밥나무 범의귀과 ★

- **약용부위** : 줄기와 잎
- **약초이름** : 칠해목
- **채취시기** : 봄~여름에 채취한다.

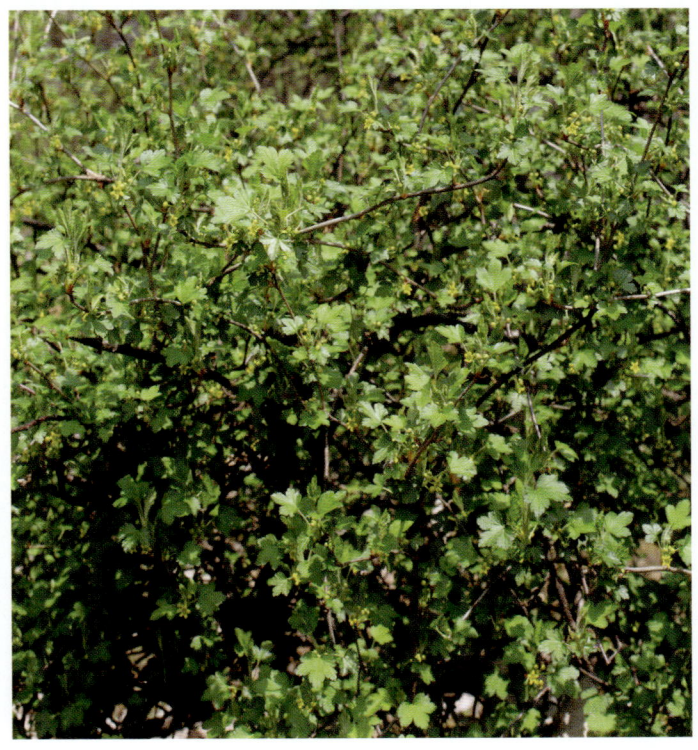

까마귀밥나무

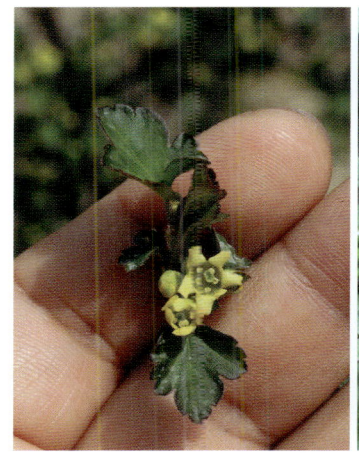
까마귀밥나무 꽃

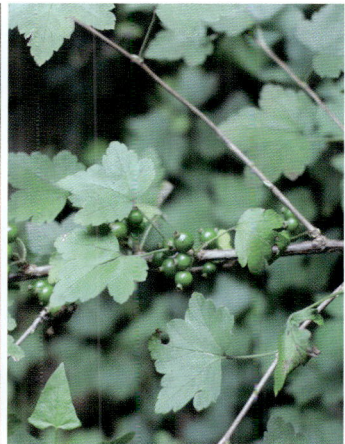
까마귀밥나무 잎과 열매

| 자생지 및 특징 | 전국의 산기슭 또는 골짜기에 자란다. 가을에 열매가 붉게 익으면 까마귀가 찾아와서 먹는다고 해서 까마귀밥나무라고 하였다. 또한 옻독을 해독하는 효능이 있어 칠해목(漆解木)이라는 이름이 붙었다.

| 약초의 효능 | 옻독을 완화시킨다.

| 가공법 | 불순물을 제거하고 깨끗하게 말려서 사용한다.

| 복용법 | 물에 달여서 복용한다.

| 참고사항 | 어린잎은 먹을 수 있다.

까마중 가지과 ★★

- **약용부위** : 전초
- **약초이름** : 용규
- **채취시기** : 여름과 가을에 채취한다.

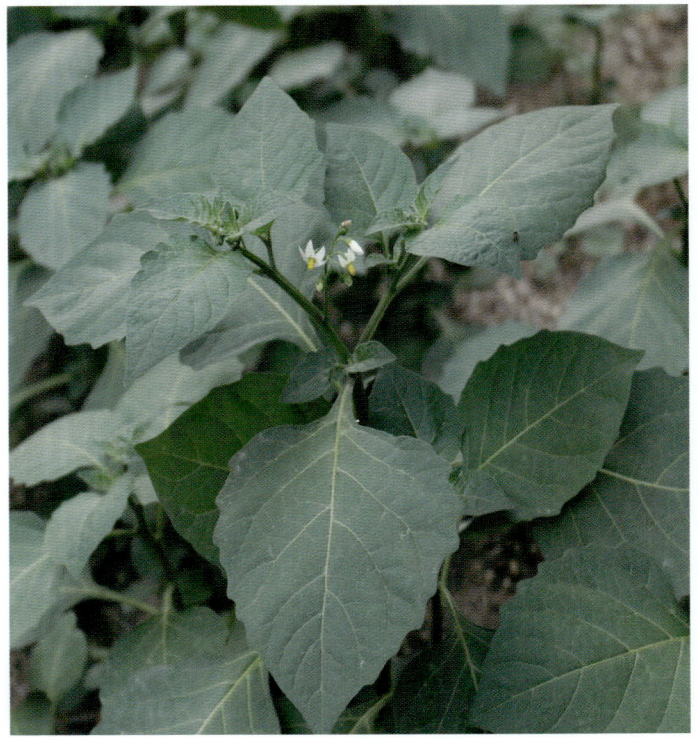

까마중

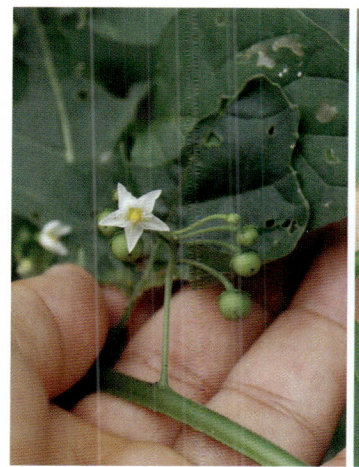 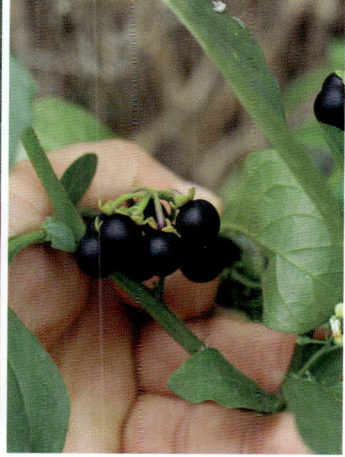

까마중 꽃 　　　　　　　　　까마중 열매

| **자생지 및 특징** | 주변에서 흔히 볼 수 있는 인리식물(人里植物)이며, 양지바른 풀밭이나 길가에서 자란다.

| **약초의 효능** | 항암효과가 있어 자궁경부암, 식도암, 유선암, 폐암, 간암 등에 사용한다.

| **가공법** | 불순물을 제거하고 깨끗하게 말려서 사용한다.

| **복용법** | 물에 달여서 복용한다.

| **참고사항** | 어린잎을 삶아서 독성을 제거한 뒤에 나물로 먹는다. 쓴맛이 있으므로 나물로 먹을 때는 데쳐서 충분히 우려낼 필요가 있다.

까마중

꼭두서니 꼭두서니과 ★

- **약용부위** : 뿌리
- **약초이름** : 천초근
- **채취시기** : 가을 이후에 채취한다.

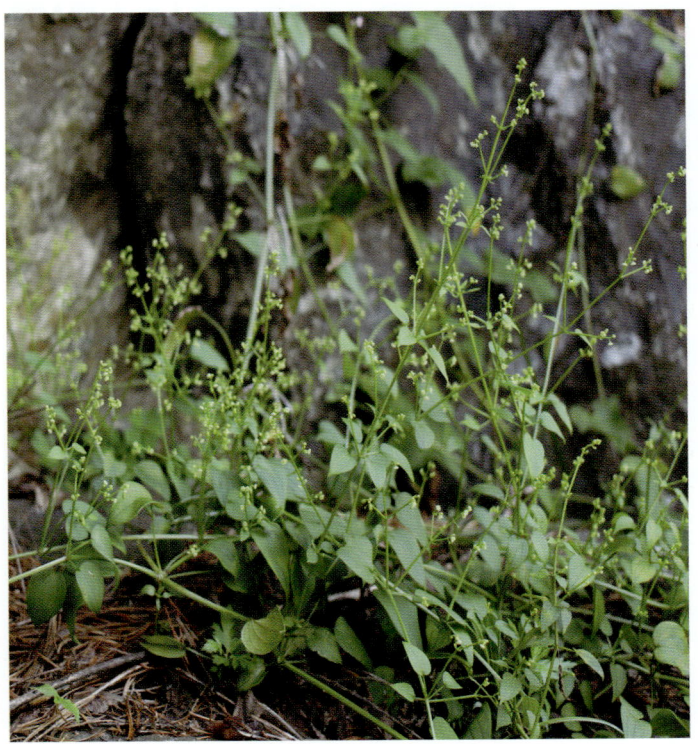

꼭두서니

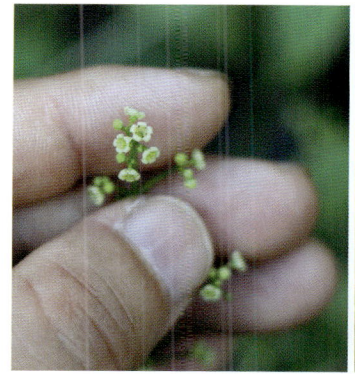
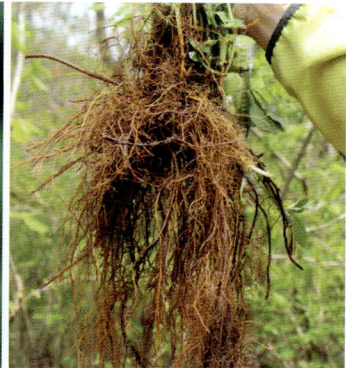

꼭두서니 꽃 꼭두서니 뿌리

| **자생지 및 특징** | 전국적으로 분포하고 있으며 산과 들판의 덤불 속에서 자란다.

| **약초의 효능** | 소아의 코피에 효과가 좋고 토혈, 자궁출혈, 대변출혈 등에 사용한다. 혈액순환을 개선하는 효능이 좋아서 생리통에도 사용한다.

| **가공법** | 출혈에 사용할 때는 볶아서 사용하고, 혈액순환 촉진을 목적으로 사용할 때는 말려서 그대로 사용한다.

| **복용법** | 물에 달여서 복용한다.

| **참고사항** | 어린순은 나물로 먹는데 쓴맛이 강하므로 데쳐서 하루 이틀 물에 잘 우려낸 후 조리해야 한다.

꿀풀 꿀풀과 ★★★

- **약용부위** : 열매이삭
- **약초이름** : 하고초
- **채취시기** : 초여름에 열매이삭이 반쯤 말랐을 때 채취한다.

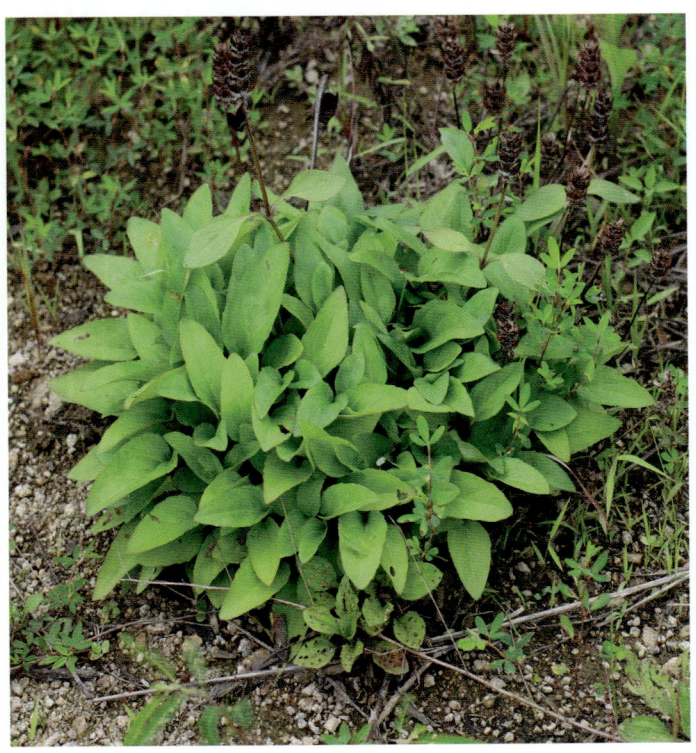

꿀풀

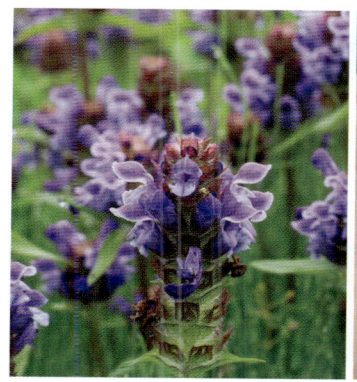
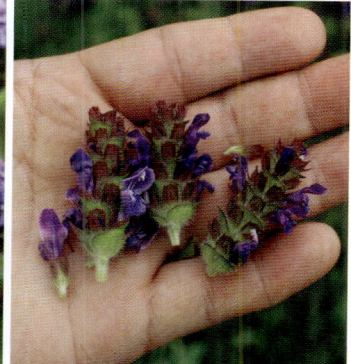

꿀풀 꽃　　　　　　　　　　　하고초(채취)

| **자생지 및 특징** |　산이나 들의 양지바른 곳에서 자란다. 하지(夏至) 즈음에 꽃이 마르기 때문에 하고초(夏枯草)라고 하였다.
| **약초의 효능** |　열을 내려 눈충혈과 안구통증을 치료한다. 스트레스로 인한 고혈압, 갑상선기능항진증, 임파선염 등에도 사용한다.
| **가공법** |　불순물을 제거하고 깨끗하게 말려서 사용한다.
| **복용법** |　물에 달여서 복용한다. 뜨거운 물에 우려서 차로 복용해도 좋다.
| **참고사항** |　어린잎은 식용할 수 있다. 경상남도 함양에서는 매년 7월에 '하고초 축제'를 하는데, 꿀풀이 밀원식물이기 때문에 '하고초꿀'이라 하여 특산물로도 판매한다.

끼무릇 천남성과 ★★★

- **약용부위**: 뿌리
- **약초이름**: 반하
- **채취시기**: 여름의 반(半) 또는 여름의 한가운데라는 의미의 한자명(半夏)에서 알 수 있듯이 뿌리를 사용하는 약초지만 특이하게도 한 여름에 채취한다.

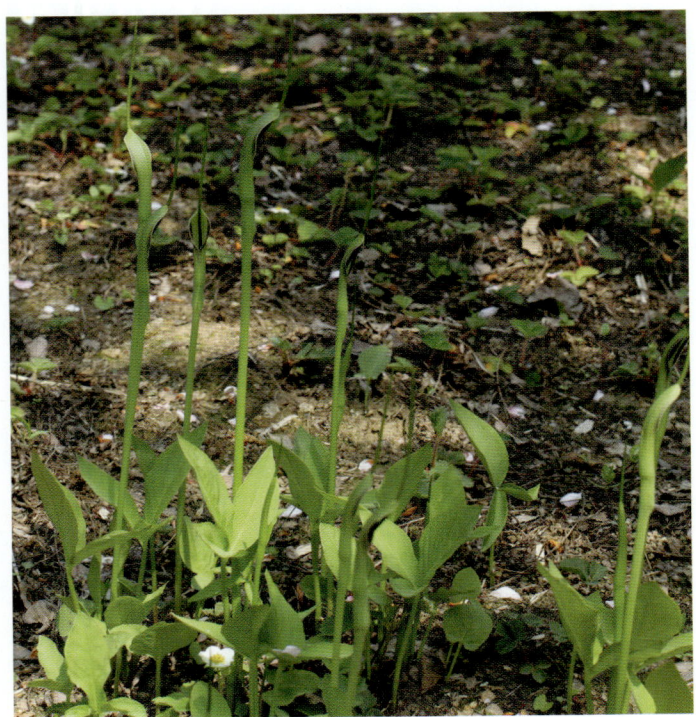

끼무릇

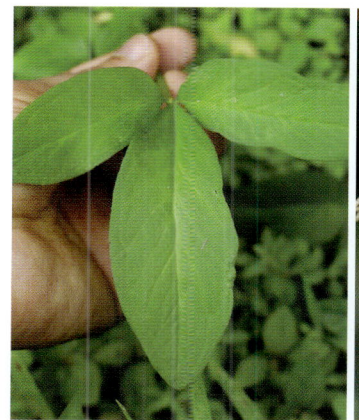 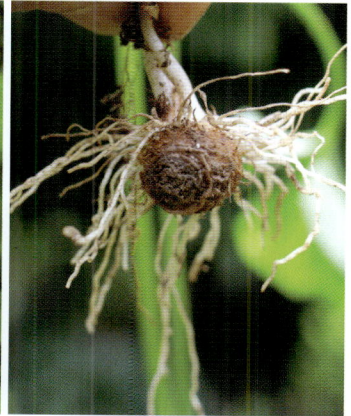

끼무릇 잎 　　　　　　　　끼무릇 뿌리

| **자생지 및 특징** |　우리나라 각처의 밭에서 자라는 다년생 초본이다. 풀이 많고 물 빠짐이 좋은 반음지 혹은 양지에서 자란다.

| **약초의 효능** |　담(痰)을 삭이는 효능이 좋아서 가래, 소화불량, 두통 등에 사용한다.

| **가공법** |　뿌리를 10일 정도 물에 담가둔 후에 백반을 넣고 다시 여러 번 헹구는데, 아린 맛이 없어지면 햇볕에 말린 후에 사용한다.

| **복용법** |　물에 달여서 복용한다.

| **참고사항** |　독성이 있는 약초이므로 반드시 가공한 것을 사용해야 한다.

나팔꽃 메꽃과 ★★

- **약용부위** : 씨앗
- **약초이름** : 견우자
- **채취시기** : 7~10월에 씨앗이 성숙하였을 때 채취한다.

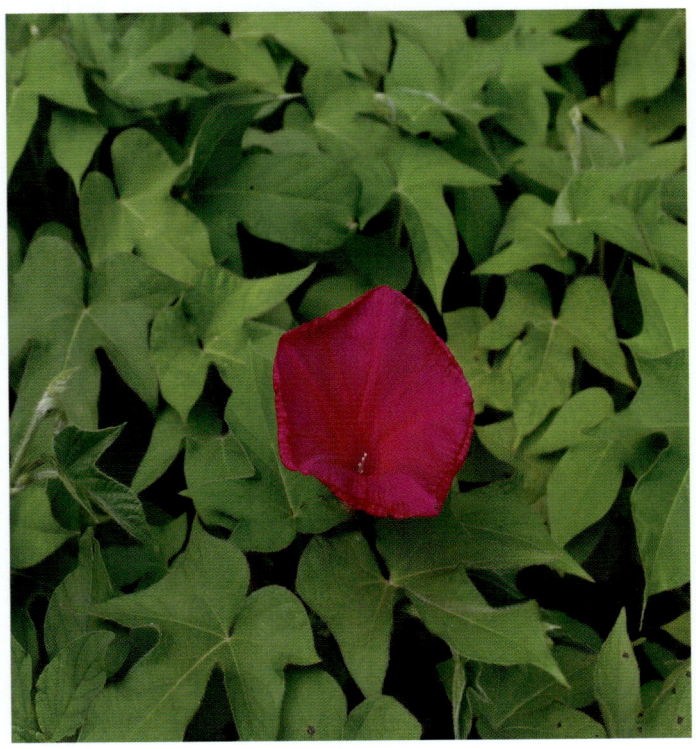

나팔꽃

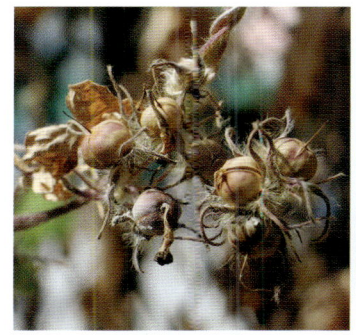
나팔꽃 열매(9월 말)

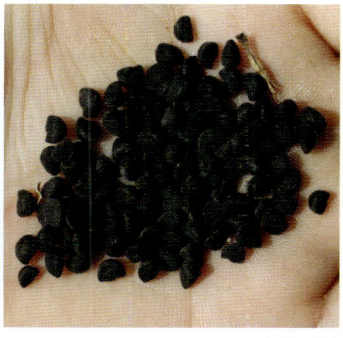
나팔꽃 씨앗

| 자생지 및 특징 | 덩굴성 일년생 초본으로 길가나 빈터에 서식하며 주로 관상용으로 심는다. 효과가 아주 좋다는 말을 듣고 소를 끌고 와서 이 약으로 바꿨다고 해서 견우자(牽牛子)라는 이름이 붙었다.

| 약초의 효능 | 변비를 치료한다.

| 가공법 | 말려서 그대로 사용하거나 볶아서 사용한다.

| 복용법 | 물에 달이거나 가루를 내어 복용한다.

| 참고사항 | 나팔꽃은 아침에 피었다가 저녁에 진다. 꽃 하나의 수명은 고작 2~3일에 불과하다. 하지만 연속해서 새로운 꽃을 피우기 때문에 우리가 볼 때는 계속 피어있는 것처럼 느껴진다. 나팔꽃을 뜻하는 영어 단어 '모닝 글로리(Morning Glory)'처럼 약초를 배우는 우리의 하루하루도 새롭게 시작하는 '아침의 영광'이기를 바란다.

노루오줌 범의귀과 ★

- **약용부위** : 뿌리와 지상부
- **약초이름** : 낙신부
- **채취시기** : 뿌리는 가을에 채취하고, 지상부는 여름~가을 사이에 채취한다.

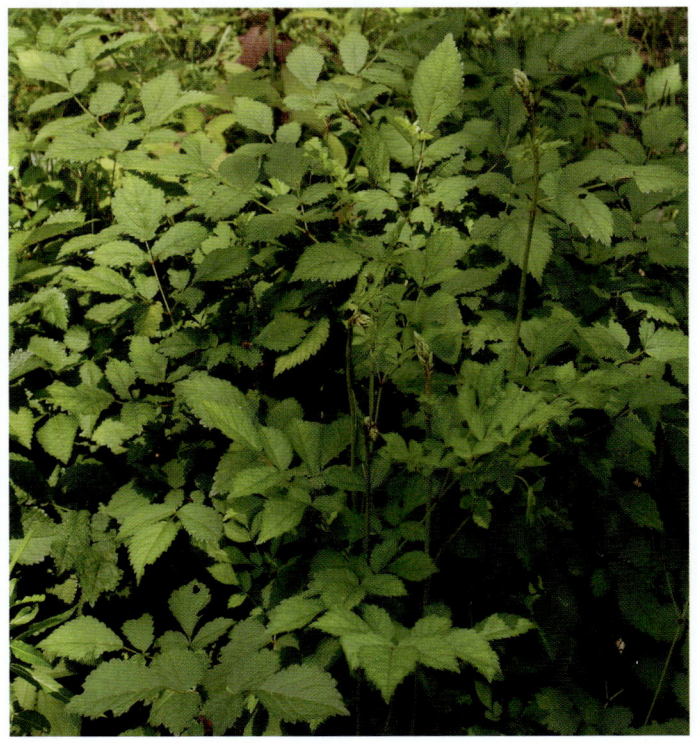

노루오줌

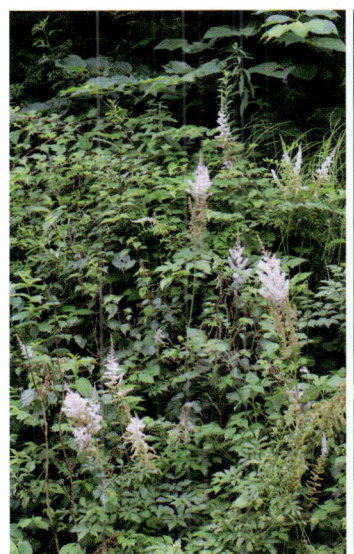
노루오줌 꽃

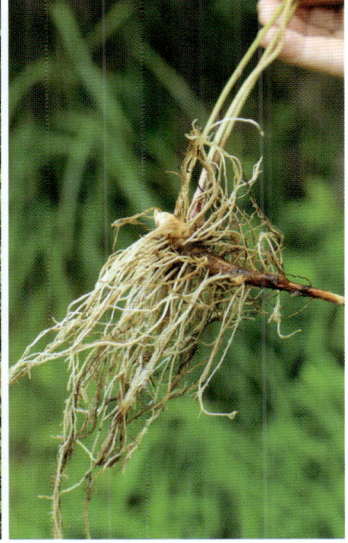
노루오줌 뿌리

| 자생지 및 특징 | 우리나라 각처에 자라며 숲 언저리나 습기가 많은 곳에서 쉽게 볼 수 있다.

| 약초의 효능 | 감기로 인한 발열, 두통, 전신통에 사용한다.

| 가공법 | 불순물을 제거하고 깨끗하게 말려서 사용한다.

| 복용법 | 물에 달여서 복용한다.

| 참고사항 | 관상용으로 심는다. 어린순은 식용할 수 있다.

노박덩굴 노박덩굴과 ★

- **약용부위** : 줄기
- **약초이름** : 남사등
- **채취시기** : 봄~여름 사이에 채취한다.

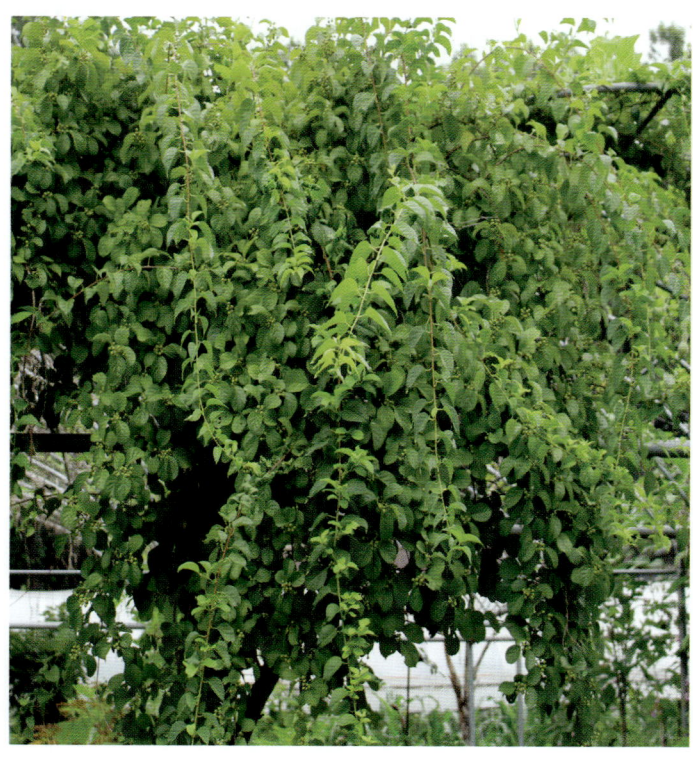

노박덩굴

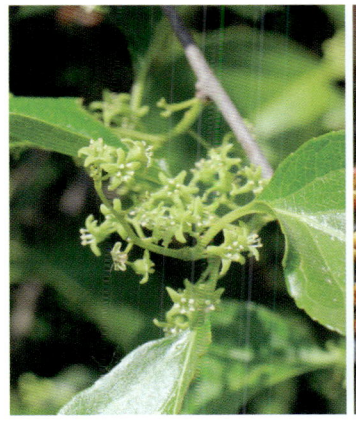
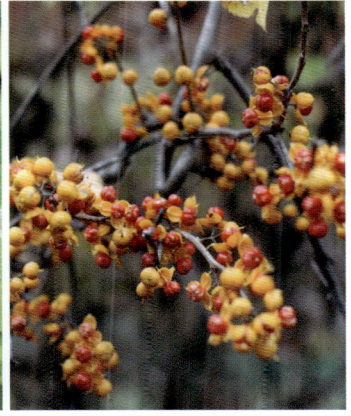

노박덩굴 꽃 노박덩굴 열매

| 자생지 및 특징 | 산속 100~1,300m 고지의 골짜기나 도로가, 들판에 주로 서식한다.

| 약초의 효능 | 근육과 관절의 통증을 치료한다. 종자의 기름은 정신을 안정시키는 작용이 있고 혈압을 내려준다.

| 가공법 | 불순물을 제거하고 깨끗하게 말려서 사용한다.

| 복용법 | 물에 달여서 복용한다. 다량을 복용하면 심장박동이 정지될 수 있어 주의해야 한다.

| 참고사항 | 봄에 어린잎을 데쳐서 물에 담가 독성을 제거한 뒤 나물로 먹는다. 종자에서는 기름을 짜며 나무껍질에서는 섬유를 뽑는다.

놋젓가락나물 미나리아재비과 ★★

- **약용부위** : 뿌리
- **약초이름** : 초오
- **채취시기** : 가을 이후에 채취한다.

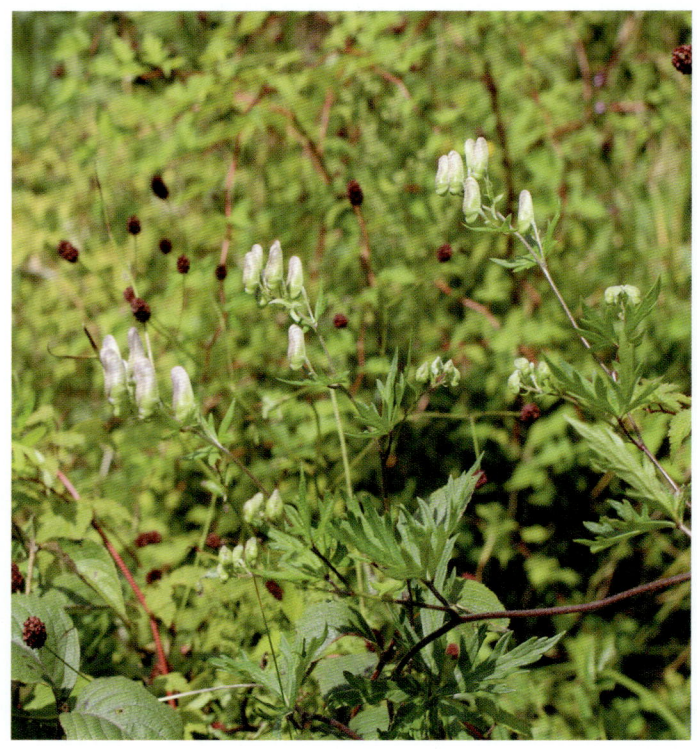

놋젓가락나물

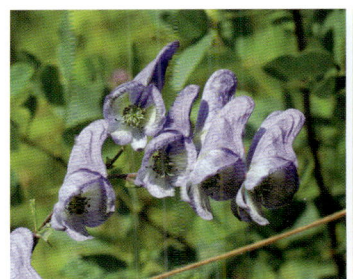 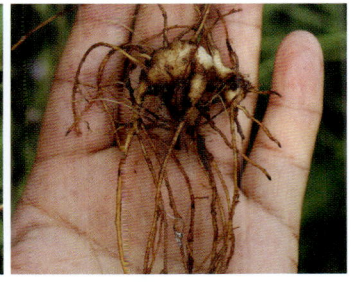

놋젓가락나물 꽃   놋젓가락나물 뿌리

| **자생지 및 특징** | 물 빠짐이 좋은 숲속 나무 아래에서 자라는 반그늘 식물이다. 주위의 식물을 감아 올라가면서 2m 정도까지 자란다.

| **약초의 효능** | 관절염, 요통, 신경통, 중풍으로 인한 반신불수, 안면마비 등을 치료한다.

| **가공법** | 일정시간 찬물에 담가두었던 뿌리를 꺼내어 감초와 검은콩을 넣고 함께 달인다. 뿌리 내부의 백색 심(心)이 없어질 때까지 달인 후에 말려서 사용한다.

| **복용법** | 물에 달여서 복용하며 가루를 내거나 환을 만들어 복용해도 된다.

| **참고사항** | 이삭바꽃, 세뿔투구꽃 등 동속 식물의 뿌리도 같은 약으로 사용한다. 맹독성 약초이므로 생것을 사용하면 생명을 잃을 수도 있다. 가공한 것을 사용할 때도 반드시 전문가와 상의해야 한다.

누리장나무 마편초과 ★★

- **약용부위**: 어린 가지와 잎
- **약초이름**: 취오동
- **채취시기**: 개화하기 전에 잎과 가지를 채취한다.

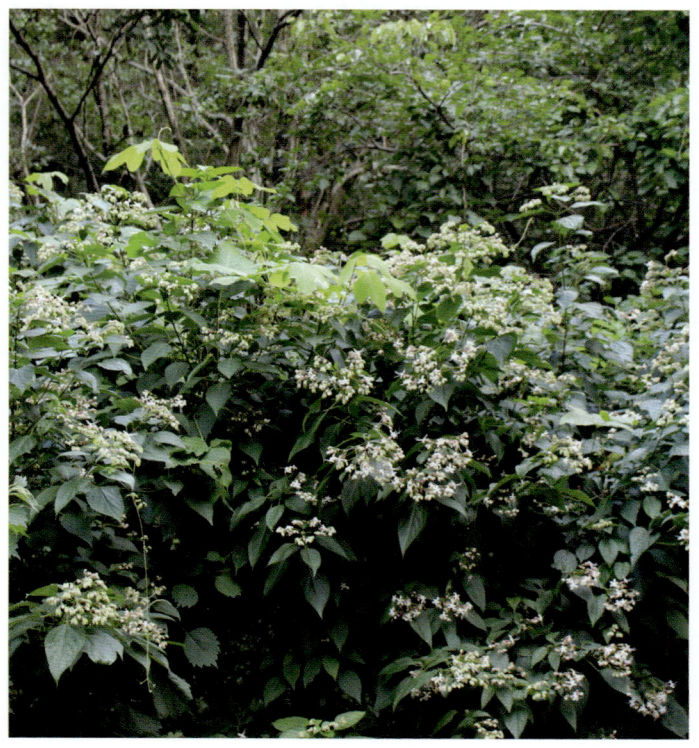

누리장나무

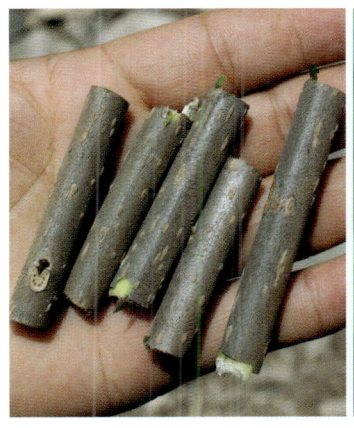
누리장나무 가지

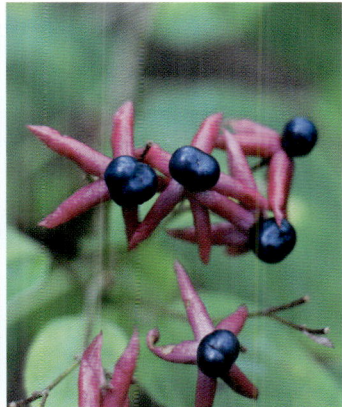
누리장나무 열매

| **자생지 및 특징** | 산기슭이나 골짜기의 기름진 땅에서 자란다. 가지가 사방으로 뻗어 전체가 둥그스름해지는 특징이 있다. 나무 전체에서 누린내가 난다고 하여 누리장나무라는 이름이 붙었다.

| **약초의 효능** | 관절염과 근육통 등에 효과가 있다. 꽃이 피기 전에 채취한 잎은 혈압을 내리는 효능이 있다.

| **가공법** | 불순물을 제거하고 깨끗하게 말려서 사용한다.

| **복용법** | 물에 달여서 복용한다.

| **참고사항** | 어린잎은 나물로 먹는다. 꽃과 열매가 아름다워서 관상용으로 심는다.

대나무 벼과 ★★

- **약용부위** : 잎
- **약초이름** : 죽엽
- **채취시기** : 아무 때나 채취해도 된다.

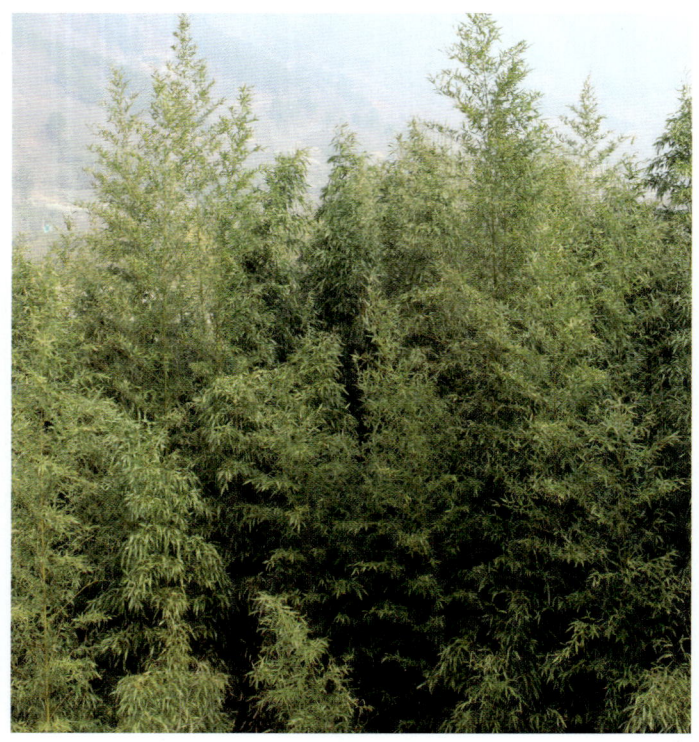

대나무

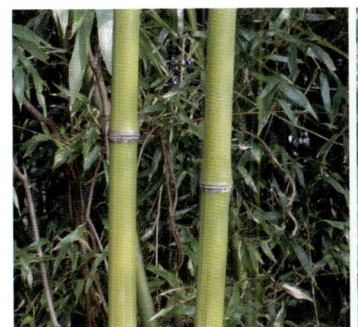 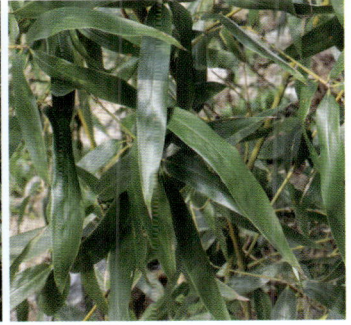

대나무 원줄기 　　　　　　　　　대나무 잎

| **자생지 및 특징** | 습기가 많은 열대지방에서 잘 자라기 때문에 우리나라에서는 중부 이남과 제주도에 많이 분포하고 있다.

| **약초의 효능** | 가슴이 답답하여 팔다리를 가만히 두지 못하는 증상에 효과적이며, 스트레스 때문에 헛바늘이 돋고 혀가 갈라지는 증상이 있을 때 사용한다.

| **가공법** | 불순물을 제거하고 깨끗하게 말려서 사용한다.

| **복용법** | 물에 달여서 복용한다.

| **참고사항** | 죽순은 식용한다. 대나무에 열을 가해서 뽑아낸 기름을 죽력이라고 하는데 고혈압이나 중풍 등 여러 질환에 사용한다. 대나무 줄기 내부에 있는 막상피(膜狀皮)를 죽여(竹茹)라고 하는데 열을 내리는 효능이 있다.

댕댕이덩굴 방기과 ★

- **약용부위** : 뿌리
- **약초이름** : 목방기
- **채취시기** : 가을 이후에 채취한다.

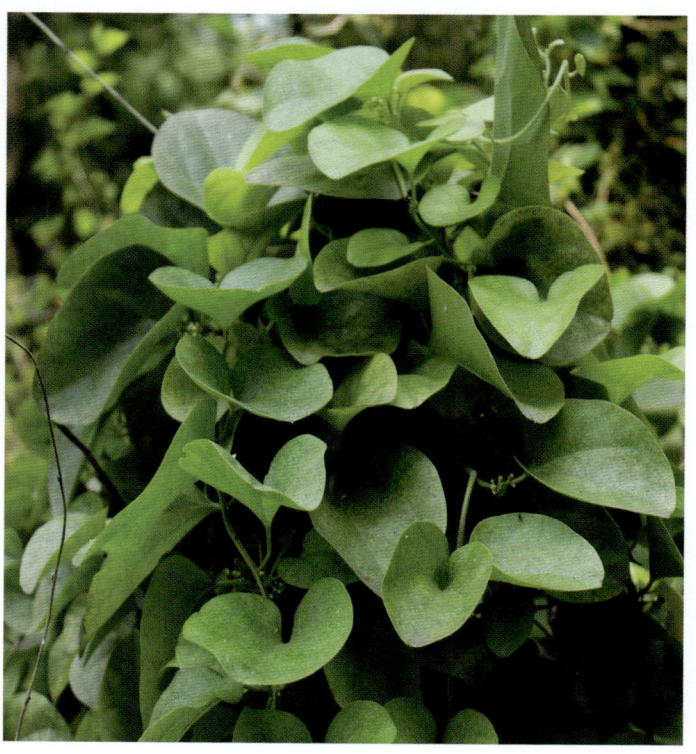

댕댕이덩굴

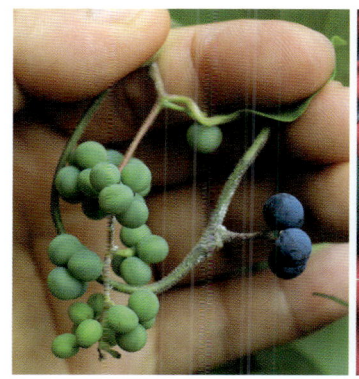
댕댕이덩굴 열매

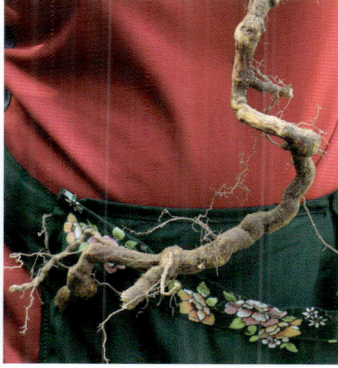
댕댕이덩굴 뿌리

| 자생지 및 특징 | 양지에서만 산다. 햇빛을 좋아하기 때문에 다른 식물 위로 뻗어나가는 특징이 있다. 반면 뿌리는 늘 습윤한 땅에 두고 있다.

| 약초의 효능 | 관절이 붓고 열이 나는 증상에 사용한다.

| 가공법 | 불순물을 제거하고 깨끗하게 말려서 사용한다.

| 복용법 | 물에 달여서 복용한다.

| 참고사항 | 댕댕이덩굴의 줄기는 고삐뿐 아니라 지게나 등짐을 동여매는 데 사용되었고, 바구니 같은 세공품을 만드는 데에도 쓰였다. 연한 순은 나물로 먹을 수 있는데, 쓴맛이 나므로 데친 뒤 찬물에 담가서 잘 우려낼 필요가 있다.

더덕 초롱꽃과 ★★

- **약용부위** : 뿌리
- **약초이름** : 양유근
- **채취시기** : 가을 이후에 채취한다.

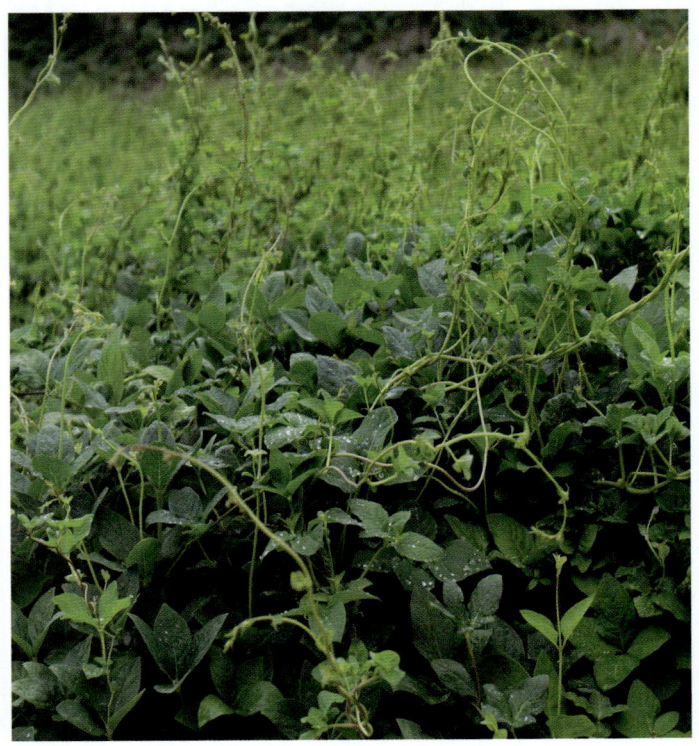

더덕(재배)

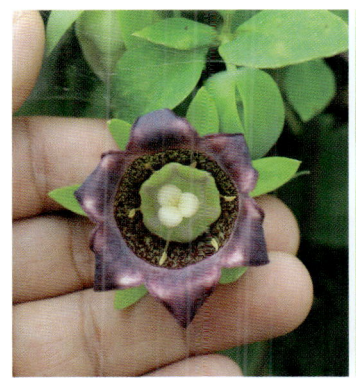 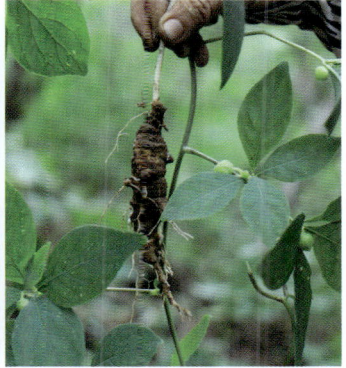

더덕 꽃 / 더덕 뿌리(야생)

| **자생지 및 특징** | 전국의 숲속에서 자라는 다년생 덩굴식물이다. 햇빛이 많이 들어오지 않으면서 부엽질이 많고 습도가 높은 곳에서 잘 자란다.

| **약초의 효능** | 염증을 가라앉히고 농(膿)을 제거하는 효능이 있어 유방염, 폐농양, 충수염, 종기 등에 사용한다. 열이 많은 사람의 피로감을 해소시키는 효능도 있다.

| **가공법** | 불순물을 제거하고 깨끗하게 말려서 사용한다.

| **복용법** | 물에 달여서 복용한다.

| **참고사항** | 어린잎을 삶아서 나물로 먹거나 쌈으로 먹는다. 뿌리로는 고추장장아찌, 자반, 구이 등을 만든다.

더위지기 국화과 ★★

- **약용부위** : 전초
- **약초이름** : 한인진
- **채취시기** : 여름~가을 사이에 채취한다.

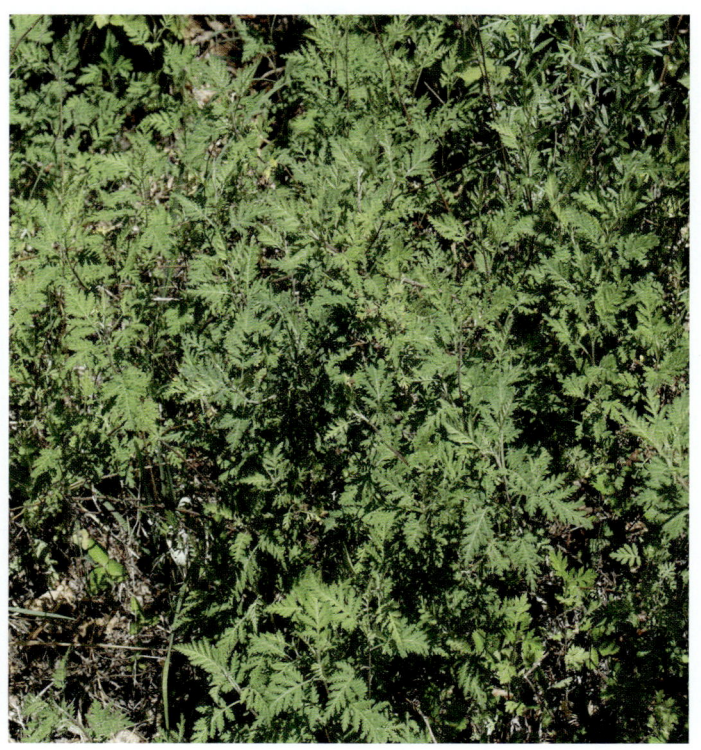

더위지기

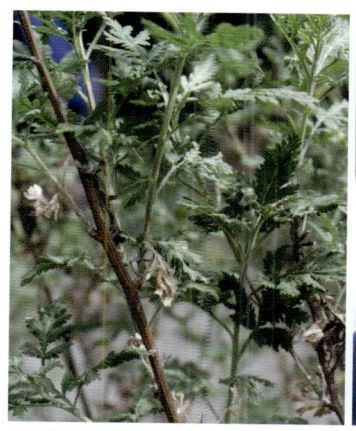 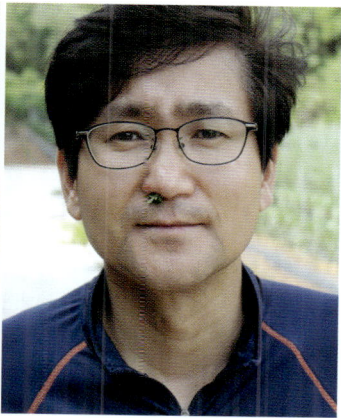

더위지기 원줄기   더위지기는 매우 향기롭다

| **자생지 및 특징** | 양지바른 산기슭이나 들에서 자란다. 쑥과 더불어 산과 들에 무성하게 자라는 식물 중 하나이다.
| **약초의 효능** | 간보호작용이 좋기 때문에 간염, 간경화, 간암 등에 사용한다.
| **가공법** | 불순물을 제거하고 깨끗하게 말려서 사용한다.
| **복용법** | 물에 달이거나 환을 만들어 복용한다.
| **참고사항** | 잎을 비벼서 냄새를 맡으면 아주 향기롭다. 인진(茵蔯)으로 잘못 알고 있는 경우가 있는데, 진짜 인진은 사철쑥이다. ⇨사철쑥 참조(144쪽)

도꼬마리 국화과 ★★

- **약용부위** : 열매
- **약초이름** : 창이자
- **채취시기** : 가을 이후에 채취한다.

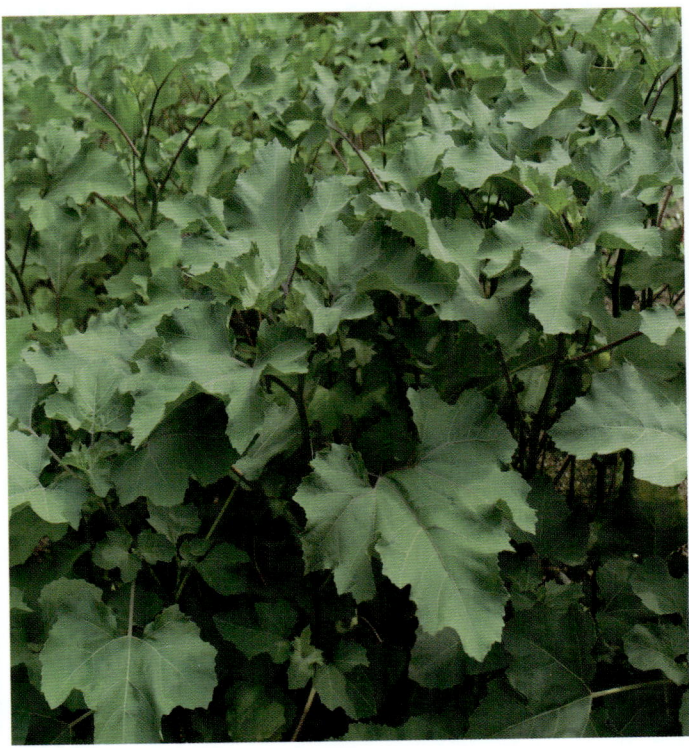

도꼬마리

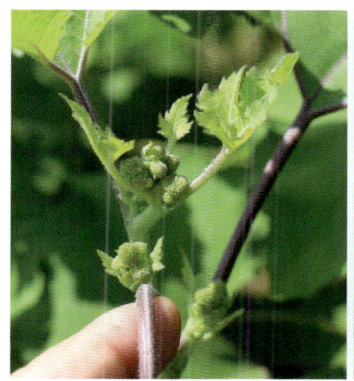 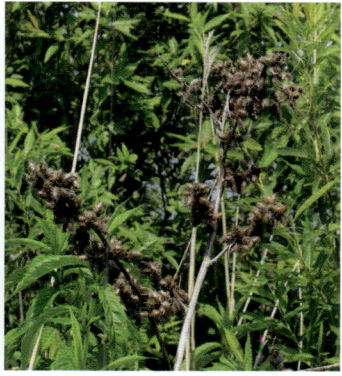

도꼬마리 꽃   도꼬마리 열매

| **자생지 및 특징** | 들이나 길가에서 자라며 전체에 털이 많이 나 있다. 색깔이 푸르고(蒼) 열매가 쥐의 귀(耳)와 비슷하게 생겼다고 해서 창이자(蒼耳子)라는 이름이 붙었다.

| **약초의 효능** | 주로 비염과 축농증에 사용하며, 술을 끊게 하는 효능이 있다.

| **가공법** | 가시를 제거하고 볶아서 사용한다.

| **복용법** | 물에 달이는 것이 일반적이며, 가루를 내거나 환을 만들어 복용해도 된다.

| **참고사항** | 어린 시절 풀밭에서 놀다가 집에 돌아오면 바지에 창이자가 달라붙어 있곤 했었다.

도둑놈의지팡이 콩과 ★★

- **약용부위** : 뿌리
- **약초이름** : 고삼
- **채취시기** : 가을 이후에 채취한다.

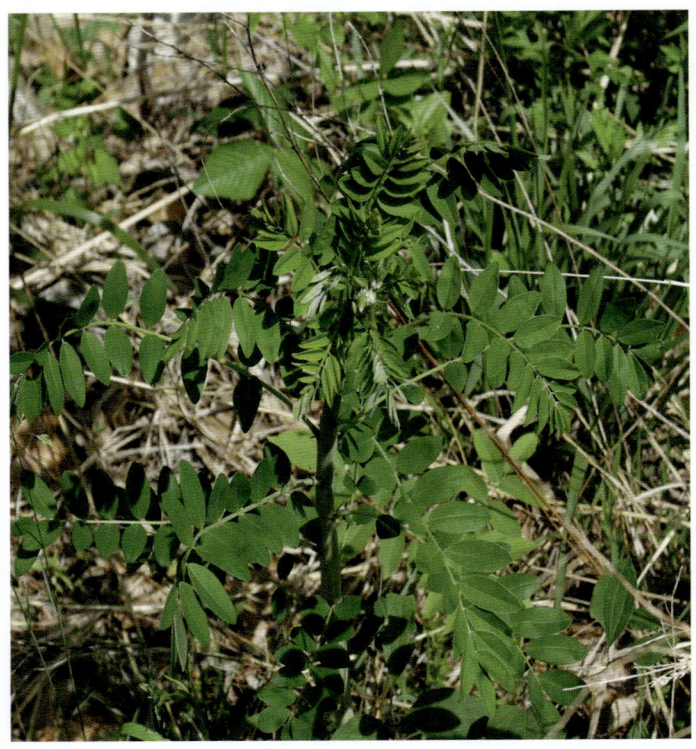

도둑놈의지팡이(봄)

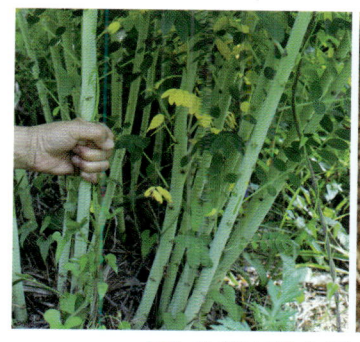 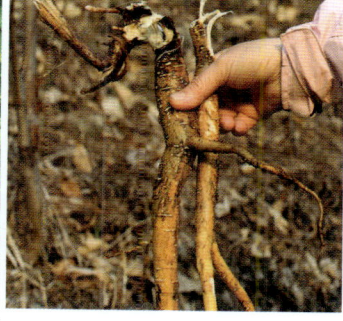

도둑놈의지팡이 원줄기(여름)　　도둑놈의지팡이 뿌리(고삼)

| **자생지 및 특징** |　우리나라 전역의 산과 들에서 자란다. 햇볕이 잘 들어오고 물 빠짐이 좋은 곳에서 잘 자란다. 뿌리의 형태가 볼품없게 구부러져 있어서 도둑놈의지팡이라는 이름이 붙었다.

| **약초의 효능** |　염증을 가라앉히는 효능이 있어 이질, 장염, 기관지염, 자궁내막염, 피부염 등에 사용한다.

| **가공법** |　불순물을 제거하고 깨끗하게 말려서 사용한다.

| **복용법** |　쓴맛이 강하기 때문에 물에 달이는 것보다는 환을 만들어 복용하는 것이 좋다.

| **참고사항** |　줄기와 잎을 변소에 넣어두면 구더기가 성장할 수 없게 된다고 하여 예전에는 많이 이용하였다. 고삼이 살균력이 있음을 의미하는 것이다.

도라지 초롱꽃과 ★★★

- **약용부위** : 뿌리
- **약초이름** : 길경
- **채취시기** : 가을 이후에 채취한다.

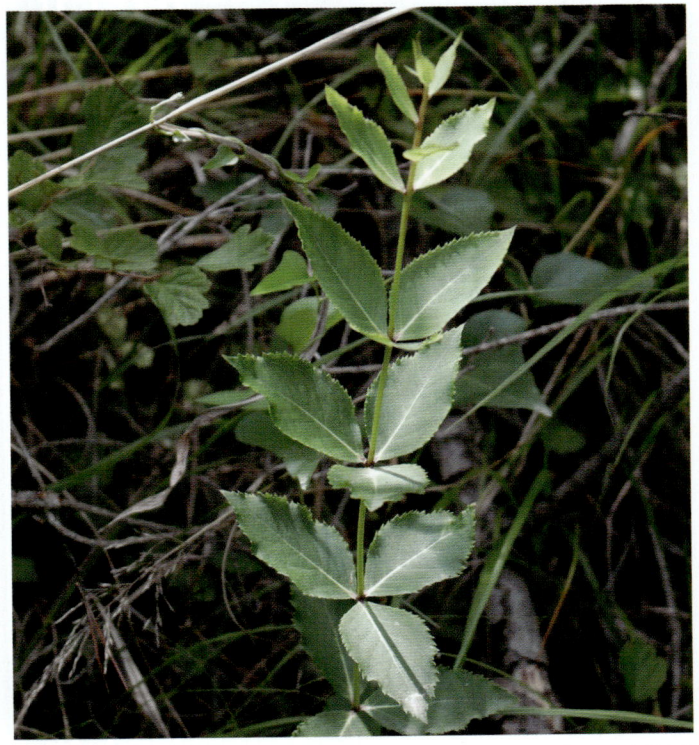

도라지(야생)

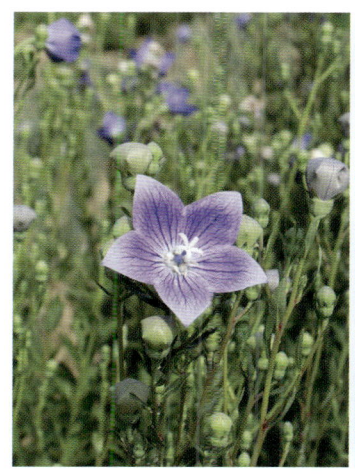
도라지 꽃

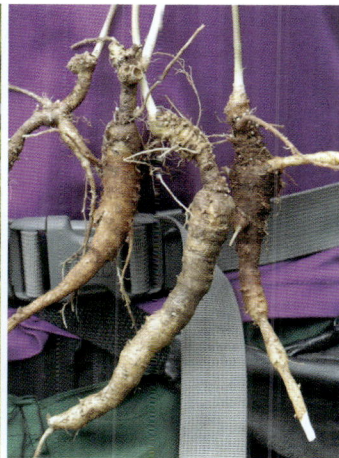
도라지 뿌리(야생)

| **자생지 및 특징** | 산지의 양지바른 곳에서 볼 수 있다. 물 빠짐이 좋은 곳에서 자라는데, 바위틈에서 자라는 것도 있다.

| **약초의 효능** | 인후염, 편도염, 기관지염, 폐렴 등을 치료한다.

| **가공법** | 불순물을 제거하고 깨끗하게 말려서 사용한다.

| **복용법** | 물에 달여서 복용하는 것이 일반적이며, 가루를 내거나 환을 만들어 복용해도 좋다.

| **참고사항** | 어린순과 잎을 데치고 물에 헹구어 쓴맛을 뺀 다음 나물로 먹는다.

독활 두릅나무과 ★★

- **약용부위** : 뿌리
- **약초이름** : 총목
- **채취시기** : 가을 이후에 채취한다.

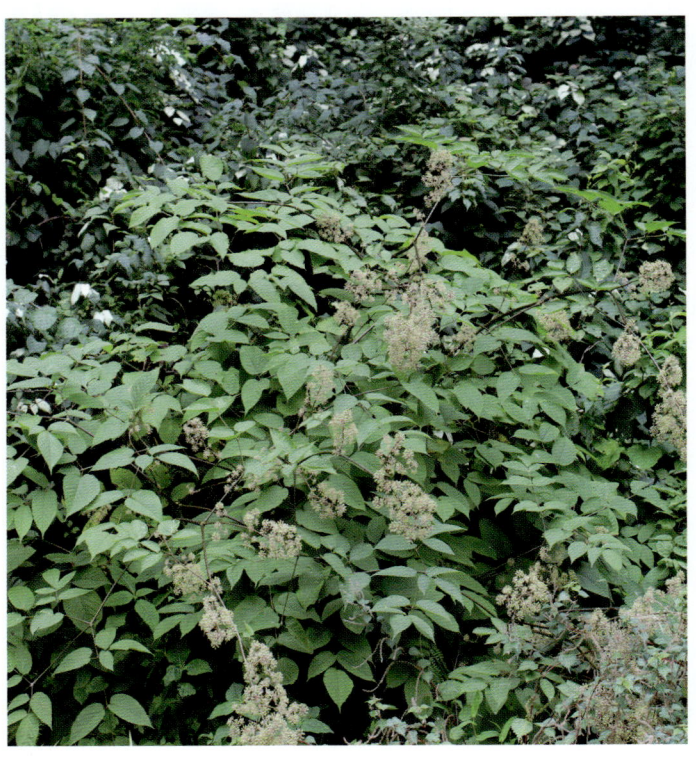

독활

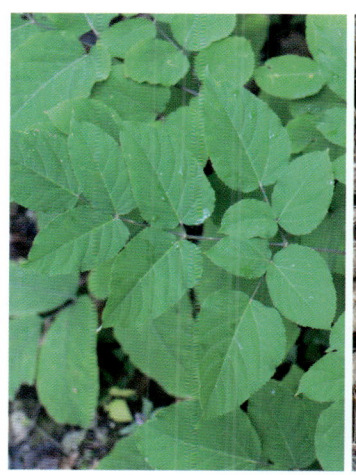
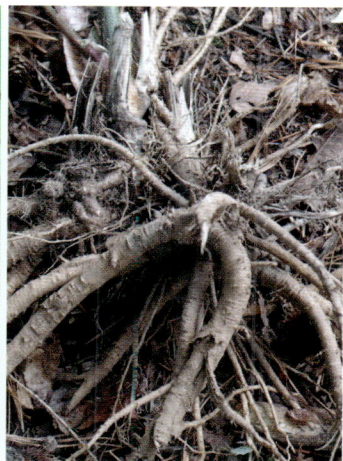

독활 잎   독활 뿌리

| **자생지 및 특징** | 전국의 높은 산속에 드물게 자라며 물기가 있는 계곡 근처에서 주로 보인다. 햇볕이 드는 곳에서도 자라므로 농가에서 재배하기도 한다. 꽃을 제외한 전체에 털이 약간 있는 것이 특징이다.

| **약초의 효능** | 허리 디스크와 무릎 관절염에 주로 사용한다. 과도한 노동으로 근육과 관절이 아플 때 사용해도 좋다.

| **가공법** | 불순물을 제거하고 깨끗하게 말려서 사용한다.

| **복용법** | 물에 달여서 복용한다.

| **참고사항** | 이른 봄에 어린순을 채취하여 나물로 먹는다.

두릅나무 두릅나무과 ★

- **약용부위** : 뿌리껍질, 나무껍질
- **약초이름** : 자노아
- **채취시기** : 나무껍질은 봄, 뿌리껍질은 가을 이후에 채취한다.

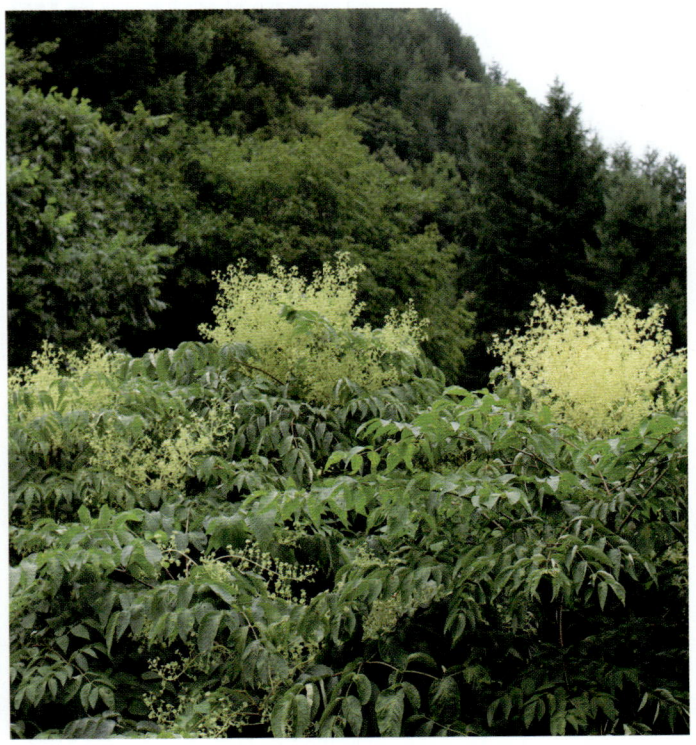

두릅나무

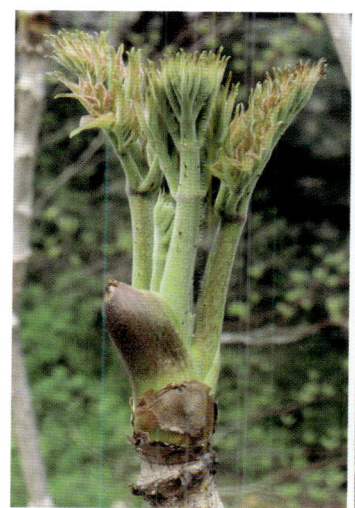 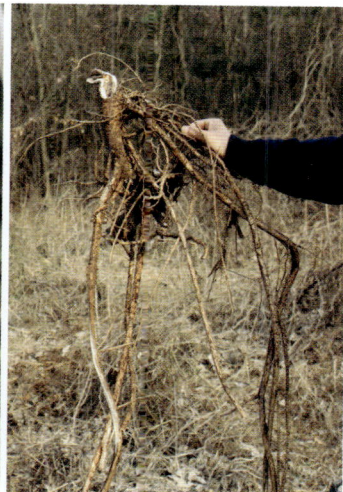

두릅나무 새순   두릅나무 뿌리

| 자생지 및 특징 | 산속 양지바른 계곡이나 너덜바위 지역, 숲가에 주로 서식하며 군락성을 띤다. 가지는 거의 없고 가시가 많은 특징이 있다.

| 약초의 효능 | 기운이 없고 신경이 쇠약해졌을 때 사용한다. 진통, 소염작용이 있어 관절염에도 효과가 있다.

| 가공법 | 불순물을 제거하고 깨끗하게 말려서 사용한다.

| 복용법 | 물에 달여서 복용한다.

| 참고사항 | 어린순(목두채;木頭菜)은 나물로 먹는다.

두충나무 두충과 ★★★

- **약용부위** : 나무껍질
- **약초이름** : 두충
- **채취시기** : 봄에 채취한다.

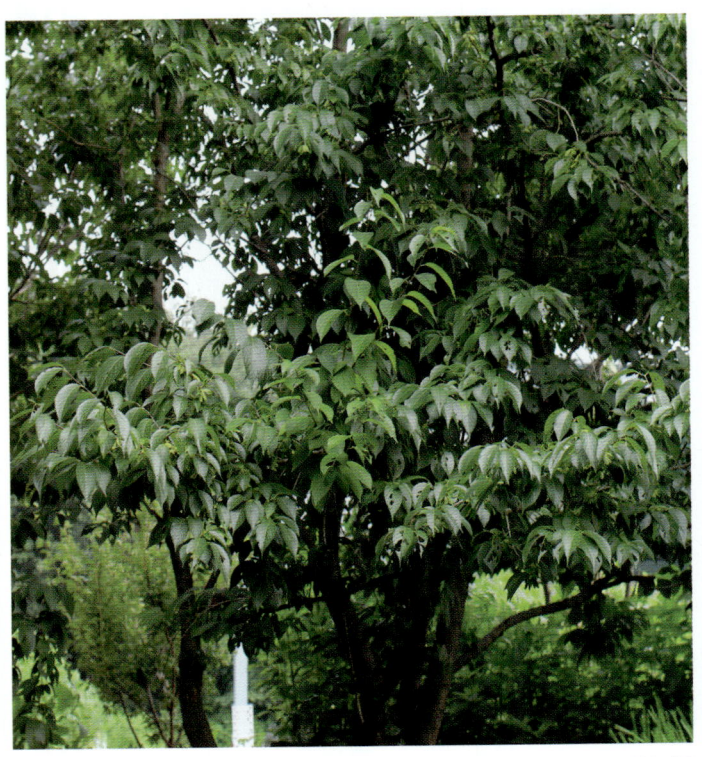

두충나무

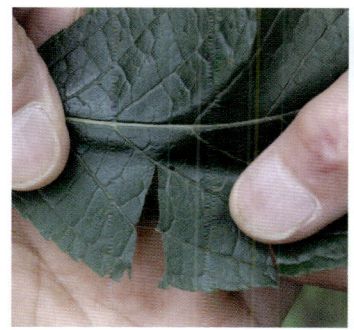 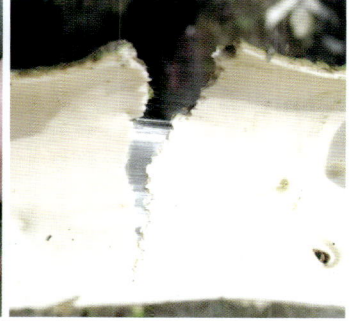

두충나무 잎   두충나무 껍질

| **자생지 및 특징** | 경기, 강원, 충북, 경북 등에 많이 분포하며 산과 들에 서식한다. 잎이나 나무껍질에 실 같은 투명한 섬유질이 많아서 목면(木棉)이라고 부르기도 한다.

| **약초의 효능** | 근육을 강화하는 효능이 있다. 특히 허리와 무릎이 약한 경우에 사용한다.

| **가공법** | 소금물을 넣고 골고루 뒤집어 소금물이 웬만큼 스며들면 솥에 넣고 중간 불로 볶는데, 내부의 실(guttapercha) 같은 섬유질이 쉽게 끊어질 때 즈음 꺼내어 말린 후에 사용한다.

| **복용법** | 물에 달이거나 환을 만들어서 복용한다.

| **참고사항** | 민간에서는 두충나무 잎을 신경통과 고혈압에 차로 복용한다. 껍질이 두꺼울수록 효과가 좋다.

둥굴레 백합과 ★★

- **약용부위** : 뿌리
- **약초이름** : 옥죽
- **채취시기** : 가을 이후에 채취한다.

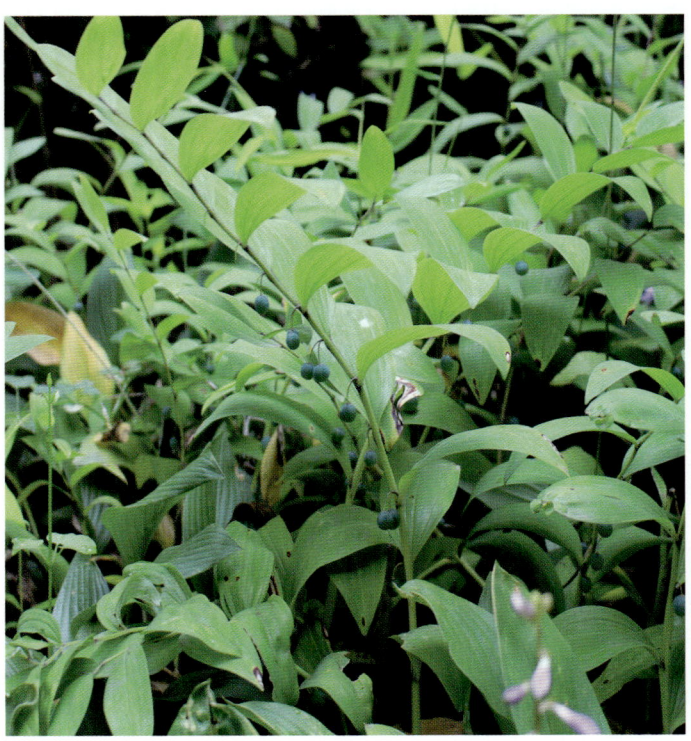

둥굴레

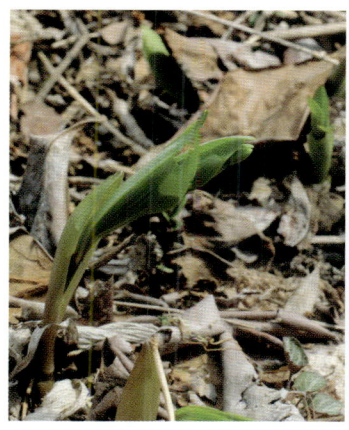 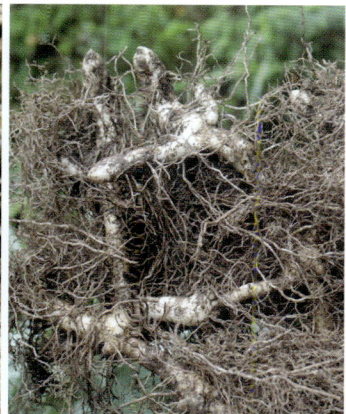

둥굴레 새싹 둥굴레 뿌리

| **자생지 및 특징** | 양지 혹은 반그늘의 물 빠짐이 좋고 토양이 비옥한 산과 들에서 자란다. 땅속의 뿌리가 옆으로 길게 뻗는 것이 특징이다.

| **약초의 효능** | 몸을 튼튼하게 하고 체액을 공급하는 효능이 있다.

| **가공법** | 꿀물에 담가두었다가 꿀물이 스며들면 솥에 넣고 찐 후에 말려서 사용한다.

| **복용법** | 물에 달여서 복용한다.

| **참고사항** | 어린순은 나물로 먹고 뿌리는 된장이나 고추장 속에 박아 장아찌로 먹는다. 둥굴레 뿌리는 예전에 춘궁기의 구황식물로 애용되었다.

등나무 콩과 ★

- **약용부위** : 씨앗
- **약초이름** : 다화자등
- **채취시기** : 가을에 열매가 익었을 때 채취한다.

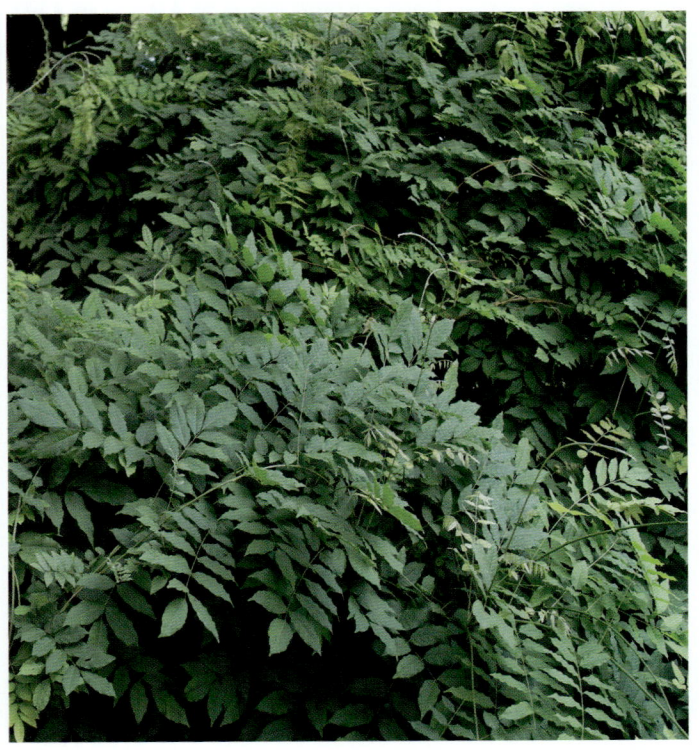

등나무

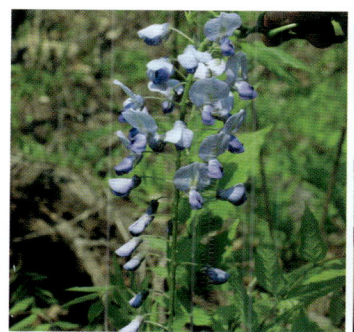
등나무 꽃

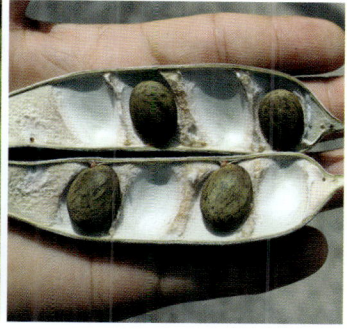
등나무 씨앗

| **자생지 및 특징** | 야생하는 것도 있으나 주로 인가 주변에 식재한다. 등나무는 건조하고 척박한 땅을 기름지게 만들어 줄 뿐 아니라 아름다운 꽃과 향기, 꿀, 시원한 그늘을 제공하므로 우리 생활과 가장 가까운 나무이다.

| **약초의 효능** | 변비를 치료한다.

| **가공법** | 건조된 씨앗을 추말(麤末)해서 사용하거나 약하게 볶아서 사용한다.

| **복용법** | 물에 달여서 복용한다.

| **참고사항** | 어린잎이나 꽃은 나물로 먹는데, 특히 등나무 꽃으로 만든 음식을 등화채라고 한다. 가을에 익은 종자를 볶아서 먹으면 해바라기씨처럼 고소하다.

딱총나무 인동과 ★★

- **약용부위**: 가지
- **약초이름**: 접골목
- **채취시기**: 봄~가을 사이에 채취한다.

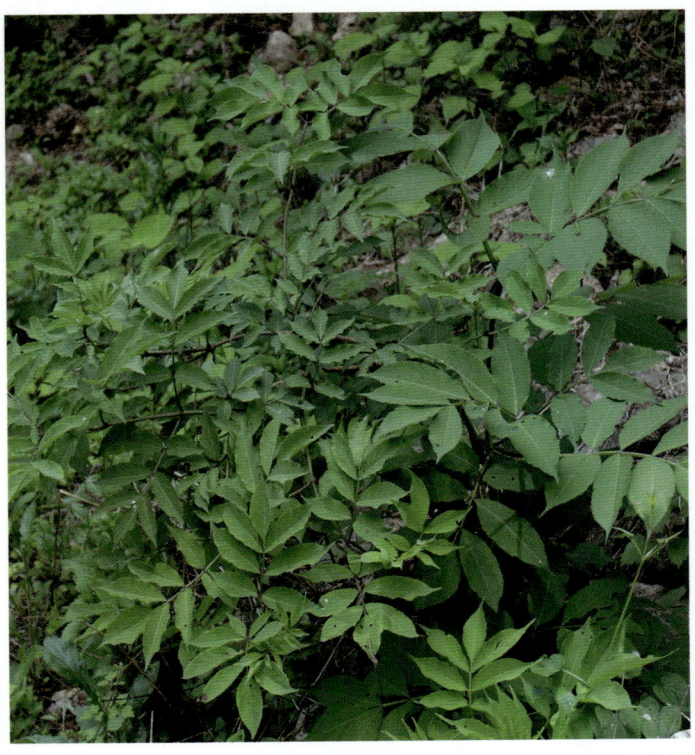

딱총나무

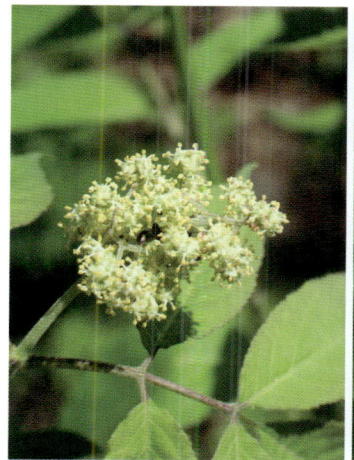
딱총나무 꽃

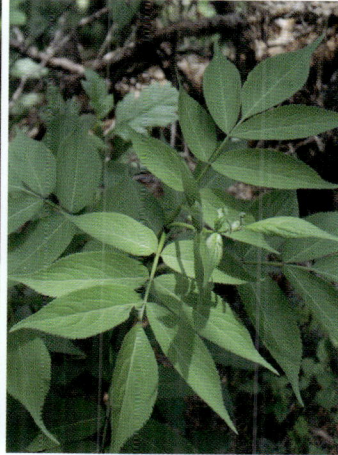
딱총나무 새순

| **자생지 및 특징** | 전국적으로 분포하고 있으며 습도가 높은 산골짜기에서 자란다. 다른 나무보다 새순이 빨리 나오는 특징이 있다.
| **약초의 효능** | 골절상, 관절염, 허리디스크, 타박상 등에 사용한다.
| **가공법** | 불순물을 제거하고 깨끗하게 말려서 사용한다.
| **복용법** | 물에 달여서 복용한다.
| **참고사항** | 어린잎은 데쳐서 물에 담가 쓴맛을 우려낸 뒤 나물로 먹는다. 꽃을 술에 담갔다가 숙성시킨 후에 얼굴에 바르면 기미, 주근깨를 없애는 데 도움이 된다.

뚝갈 마타리과 ★

- **약용부위** : 뿌리
- **약초이름** : 패장
- **채취시기** : 가을 이후에 채취한다.

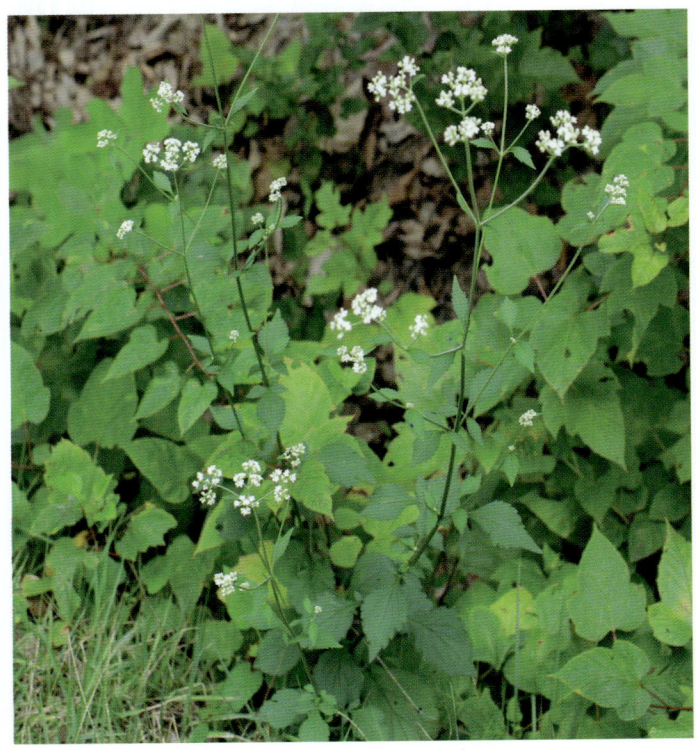

뚝갈

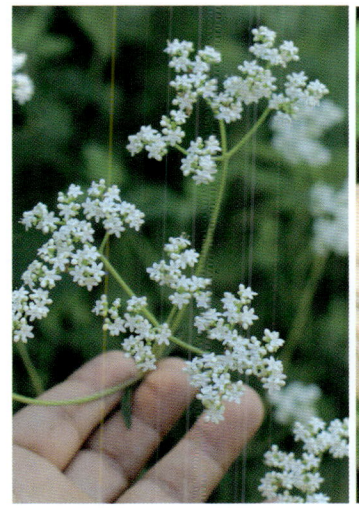 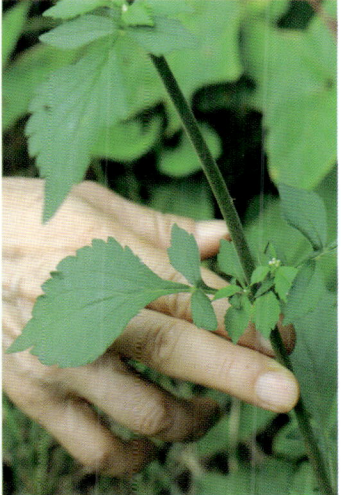

뚝갈 꽃 　　　　　　　　　　　뚝갈 잎

| **자생지 및 특징** | 우리나라 전역의 산과 들에서 볼 수 있다. 햇볕이 잘 들어오는 양지쪽의 물 빠짐이 좋은 곳에서 자란다.

| **약초의 효능** | 맹장염, 이질, 장염을 치료한다.

| **가공법** | 불순물을 제거하고 깨끗하게 말려서 사용한다.

| **복용법** | 물에 달여서 복용한다.

| **참고사항** | 마타리의 뿌리도 같은 약으로 사용한다. 어린잎은 나물로 먹을 수 있는데 쓴맛이 있으므로 데친 다음 충분히 우려내야 한다.

마 마과 ★★★

- **약용부위** : 뿌리
- **약초이름** : 산약
- **채취시기** : 가을 이후에 채취한다.

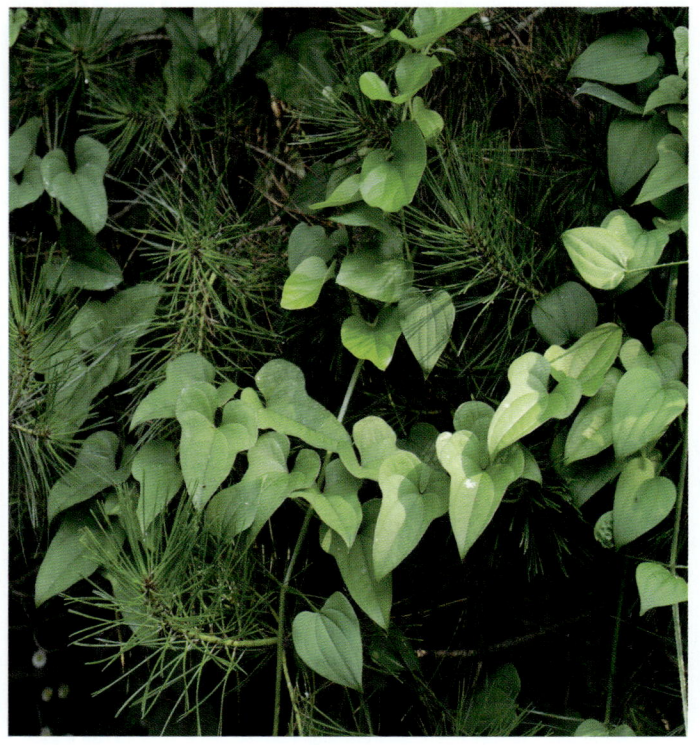

마

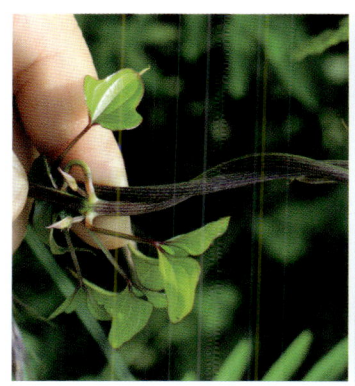 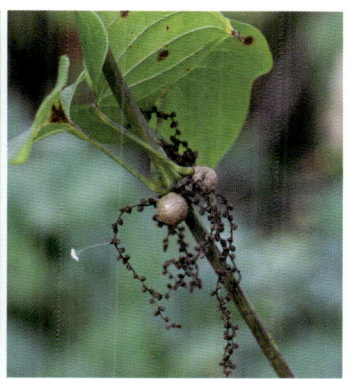

마 줄기   구슬눈

| 자생지 및 특징 | 양지바른 산기슭이나 숲속에서 자란다. 씨앗을 맺지만 줄기에 생기는 구슬눈(珠芽)으로도 번식이 된다.

| 약초의 효능 | 체력을 길러주고 약해진 위장과 기관지, 폐를 튼튼하게 한다.

| 가공법 | 깨끗하지 말려서 그대로 사용하거나 약한 불로 볶아서 사용한다.

| 복용법 | 물에 달여 복용하는 것이 일반적이고, 가루를 내거나 환을 지어 먹어도 된다.

| 참고사항 | 마의 뿌리는 여러 음식에 응용한다. 구슬눈도 식용하거나 약용할 수 있다. 예전에는 대표적인 구황식들에 속하였다.

마가목 장미과 ★

- **약용부위** : 나무껍질, 열매
- **약초이름** : 천산화추
- **채취시기** : 나무껍질은 봄에, 열매는 성숙했을 때 채취한다.

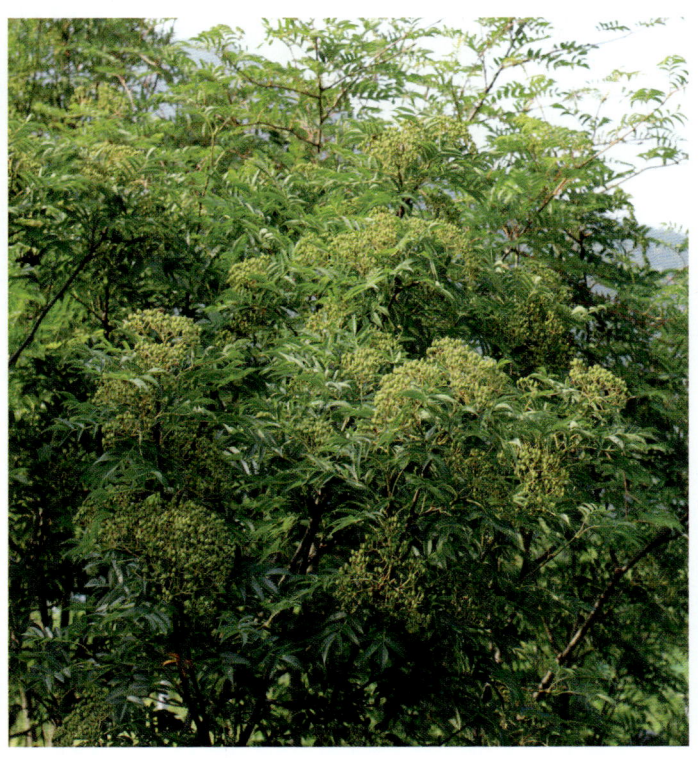

마가목

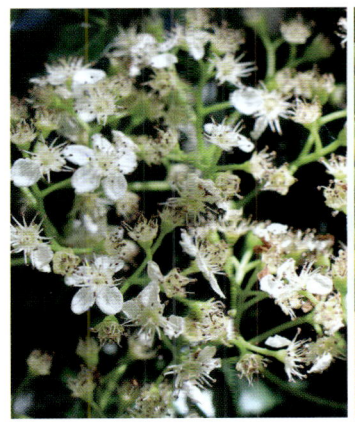 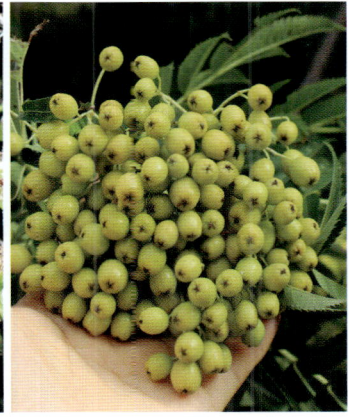

마가목 꽃 　　　　　　　　　　　마가목 열매

| 자생지 및 특징 | 높은 산의 능선에 주로 자란다 마가목을 한자로 마아목(馬牙木)이라고 쓰는데 봄에 새순이 나올 때 말 이빨처럼 힘차게 돋아난다고 해서 붙여진 이름이다.

| 약초의 효능 | 기침, 가래, 소화불량에 사용하고, 중풍으로 반신이 마비되고 통증이 있을 때 효과가 좋다.

| 가공법 | 불순물을 제거하고 깨끗하게 말려서 사용한다.

| 복용법 | 물에 달여서 복용한다.

| 참고사항 | 어린순은 데쳐서 나물로 먹는다. 꽃과 열매가 예쁘기 때문에 가로수와 조경수로 심고 있으며, 줄기로 지팡이를 만들기도 한다.

마삭줄 협죽도과 ★

- **약용부위** : 잎이 달린 줄기
- **약초이름** : 낙석등
- **채취시기** : 가을철에 잎이 떨어지기 전에 채취한다.

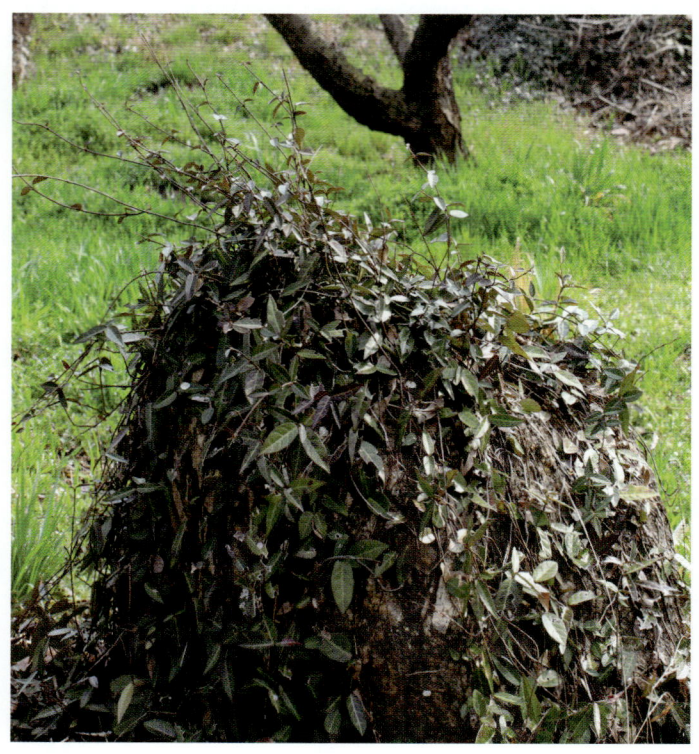

마삭줄

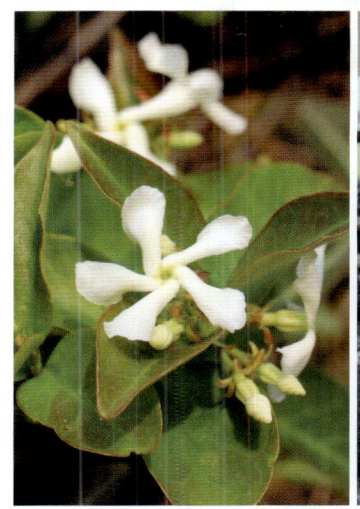 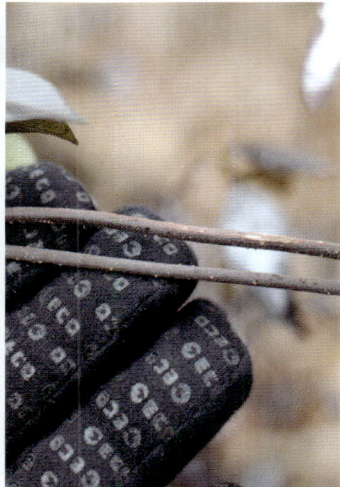

마삭줄 꽃 　　　　　　　　　　마삭줄 줄기

| **자생지 및 특징** | 남부 해안지역 중에서 동백나무가 야생할 수 있을 정도의 기후를 지닌 곳에서 자생하는데, 지구온난화 때문에 최근에는 북쪽으로 분포가 확대되고 있다.

| **약초의 효능** | 근육통, 관절통에 사용한다.

| **가공법** | 불순물을 제거하고 깨끗하게 말려서 사용한다.

| **복용법** | 물에 달여서 복용한다.

| **참고사항** | 꽃이 아름답고 향기가 좋아서 조경수로 많이 심는다.

매실나무 장미과 ★★★

- **약용부위** : 열매
- **약초이름** : 오매
- **채취시기** : 과실이 녹색일 때 채취한다.

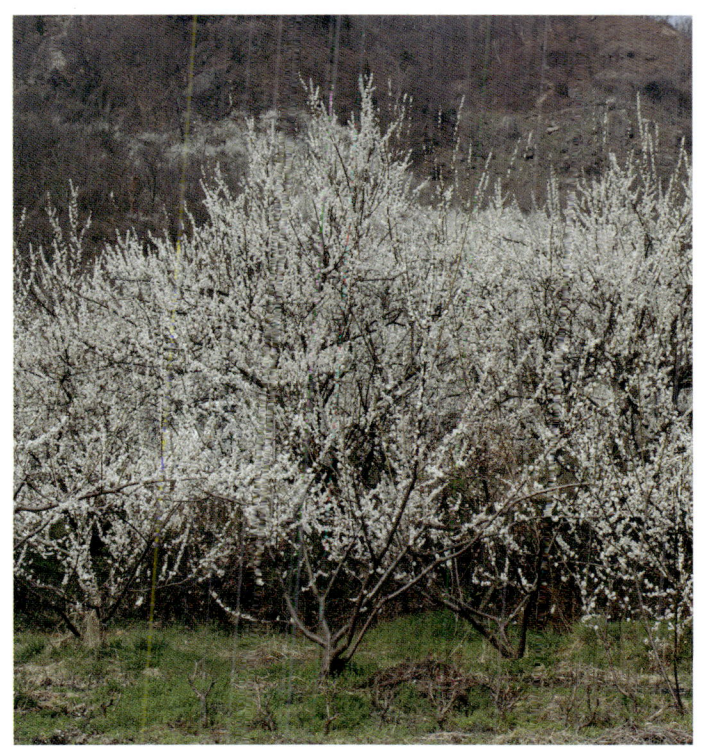

매실나무 꽃

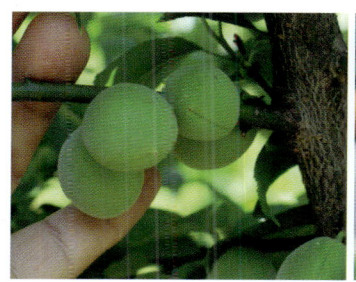 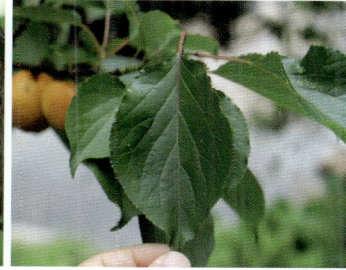

매실나무 열매 　　　　　　　　매실나무 잎

| 자생지 및 특징 | 주로 전남, 전북, 경남, 충남, 경기도에서 야생 또는 재배하고 있다. 원산지는 중국의 사천성과 호북성의 산간지로 알려져 있는데 따뜻한 기후를 좋아하여 연평균 기온이 12~15℃이고 개화기간 중에 기온이 10℃ 이상인 지역이 재배에 알맞다.

| 약초의 효능 | 오래된 기침과 이질, 설사에 사용한다. 소아의 복통, 설사에 사용하면 좋다.

| 가공법 | 전통적으로는 볏짚을 태운 연기로 매실을 말려서 오매를 만들었다. 하지만 요즘 가정에서는 씨앗을 뺀 매실을 쪄서 말리는 과정을 3회 정도 반복하면 까맣게 된 오매를 직접 만들 수 있다.

| 복용법 | 물에 달이거나 환을 만들어 복용한다.

| 참고사항 | 꽃을 차로 복용하면 마음이 안정되고 머리와 눈이 맑아지는 효과를 얻는다.

맥문동 백합과 ★★★

- **약용부위** : 뿌리
- **약초이름** : 맥문동
- **채취시기** : 겨울~봄 사이에 채취한다.

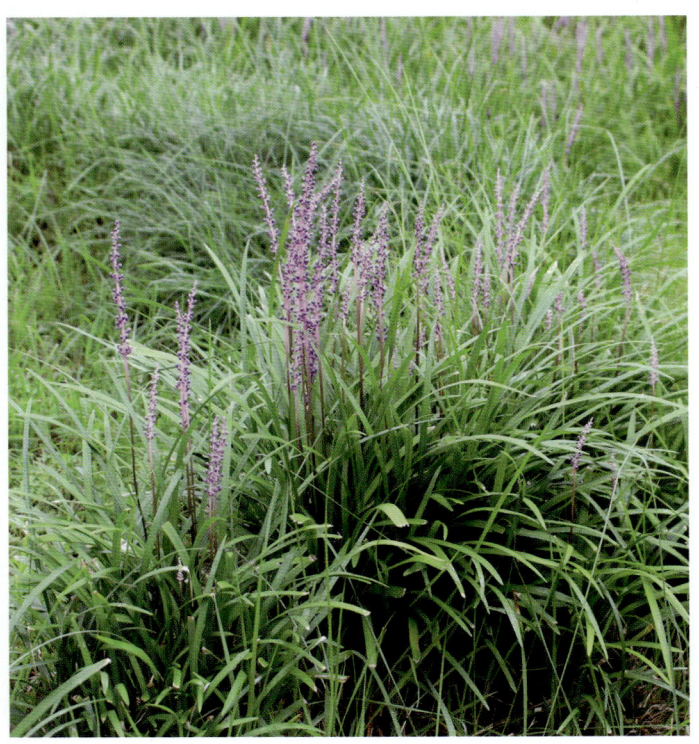

맥문동

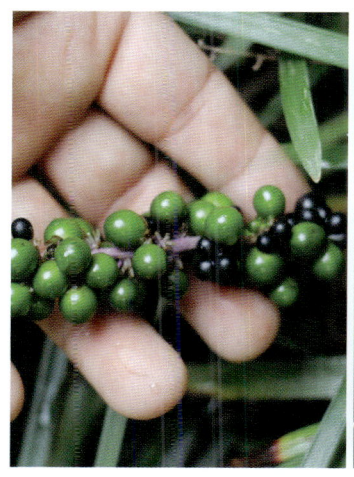 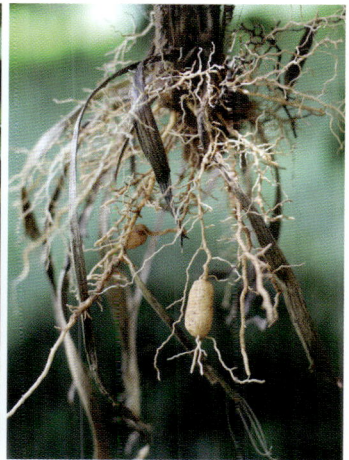

맥문동 열매 · 맥문동 뿌리

| 자생지 및 특징 | 중부 이남의 산지에서 자라는 상록성 초본이다. 반그늘 혹은 햇볕이 잘 들어오는 나무 아래에서 자라기 때문에 아파트나 빌딩의 그늘진 정원에 많이 심는다.

| 약초의 효능 | 건조해진 기관지와 폐를 부드럽게 해준다.

| 가공법 | 물에 담가서 축축해지면 안에 있는 심(心)을 뽑아내고 햇볕에 말려서 사용한다.

| 복용법 | 물에 달여서 복용한다.

| 참고사항 | 진하게 달여서 음료수, 국물 등으로 이용할 수 있다.

머위 국화과 ★

- **약용부위** : 꽃봉오리
- **약초이름** : 관동화
- **채취시기** : 이른 봄에 꽃이 피기 전에 채취한다.

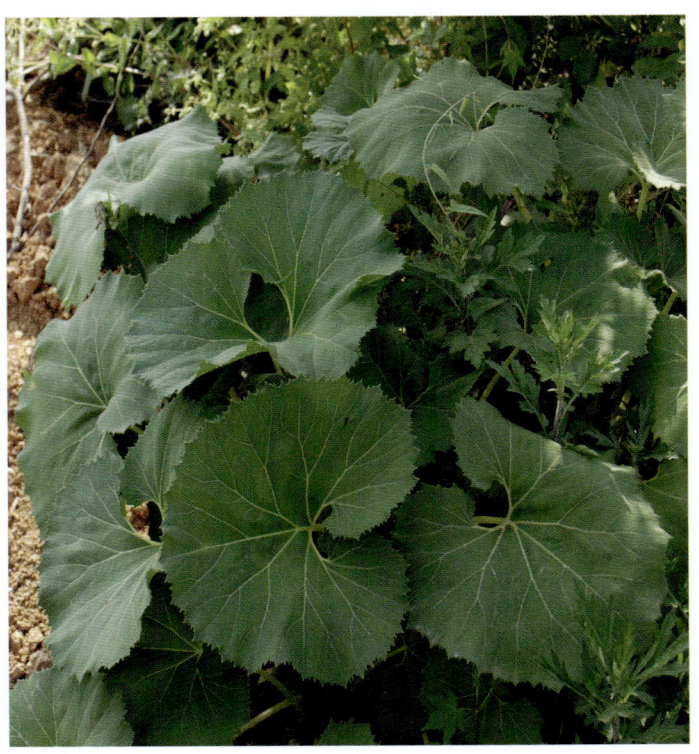

머위

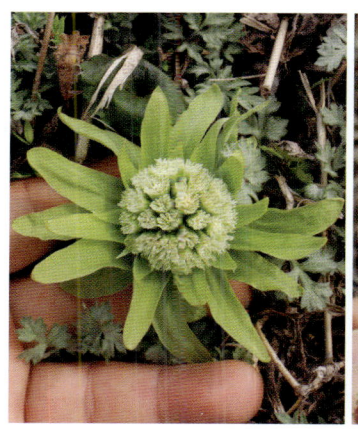 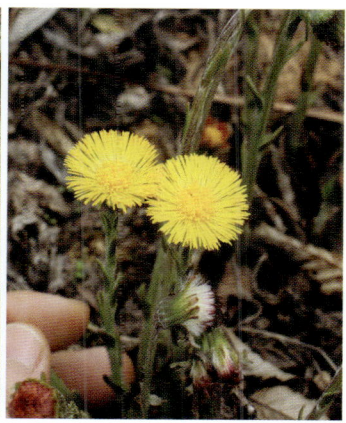

머위 꽃봉오리   관동의 꽃

| **자생지 및 특징** | 우리나라 전역의 다소 습기가 있는 곳에서 무리지어 잘 자란다. 집 주변과 울타리 주변에 심기도 하고 밭에서 재배하기도 한다.

| **약초의 효능** | 호흡기가 약하여 기침, 가래가 지속될 때 사용한다.

| **가공법** | 꽃봉오리에 꿀을 먹여서 찐 후에 말려서 사용한다.

| **복용법** | 뜨거운 물에 우려서 차로 복용한다.

| **참고사항** | 어린순은 만성적인 기침과 천식, 호흡곤란, 폐결핵 등을 치료하는 데 사용할 수 있다. 관동화는 본디 관동의 꽃이다. 하지만 우리나라에서는 머위의 꽃봉오리를 관동화로 사용한다.

멀구슬나무 멀구슬나무과 ★

- **약용부위** : 열매
- **약초이름** : 천련자
- **채취시기** : 가을 이후에 채취한다.

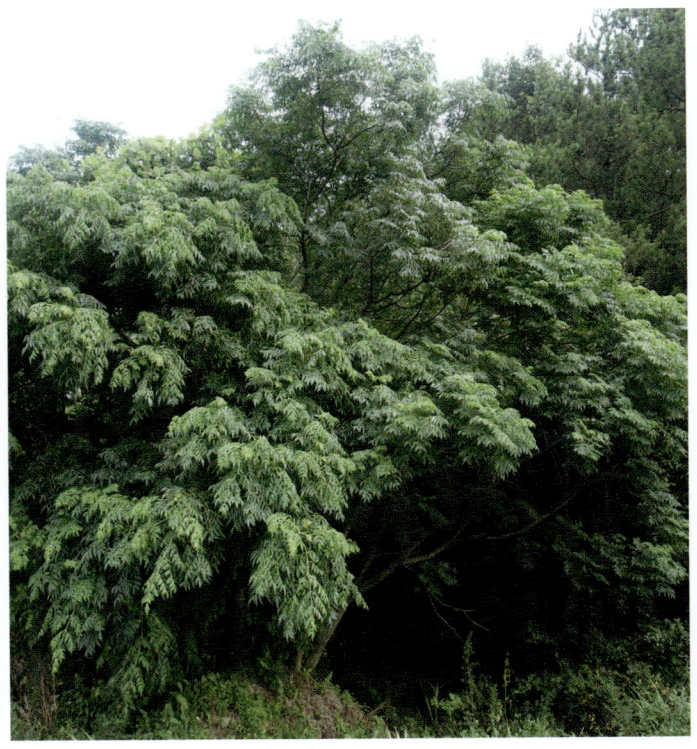

멀구슬나무

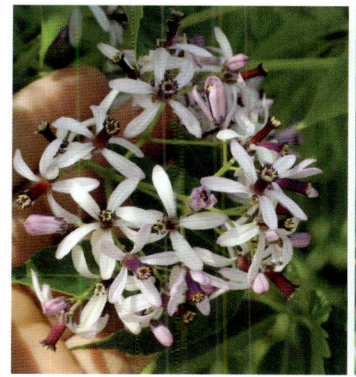 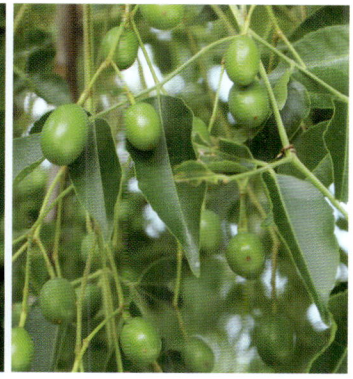

멀구슬나무 꽃   멀구슬나무 열매

| **자생지 및 특징** | 경상남도와 전라남도 지방에서 볼 수 있다. 나무 위에 널빤지를 깔아서 집을 지을 수 있을 정도로 크게 자라며, 더운 여름에 그늘을 만들어주기 때문에 시골 마당에 주로 심었다.

| **약초의 효능** | 스트레스 때문에 생긴 옆구리의 통증과 복통에 사용한다. 예전에는 기생충을 없애는 약으로도 사용했었다.

| **가공법** | 불순물을 제거하고 깨끗하게 말려서 사용한다.

| **복용법** | 물에 달여서 복용한다.

| **참고사항** | 천련자가 치매에 효과적이라는 연구결과가 있다. 실제 국내의 제약회사에서는 치매의 예방 및 치료, 인지기능 개선에 대한 천련자 추출물의 제조방법과 용도에 대한 중국 특허를 취득한 바 있다.

모과나무 장미과 ★★

- **약용부위** : 열매
- **약초이름** : 모과
- **채취시기** : 9~10월에 열매가 익었을 때 채취한다.

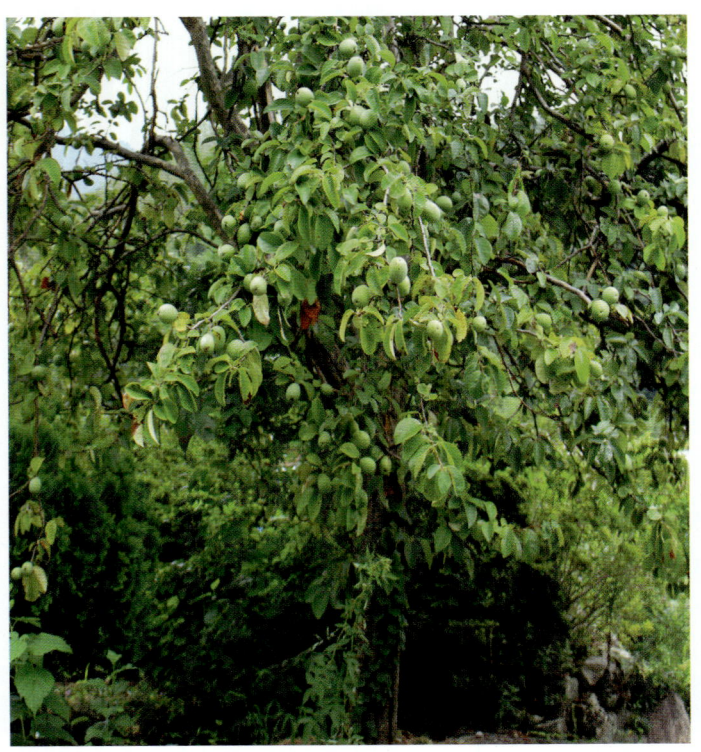

모과나무

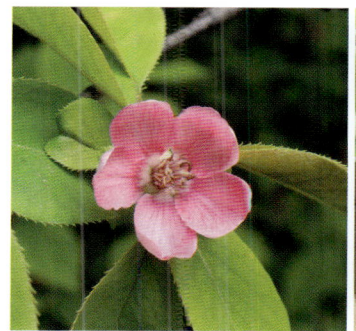
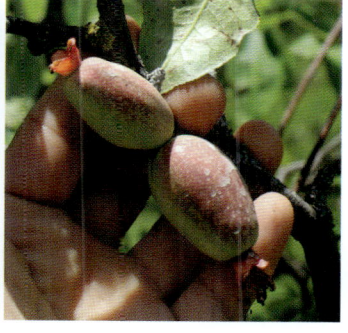

모과나무 꽃   모과나무 열매(봄)

| **자생지 및 특징** | 중부이남 지방의 비교적 물 빠짐이 좋은 양지바른 곳에서 잘 자란다. 둙은 나무껍질은 봄마다 들떠서 떨어지고 떨어진 자리는 푸른빛을 띠는 특징이 있다.

| **약초의 효능** | 근육경련과 통증, 관절염 등에 사용한다. 다리에 쥐가 나는 경우에도 효과적이다.

| **가공법** | 얇게 자른 후에 말려서 사용한다.

| **복용법** | 물에 달여서 복용한다.

| **참고사항** | 명자나무의 열매도 같은 약으로 사용한다. 모과나무의 목재는 재질이 붉고 치밀하면서도 광택이 있고 아름다워서 옛날부터 화류장(樺榴欌)을 만들 때 꼭 쓰였다. 또한 이조 민속 목기가 주로 모과나무로 만들어졌는데 이는 단단하면서도 공작이 쉽기 때문이다.

모란 미나리아재비과 ★★

- **약용부위** : 뿌리껍질
- **약초이름** : 목단피
- **채취시기** : 가을 이후에 채취한다.

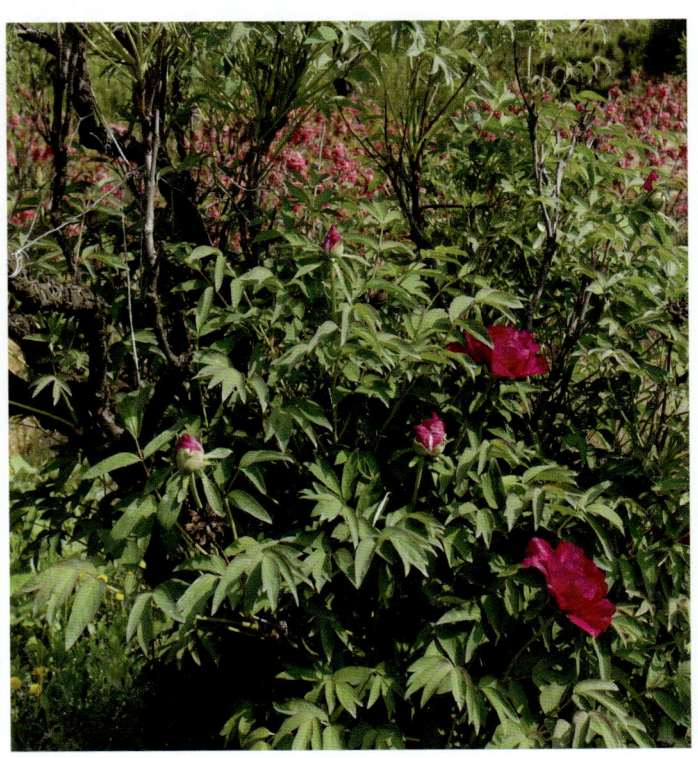

모란

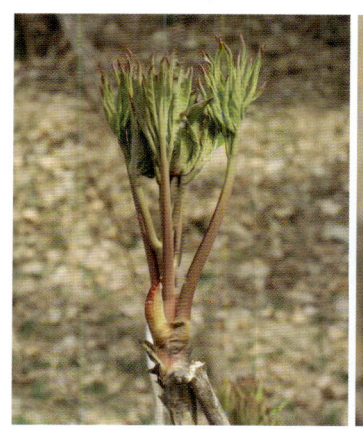 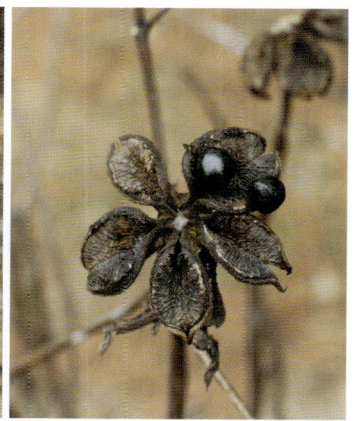

모란 새순　　　　　　　　　　　모란 씨앗

| 자생지 및 특징 |　중국이 원산이며 전국 각지에서 심고 있다.
| 약초의 효능 |　열이 동반된 피부염, 코피, 토혈, 생리통 등에 사용한다. 혈전 형성을 억제하는 효능이 있어 뇌경색에도 사용할 수 있다.
| 가공법 |　불순물을 제거하고 깨끗하게 말린 후에 볶아서 사용한다.
| 복용법 |　물에 달여서 복용한다.
| 참고사항 |　꽃과 잎의 형태가 유사하여 작약과 혼동하는 경우가 종종 있다. 그런데 작약은 매년 땅에서 새싹이 올라오는 초본식물이고, 모란은 나무에서 새싹이 올라오는 목본식물이라서 쉽게 구분할 수 있다.

목련 목련과 ★★★

- **약용부위** : 꽃봉오리
- **약초이름** : 신이
- **채취시기** : 봄에 꽃이 피기 전에 채취한다.

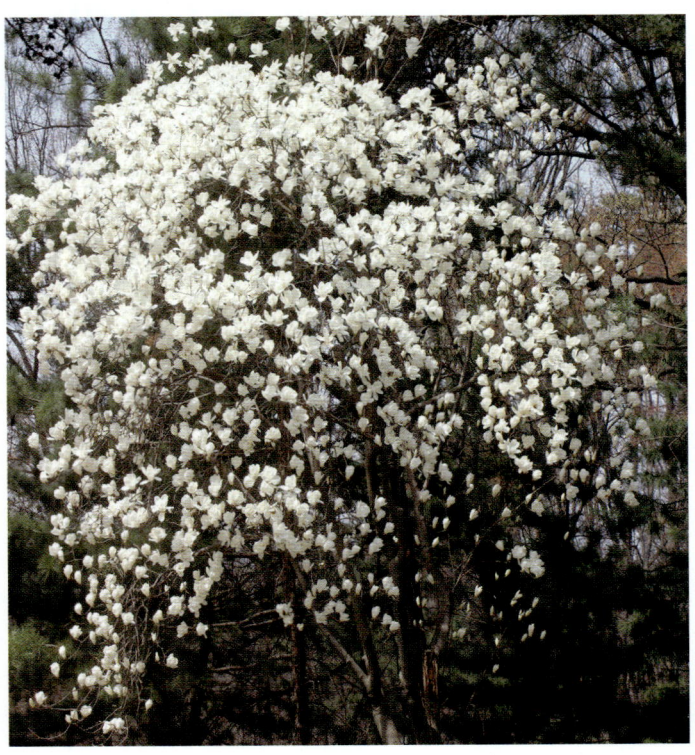

목련

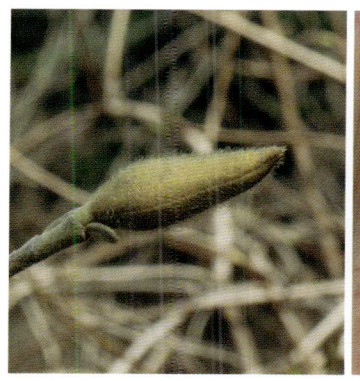 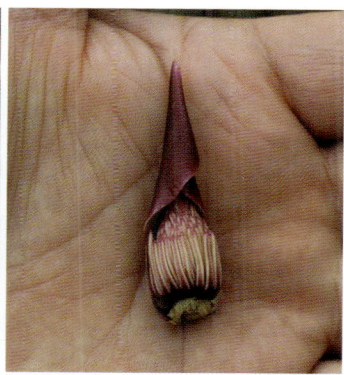

목련 꽃봉오리   목련 꽃술

| 자생지 및 특징 | 양지와 음지를 가리지 않고 자라지만 습기가 적당하고 비옥한 곳을 좋아한다. 음지에서는 개화와 결실이 잘 되지 않는 특징이 있다.

| 약초의 효능 | 비염과 축농증, 코골이, 두통에 사용한다.

| 가공법 | 꽃봉오리를 싸고 있는 포편(苞片)을 벗기면 꽃술(蕊心)이 나오는데, 이것을 분말하여 사용한다. 포편(苞片)을 벗기지 않고 사용하면 효과가 떨어진다.

| 복용법 | 뜨거운 물에 우려서 차로 복용한다.

| 참고사항 | 자목련 꽃봉오리의 효과가 더 좋다. 목재는 치밀하고 연해서 밥상이나 기타 목공예품 재료로 쓰인다.

묏대추나무 갈매나무과 ★★★

- **약용부위** : 씨앗
- **약초이름** : 산조인
- **채취시기** : 가을 이후에 열매가 성숙했을 때 채취한다.

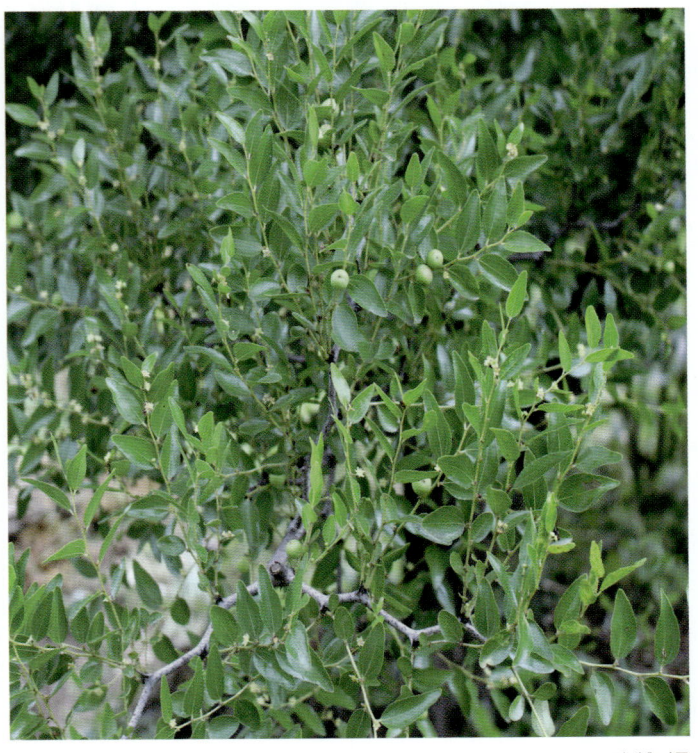

묏대추나무

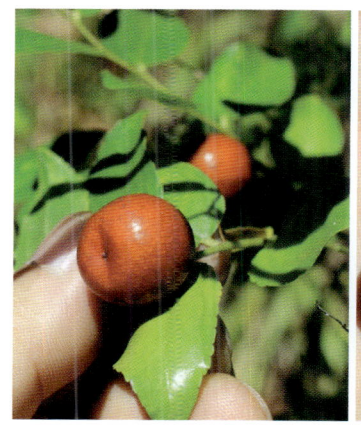 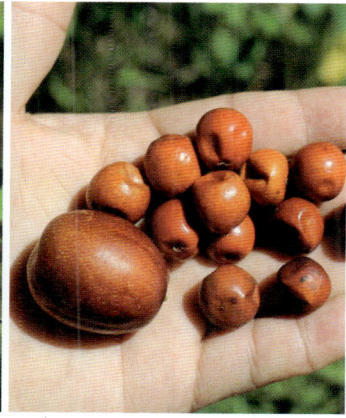

묏대추나무 열매　　　　　　비교(큰것은 일반대추)

| **자생지 및 특징** |　직사광선이 내리쬐는 척박한 땅에서 자란다. 대추나무에 비하여 열매도 작고 나무에 가시도 많으며 키도 작은 편이다.
| **약초의 효능** |　신경성으로 잠이 오지 않고 잘 놀라고 불안감, 초조감이 있을 때 사용한다.
| **가공법** |　말린 씨앗을 가볍게 볶은 후에 빻아서 사용한다.
| **복용법** |　물에 달이거나 가루를 내서 복용한다.
| **참고사항** |　묏대추나무는 척박한 곳에서 자라고 매우 천천히 성장하기 때문에 목질이 매우 단단하고 문양이 아름답다. 그래서 예로부터 도장을 만드는 재료로 주목을 받았다.

물푸레나무 물푸레나무과 ★

- **약용부위**: 나무껍질
- **약초이름**: 진피(秦皮)
- **채취시기**: 봄에 채취한다.

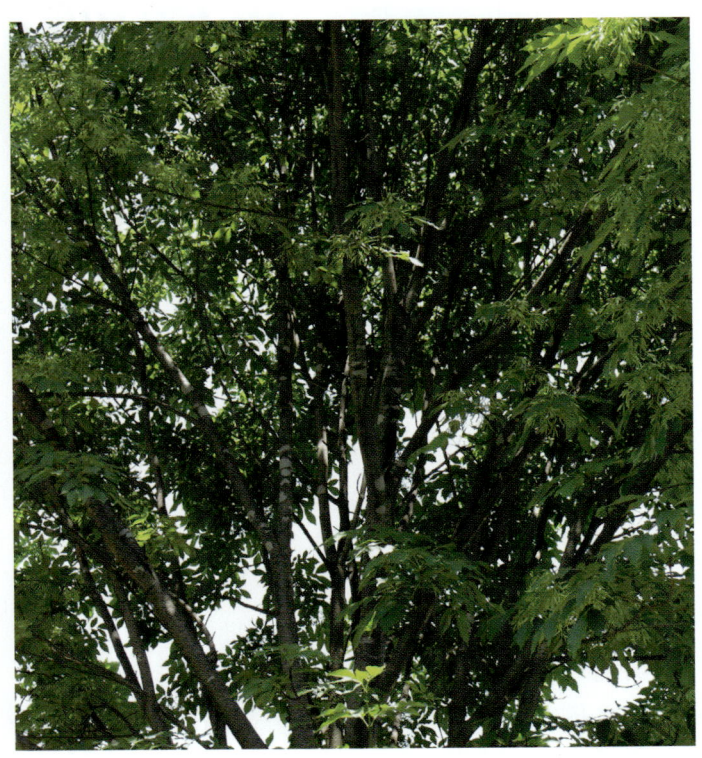

물푸레나무

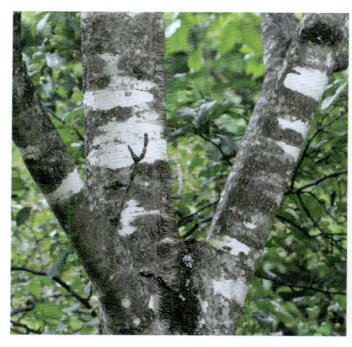 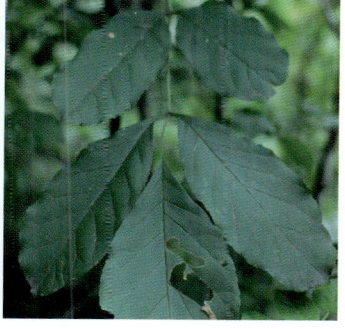

물푸레나무 껍질　　　　　　　　물푸레나무 잎

| 자생지 및 특징 |　산기슭이나 골짜기의 물가에서 자란다. 가지를 잘라서 물속에 넣으면 물을 푸르게 한다고 해서 물푸레나무라는 이름이 붙었다.

| 약초의 효능 |　안구충혈과 다래끼에 사용하며, 요산의 배출을 촉진하므로 통풍 치료에 효과적이다.

| 가공법 |　불순물을 제거하고 깨끗하게 말려서 사용한다.

| 복용법 |　물에 달여서 복용한다.

| 참고사항 |　물푸레나무의 가지는 도리깨의 회초리로 쓰였으며 농기구의 자루로도 많이 이용되었다. 또 생가지는 불에 잘 타는 성질이 있어서 눈 속에서 길을 잃은 사람은 이 나뭇가지를 불태워 추위를 이겨낼 수 있었다고 한다.

미치광이풀 가지과 ★

- **약용부위** : 뿌리
- **약초이름** : 낭탕근
- **채취시기** : 가을 이후에 채취한다.

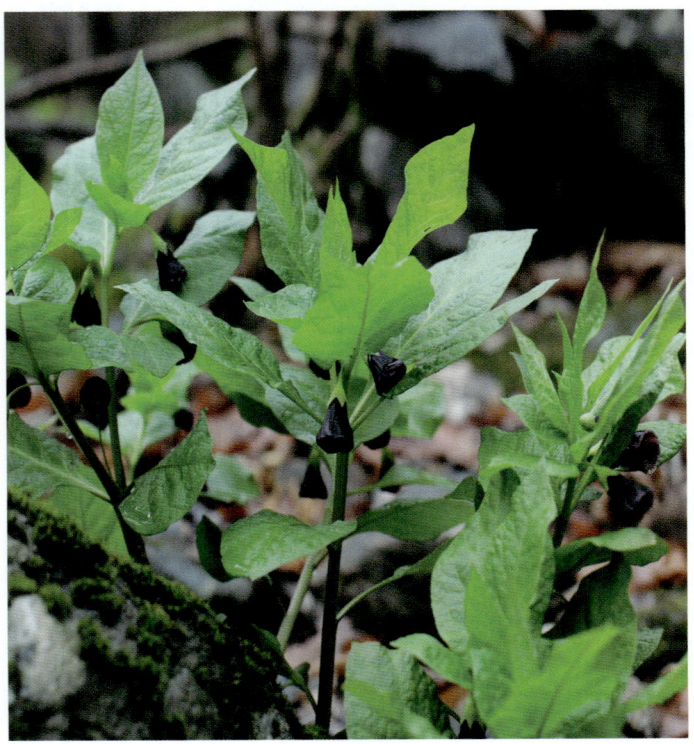

미치광이풀

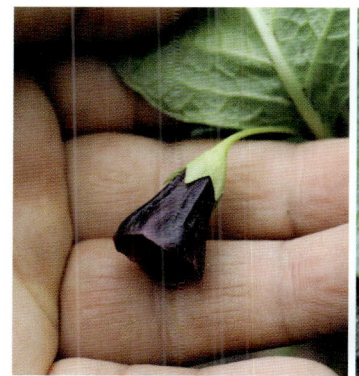
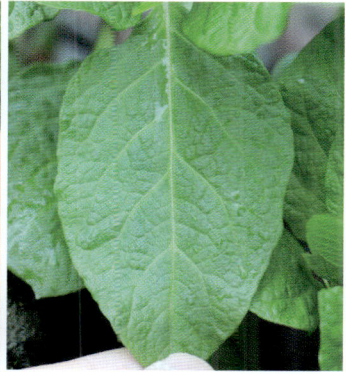

미치광이풀 꽃   미치광이풀 잎

| **자생지 및 특징** | 깊은 산 숲에서 자라는 다년생 식물이다. 물 빠짐이 좋은 곳에 서식하므로 주로 돌이 많은 반그늘 혹은 양지쪽에서 자란다. 독이 있어 사람이 잘못 먹으면 미친 듯이 눈동자가 풀리고 발작이 일어나고 정신을 잃어 미치광이풀이라는 이름이 붙었다.

| **약초의 효능** | 진통작용과 진경작용이 있어 여러 종류의 통증에 사용한다.

| **가공법** | 불순물을 제거하고 깨끗하게 말려서 사용한다.

| **복용법** | 물에 달여서 복용한다.

| **참고사항** | 과량 복용하면 광분하게 되므로 사용하기 전에 전문가와 상의해야 한다.

민들레 국화과 ★★★

- **약용부위** : 전초
- **약초이름** : 포공영
- **채취시기** : 봄과 여름에 꽃이 피기 전이나 막 꽃이 피었을 때 채취한다.

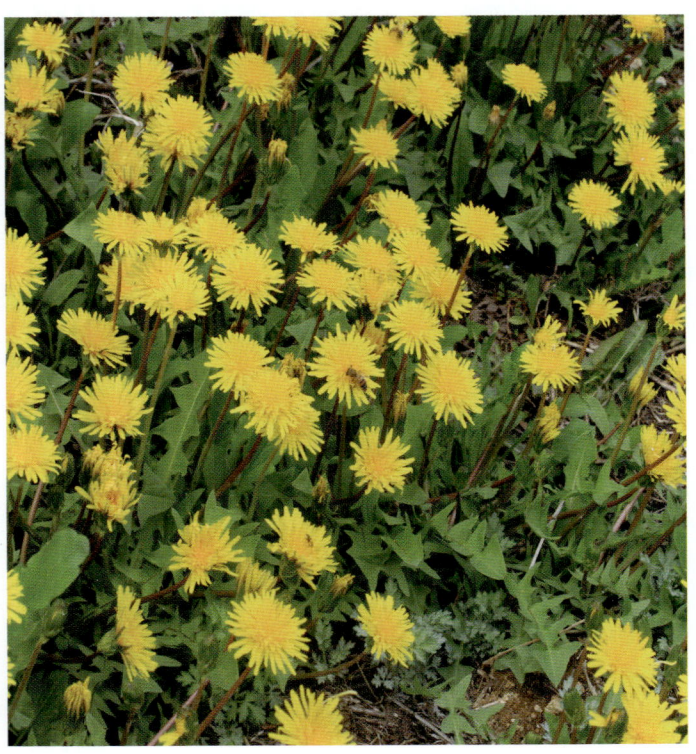

산민들레

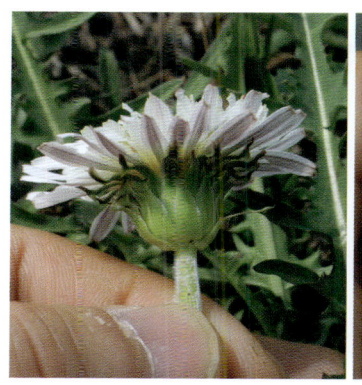 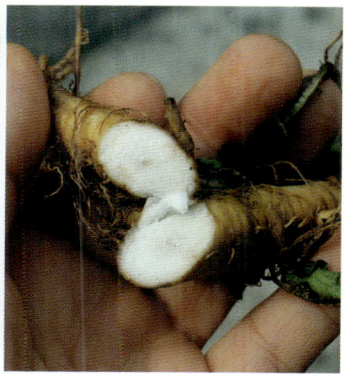

흰민들레 / 민들레 뿌리(절단)

| **자생지 및 특징** | 우리나라 각처의 산과 들에서 흔히 자란다. 반그늘이나 양지에서 토양의 비옥도와 상관없이 잘 자란다.

| **약초의 효능** | 소염작용이 좋아서 인후염, 편도염, 간염, 유선염 등 다양한 염증성 질환이 사용한다.

| **가공법** | 불순물을 제거하고 깨끗하게 말려서 사용한다.

| **복용법** | 물에 달여서 복용한다.

| **참고사항** | 민들레의 뿌리와 어린잎은 나물로 먹는다. 일부 지역에서는 김치를 담가 먹기도 하고, 요즘에는 민들레의 꽃과 뿌리를 말려서 차로 마시기도 한다. 옛날에는 젖이 잘 나오지 않는 여성이 먹으면 젖이 잘 나온다고 하여 산모에게 먹였었다.

바디나물 산형과 ★★

- **약용부위** : 뿌리
- **약초이름** : 전호
- **채취시기** : 가을 이후에 채취한다.

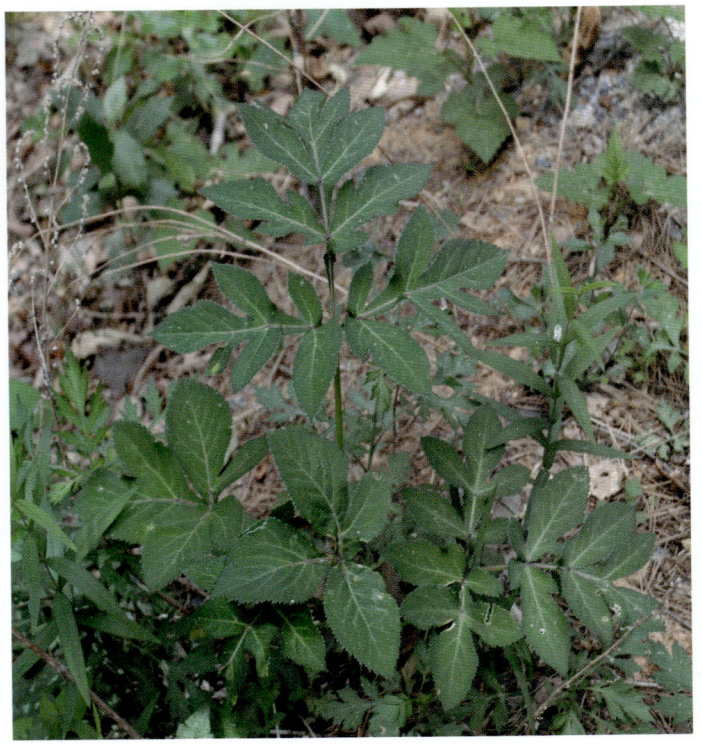

바디나물

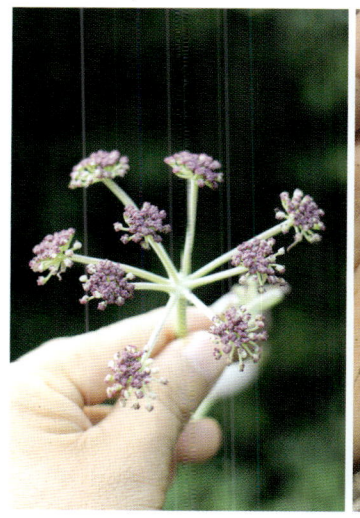 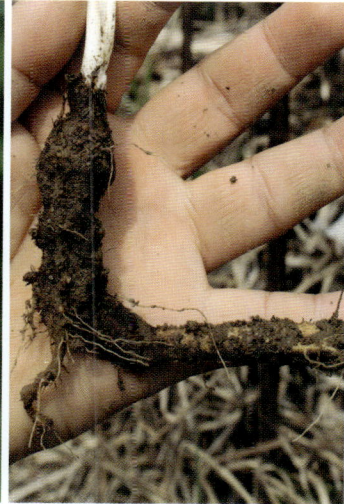

바디나물 꽃   바디나물 뿌리

| **자생지 및 특징** | 습기가 많은 산이나 들에서 볼 수 있다. 햇볕이 좋은 양지와 반그늘의 물기가 많은 곳에서 잘 자란다.

| **약초의 효능** | 기침과 가래에 사용한다.

| **가공법** | 불순물을 제거하고 깨끗하게 말려서 사용한다.

| **복용법** | 물에 달여서 복용한다.

| **참고사항** | 어린잎과 순을 데쳐서 나물로 먹을 수 있고 생것은 쌈으로 먹는다.

박주가리 박주가리과 ★

- **약용부위** : 지상부와 뿌리
- **약초이름** : 라마
- **채취시기** : 여름에 꽃이 필 무렵에 채취한다.

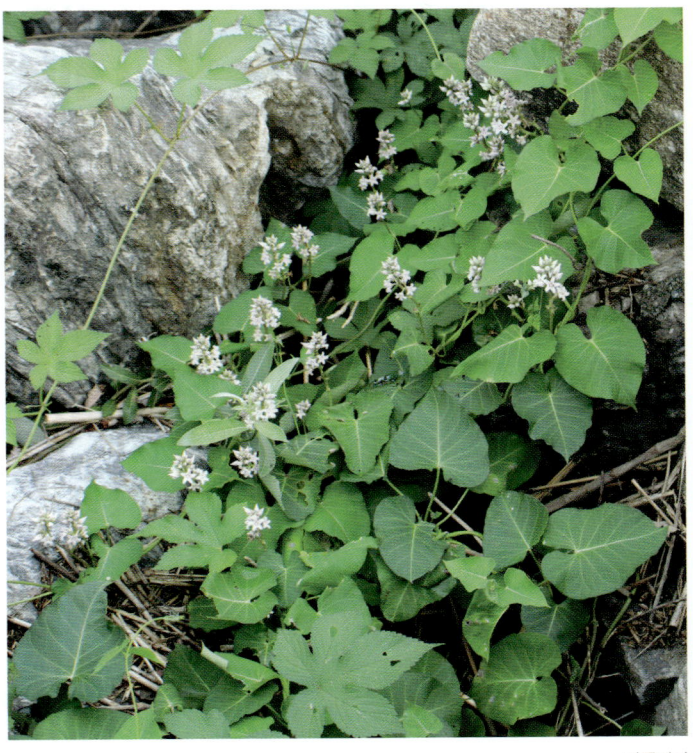

박주가리

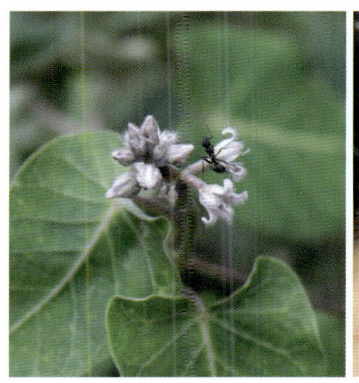
박주가리 꽃

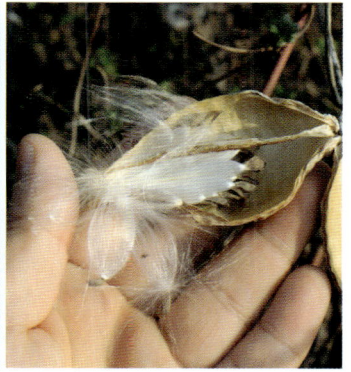
박주가리 씨방

| 자생지 및 특징 | 우리나라 전역의 농촌이나 도시에 있는 둑, 제방, 밭 언저리에서 자란다. 씨앗을 담은 열매껍질이 바가지 모양을 하고 있어서 박주가리라는 이름이 붙었다.

| 약초의 효능 | 몸이 허약한 사람의 발기부전을 개선한다.

| 가공법 | 불순물을 제거하고 깨끗하게 말려서 사용한다.

| 복용법 | 물에 달여서 복용한다.

| 참고사항 | 연한 순은 나물로 먹는다. 가을철 박주가리의 씨방이 터지면 씨에 달린 면사(綿絲)를 볼 수 있는데, 옛날에는 이 면사를 모아서 겨울을 나기 위한 보온재로 활용했다고 한다. 또한 박주가리의 면사는 솜 대신 도장밥과 바늘 쌈지를 만드는 데에도 사용되었다.

박하 꿀풀과 ★★★

- **약용부위**: 전초
- **약초이름**: 박하
- **채취시기**: 보통 7월 초중순과 10월 중순에 채취한다.

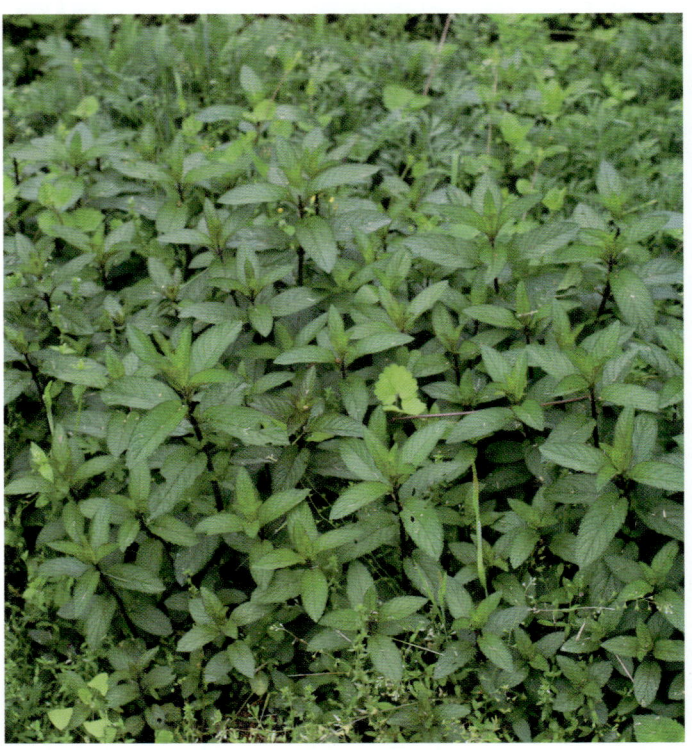

박하

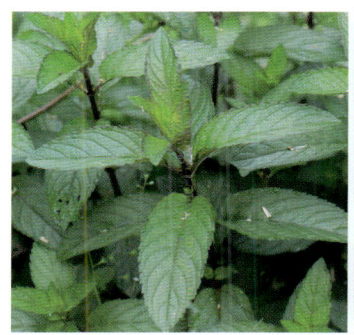 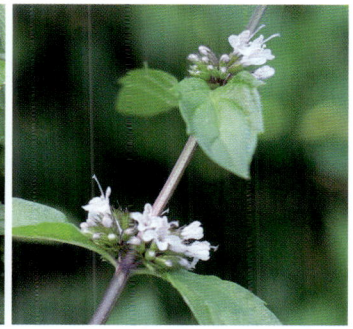

박하 잎　　　　　　　　　　　　　　박하 꽃

| **자생지 및 특징** |　습기가 있는 들에서 자란다. 너무 덥고 쉽게 건조해질 수 있는 곳에서는 살지 않기 때문에 우리나라 북부지방으로 갈수록 출현빈도가 높다.

| **약초의 효능** |　인후염과 편도염에 효과가 좋고, 열이 많은 사람의 코피에 사용한다.

| **가공법** |　불순물을 제거하고 깨끗하게 말려서 사용한다. 향이 휘발되기 때문에 밀봉해서 보관해야 한다.

| **복용법** |　따뜻한 물에 우려서 차로 복용한다. 아니면 환을 만들어 복용한다.

| **참고사항** |　모기와 파리가 박하의 향기를 싫어하기 때문에 여름철에 활용하면 좋다. 박하의 어린잎은 나물로 먹을 수 있다.

배초향 꿀풀과 ★★★

- **약용부위** : 전초
- **약초이름** : 곽향
- **채취시기** : 6~7월 사이에 무성하게 성장했을 때 채취한다.

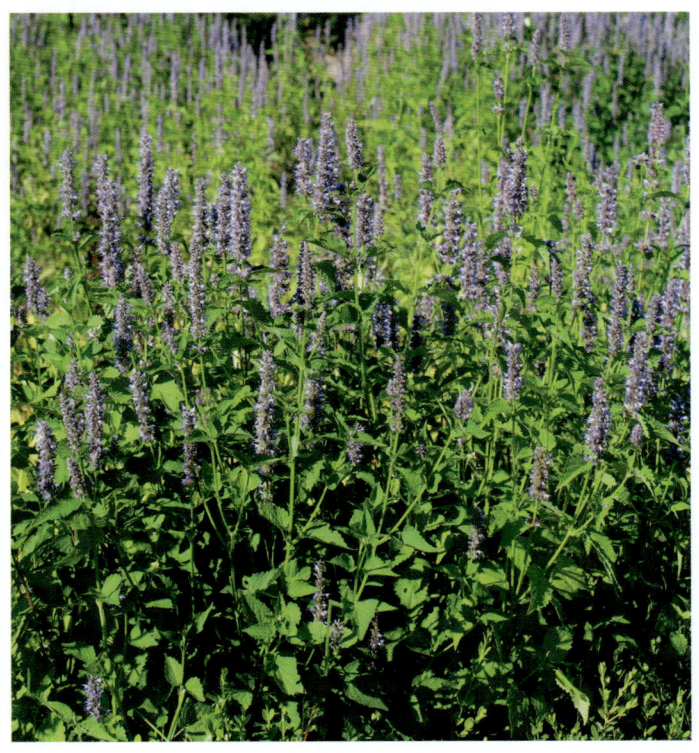

배초향

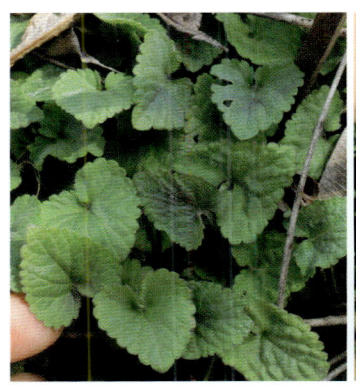
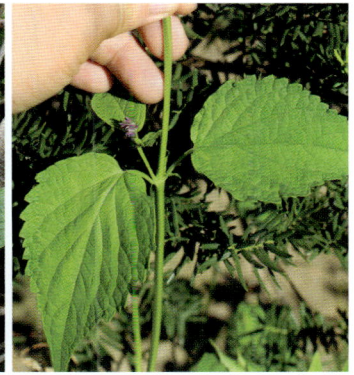

배초향 새순　　　　　　　　　　　배초향 잎

| **자생지 및 특징** |　전국적으로 널리 분포하며 산과 들판의 양지쪽 다소 습한 풀밭에서 자란다.

| **약초의 효능** |　여름철 감기와 여름철에 생긴 복통, 설사, 소화불량을 치료한다. 차로 복용하면 여름철에 더위 먹는 것을 예방할 수 있다.

| **가공법** |　불순물을 제거하고 깨끗하게 말려서 사용한다.

| **복용법** |　따뜻한 물에 우려서 차로 복용한다. 아니면 가루를 내어 복용한다.

| **참고사항** |　어린순은 나물로 먹고 어느 정도 자란 잎은 쌈으로 먹는다. 잎에 밀가루반죽을 입혀 부침개를 해서 먹으면 맛과 향이 아주 좋다.

백선 운향과 ★

- **약용부위** : 뿌리껍질
- **약초이름** : 백선피
- **채취시기** : 가을 이후에 채취한다.

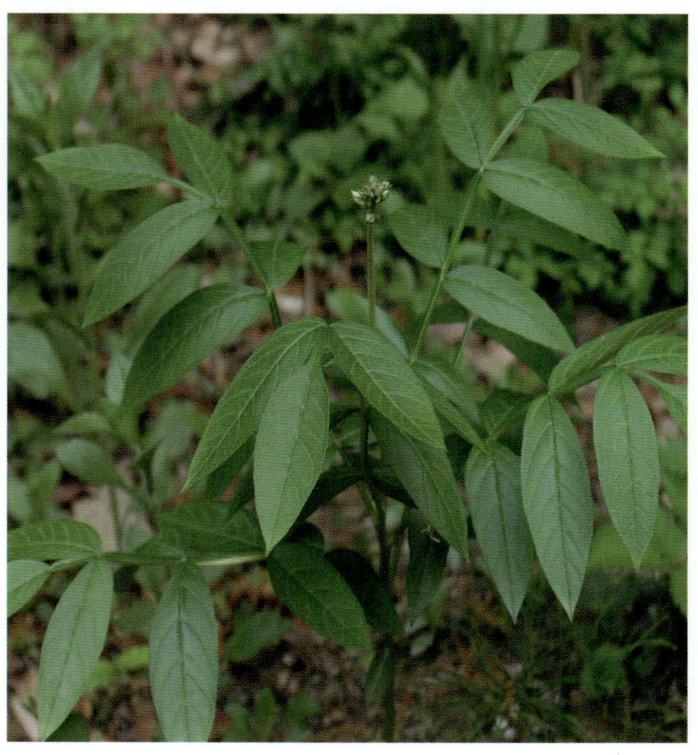

백선

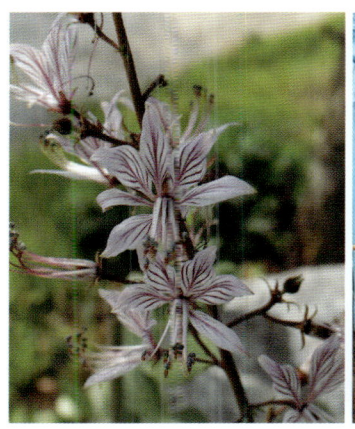 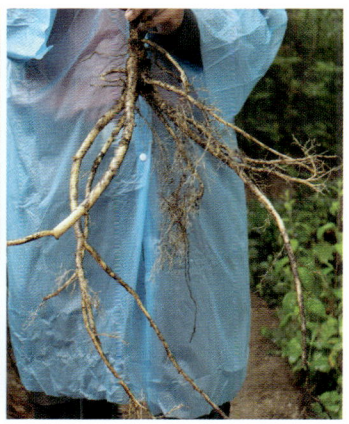

백선 꽃   백선 뿌리

| **자생지 및 특징** | 전국의 산에 자라며 반그늘 혹은 햇볕이 잘 드는 습기가 많은 곳에서 잘 자란다.

| **약초의 효능** | 각종 피부염을 치료한다.

| **가공법** | 뿌리에서 코르크층을 제거한 다음 신선할 때 세로로 쪼개어 목심(木心)을 뽑아내고 말려서 사용한다.

| **복용법** | 물에 달여서 복용하기도 하지만 쓴맛이 강하기 때문에 달인 물을 피부에 바르는 외용제로 사용하는 것이 좋다.

| **참고사항** | 야생화지만 꽃꽂이, 꽃다발 등을 만드는 데 사용해도 될 만큼 꽃이 아름답다.

버드나무 버드나무과 ★

- **약용부위** : 가지
- **약초이름** : 유지
- **채취시기** : 봄~여름 사이에 채취한다.

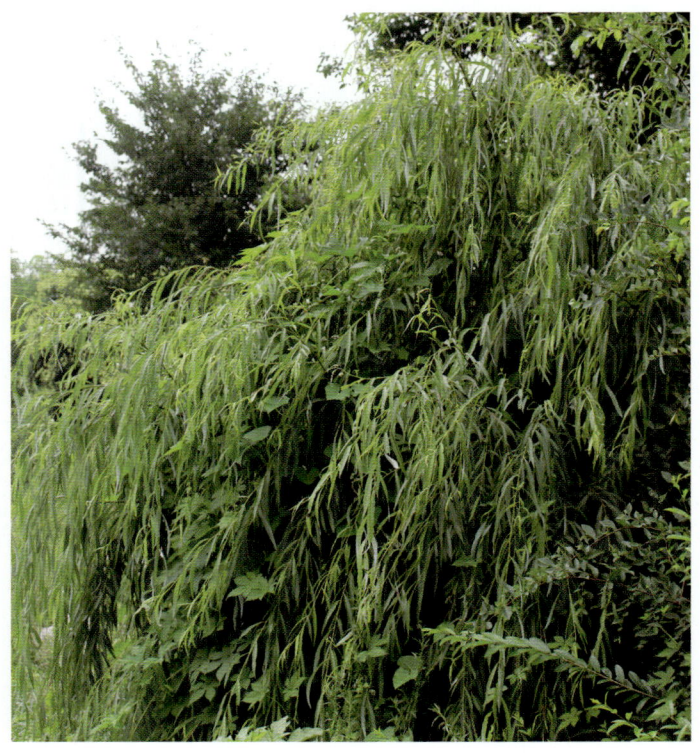

버드나무

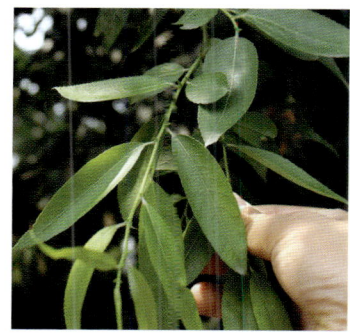 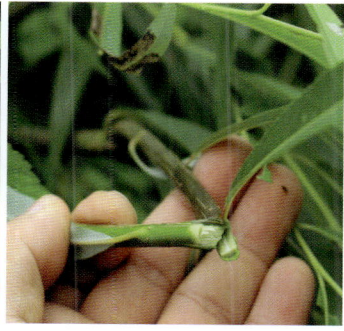

버드나무 잎 　　　　　　　　　　　　버드나무 가지

| 자생지 및 특징 | 주로 습지와 물가에서 볼 수 있으며 군락성이 강하다. 버드나무의 속명 살릭스(Salix)는 물가에 산다는 의미의 라틴어이다.

| 약초의 효능 | 옻오른 데, 고열, 간염, 고혈압, 신장병, 기관지염, 치통, 종기 등에 사용한다.

| 가공법 | 불순물을 제거하고 깨끗하게 말려서 사용한다.

| 복용법 | 물에 덜여서 복용한다.

| 참고사항 | 썩은 버드나무의 원줄기에서는 캄캄할 때 빛이 나기도 하는데, 시골사람들은 이것을 도깨비불이라고 하였다. 따라서 산골에서 도깨비가 나온다고 알려진 곳은 대부분 버드나무가 무성한 곳이다.

복분자딸기 장미과 ★★

- **약용부위** : 미성숙한 열매
- **약초이름** : 복분자
- **채취시기** : 여름철에 열매가 녹색에서 녹황색으로 변할 때 채취한다.

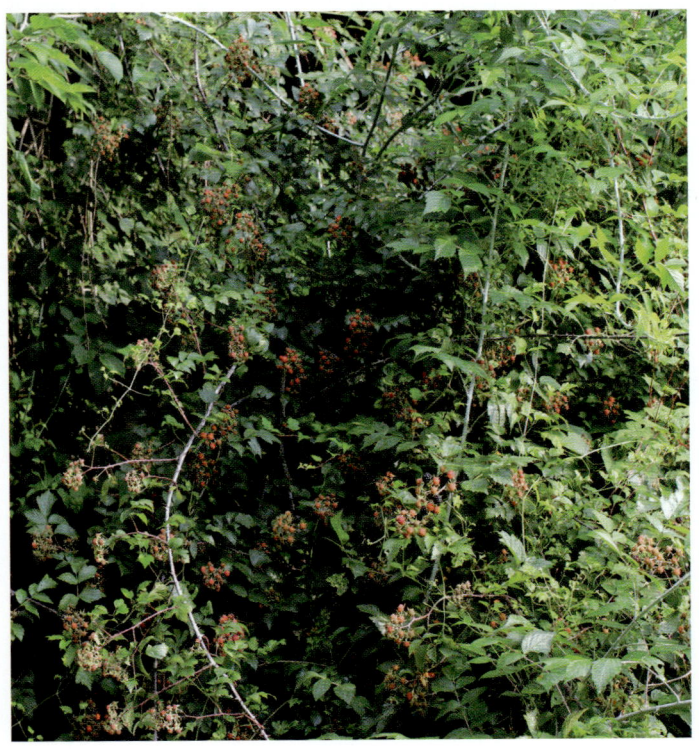

복분자딸기

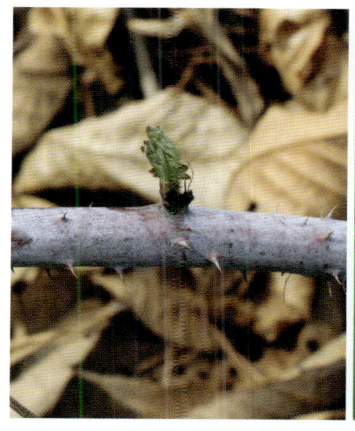 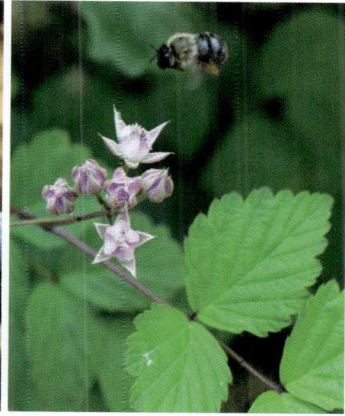

복분자딸기 줄기   복분자딸기 꽃

| **자생지 및 특징** | 극동 아시아 지역에만 분포하는 약초이다. 중부이남 지역과 제주도의 산기슭이나 계곡의 양지바른 곳에 자란다. 줄기에 백색의 가루가 굳어 있는 것이 특징이다.

| **약초의 효능** | 발기부전, 요실금, 소변장애, 시력약화 등을 치료한다.
| **가공법** | 불순물을 제거하고 술로 찐 후에 말려서 사용한다.
| **복용법** | 물에 달이거나 가루를 내서 복용한다.
| **참고사항** | 멍석딸기의 열매도 같은 효과가 있다. 고창과 정읍 지역에서 재배하는 것은 토종 복분자딸기가 아니고, 60년대에 외국에서 도입된 블랙베리(blackberry) 종류인 것으로 추정된다.

부들 부들과 ★

- **약용부위** : 꽃가루
- **약초이름** : 포황
- **채취시기** : 여름철(6~7월)에 채취한다.

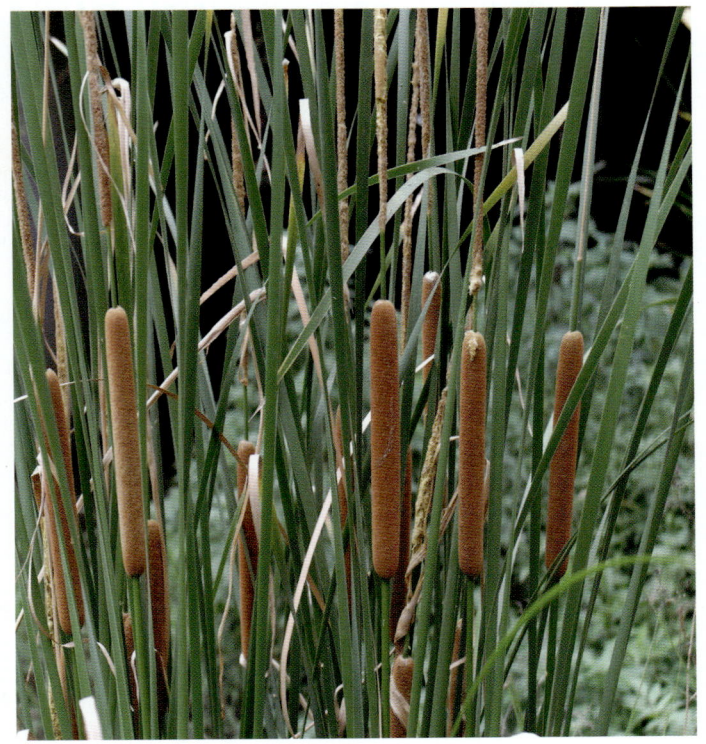

부들

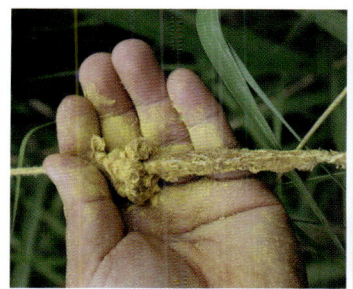 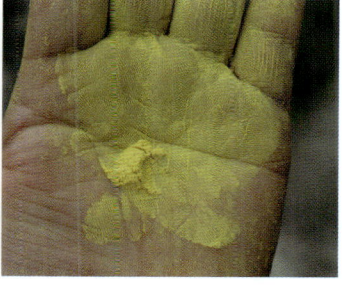

꽃가루 채취모습 꽃가루(포황)

| **자생지 및 특징** | 전국적으로 햇볕이 잘 들어오는 습지에 자생한다. 잎이 부드럽기 때문에 부들부들하다는 뜻에서 부들이라는 이름이 붙었다.

| **약초의 효능** | 출혈을 멎게 하며 혈액순환을 촉진하여 생리통을 개선한다. 산후 훗배앓이에도 효과가 좋다.

| **가공법** | 혈액순환을 촉진하기 위해 사용할 때는 말린 것을 그대로 사용하고, 지혈을 위해 사용할 때는 볶아서 사용한다.

| **복용법** | 물에 달이거나 가루로 복용한다.

| **참고사항** | 부들은 수질을 정화하는 작용이 있어서 수질정화 목적으로 연못 등에 일부러 심기도 한다. 또한 잎이 부드럽고 질겨서 방석이나 돗자리를 만드는 데 사용된다. 부들의 어린순은 나물로 먹기도 한다.

부처손 부처손과 ★

- **약용부위** : 지상부
- **약초이름** : 권백
- **채취시기** : 가을 또는 봄에 채취한다.

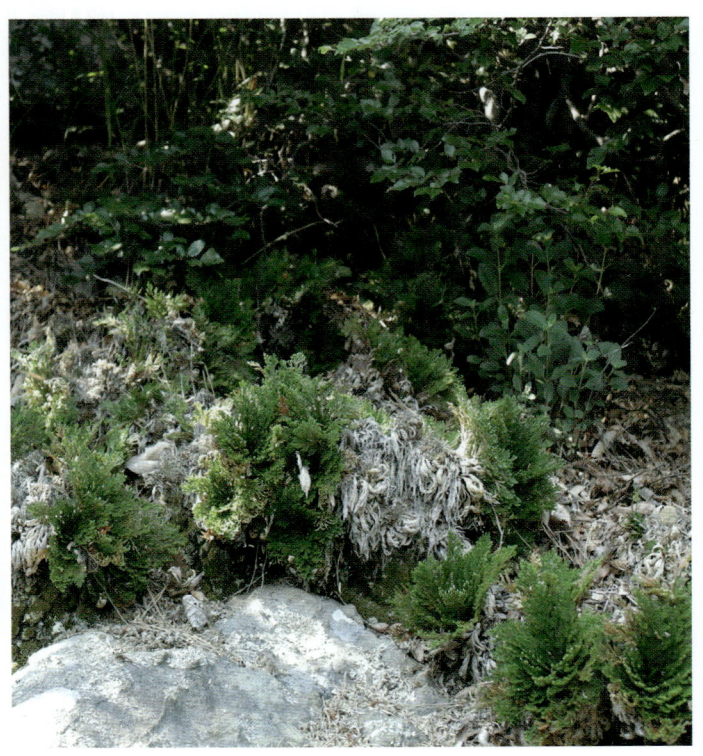

부처손

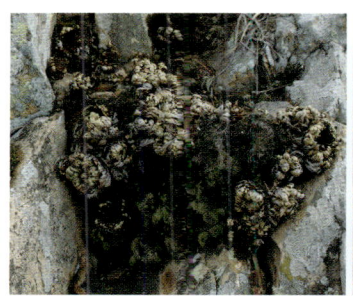 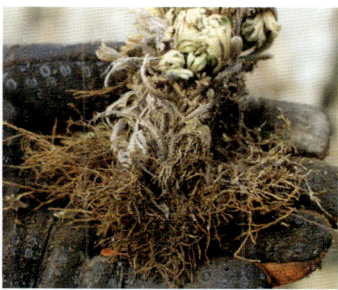

부처손(겨울)   부처손 뿌리

| 자생지 및 특징 | 산지의 바위 표면이나 노목에 붙어서 자란다. 사철 잎이 푸른 여러해살이풀이다. 가뭄이 들어 심하게 마르면 안쪽으로 감기고 수분을 얻으면 다시 활짝 펼쳐지는 특성이 있다.

| 약초의 효능 | 볶아서 사용하면 출혈을 멎게 하고, 생것을 사용하면 타박상이나 생리통에 효과가 있다. 암을 억제하는 효능이 있어 인후암, 폐암, 자궁경부암, 유선암, 피부암, 신장암, 위암, 직장암, 간암 등에 활용한다.

| 가공법 | 불순물을 제거하고 깨끗하게 말려서 사용한다.

| 복용법 | 물에 달이거나 가루를 내어 복용한다.

| 참고사항 | 부처손의 실험결과 흰쥐에 이식한 암이 억제되었고 생존기간이 늘어나는 것이 확인되었다. 또한 부처손을 투여한 결과 부신피질의 기능이 강화되어 생체 내의 신진대사가 활성화되었다.

붉나무 옻나무과 ★

- **약용부위** : 벌레집
- **약초이름** : 오배자
- **채취시기** : 가을에 벌레집이 녹색에서 황갈색으로 변할 때 채취한다.

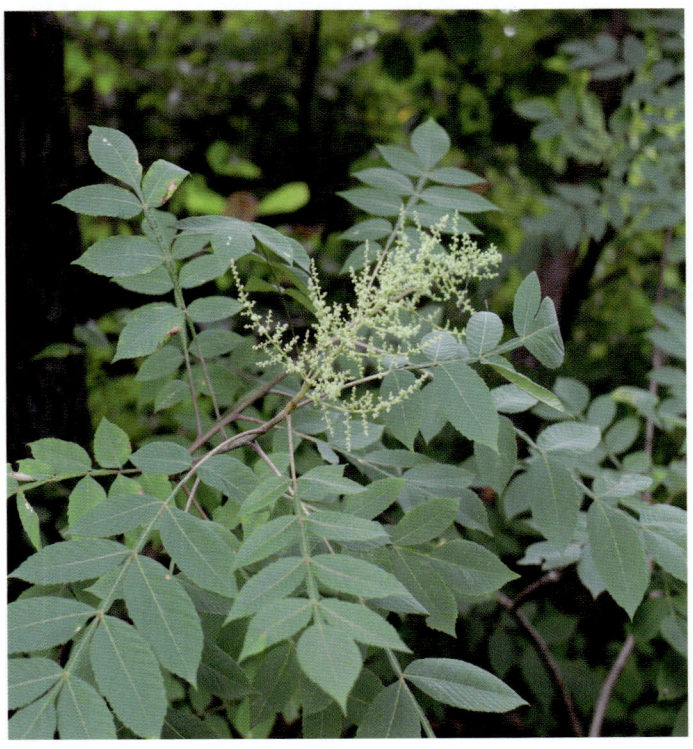

붉나무

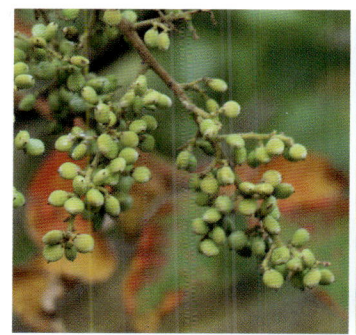 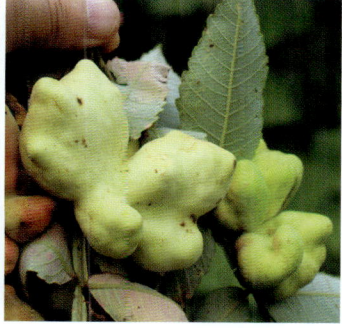

붉나무 열매 　　　　　붉나무 벌레집(오배자)

| **자생지 및 특징** |　우리나라 전역에 분포하며 산속의 척박하고 양지바른 너덜바위 지역이나 들판에 주로 서식한다. 화살깃 모양의 잎줄기가 특징이다.

| **약초의 효능** |　식은땀을 멎게 하고 만성기관지염과 설사를 치료한다. 지혈작용이 있어 코피, 자궁출혈, 대변출혈에도 사용한다.

| **가공법** |　솥에 넣고 찐 것을 말려서 사용한다.

| **복용법** |　물에 달이거나 가루를 내어 복용한다.

| **참고사항** |　붉나무의 어린순은 나물로 먹을 수 있다. 열매껍질에서는 짠맛이 난다. 따라서 열매를 절구에 찧어서 물로 헹구어 내면 소금물이 되는데, 이것으로 소금도 만들고 두부를 할 때 간수로도 썼다 하여 이것을 '목염(木鹽)'이라고 한다.

비수리 콩과 ★

- **약용부위** : 지상부
- **약초이름** : 야관문
- **채취시기** : 여름~가을 사이에 채취한다.

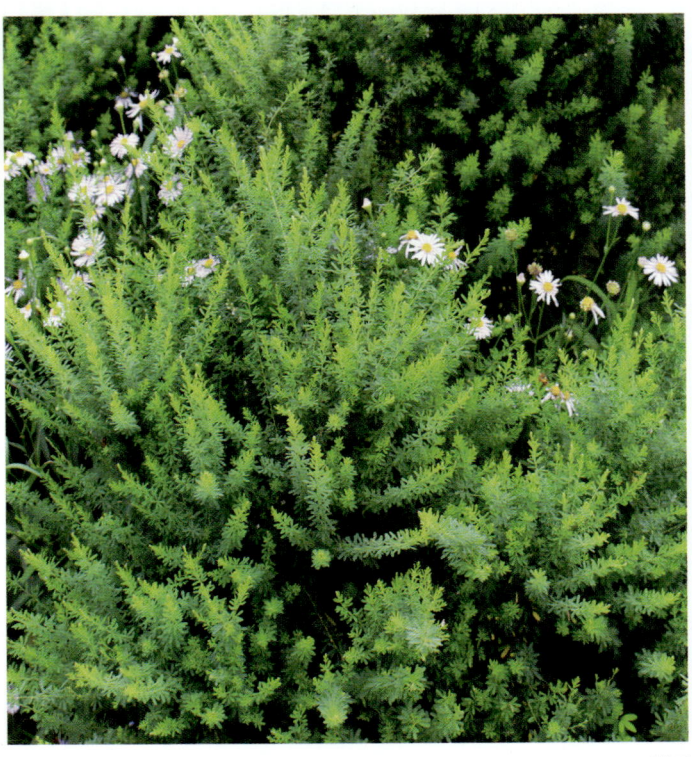

비수리

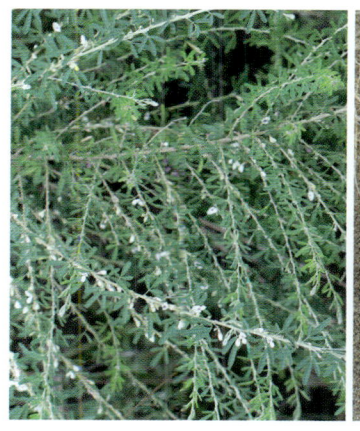 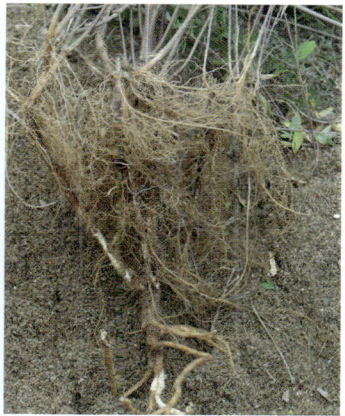

비수리 꽃   비수리 뿌리

| **자생지 및 특징** | 전국 각처의 산과 들에서 자라는데 햇볕이 잘 드는 곳이면 어디든지 잘 자란다. 비수리는 여러해살이풀이지만 나무처럼 줄기 밑이 단단해지는 특징이 있다.

| **약초의 효능** | 유정(遺精)과 유뇨(遺尿)를 개선하며 여성의 대하증에도 효과가 있다.

| **가공법** | 불순물을 제거하고 깨끗하게 말려서 사용한다.

| **복용법** | 물에 달여서 복용한다.

| **참고사항** | 바싹 마른 줄기는 광주리, 조리, 소쿠리, 빗자루 등을 만드는 재료로 사용되었다.

사철쑥 국화과 ★★★

- **약용부위** : 전초
- **약초이름** : 면인진, 인진호
- **채취시기** : 봄에 어린싹이 10cm쯤 되었을 때 채취한다.

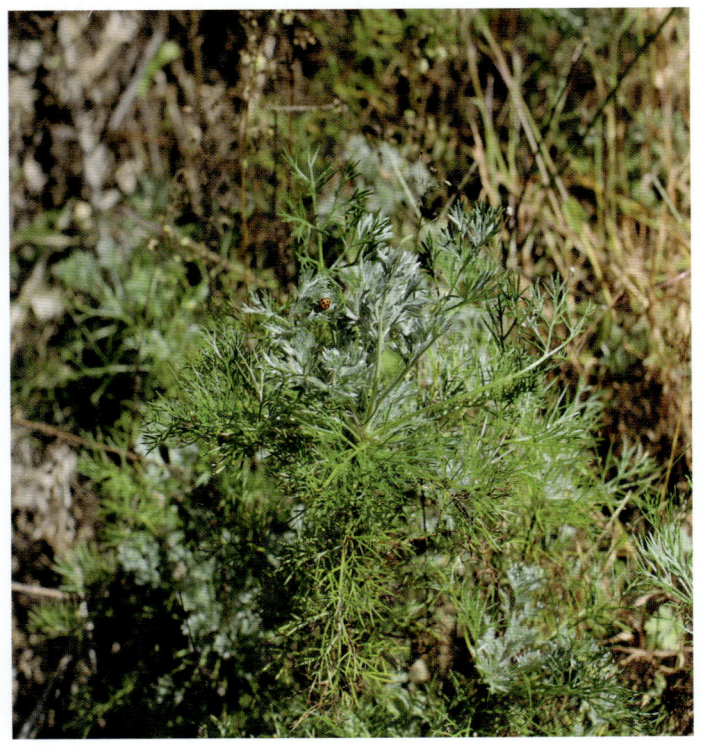

사철쑥

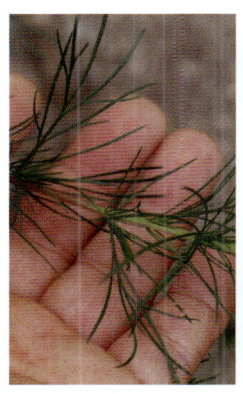 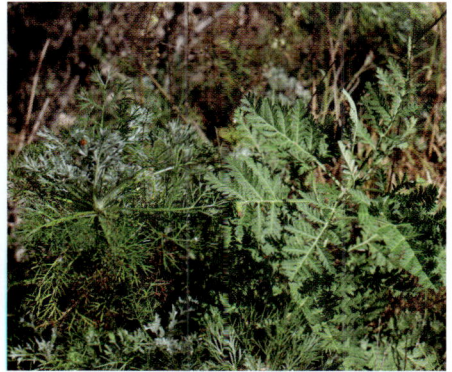

사철쑥 잎   사철쑥(좌) 더위지기(우)

| **자생지 및 특징** | 땡볕이 내리쬐는 하천 언저리의 모래자갈땅에서 자라며 햇볕이 잘 드는 들에서도 볼 수 있다. 쑥 중에 척박한 곳에서 잘 자라는 더위지기 다음으로 사철쑥은 열악한 환경에서 잘 자라는 특징이 있다.

| **약초의 효능** | 간염, 간경화, 간암, 담낭염 등이 사용한다.

| **가공법** | 불순물을 제거하고 깨끗하게 말려서 사용한다.

| **복용법** | 물에 달여서 복용한다.

| **참고사항** | 봄에 어린싹을 채취하여 나물로 먹는다. 쓴맛이 있기 때문에 데쳐서 여러 차례 물을 갈아가며 잘 우려낸 다음 조리해야 한다. 이것을 잘게 썰어 쌀과 섞어서 쑥떡을 만들어 먹어도 좋다.

산복사 장미과 ★★

- **약용부위** : 씨앗
- **약초이름** : 도인
- **채취시기** : 6~7월에 과실이 성숙했을 때 따서 과육과 핵각(核殼)을 제거하고 씨앗을 취한다.

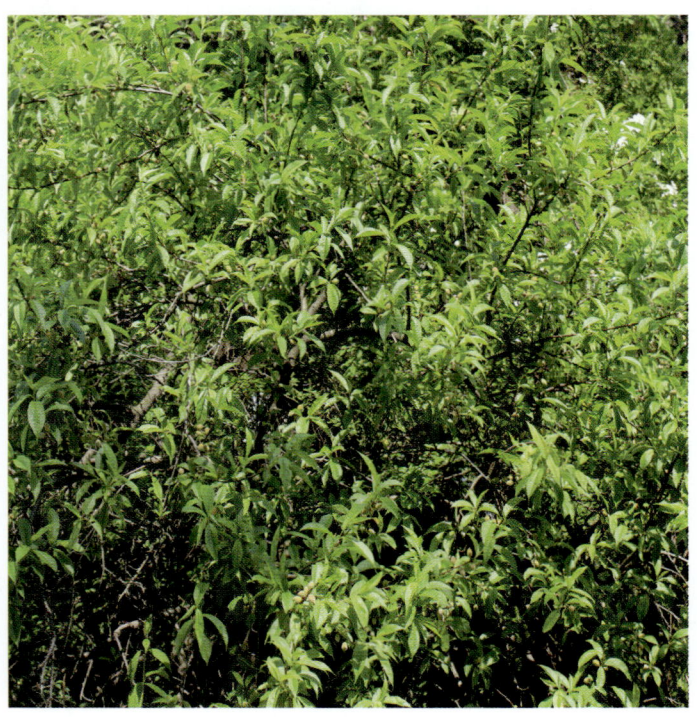

산복사

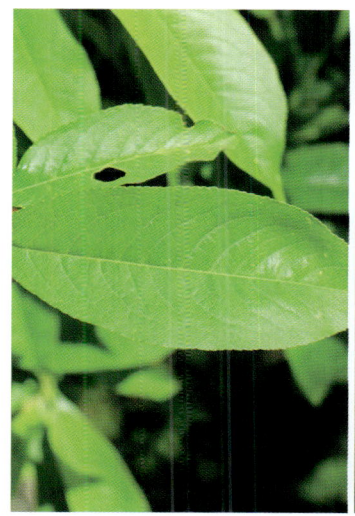 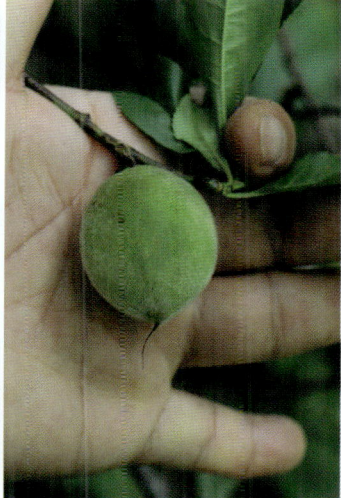

산복사 잎 　　　　　산복사 열매

| 자생지 및 특징 | 전국 각지의 인가 주변에 식재되어 자란다. 원산지는 중국이며 추위에 강해서 가끔 중부 내륙지방에서도 식재한다.

| 약초의 효능 | 혈액순환을 촉진하는 효능이 있어 타박상이나 생리통을 치료하며 변비를 개선한다.

| 가공법 | 말린 씨앗을 추말(麤末)하거나 살짝 볶아서 사용한다.

| 복용법 | 물에 달여서 복용한다.

| 참고사항 | 복숭아나무의 씨앗도 같은 약으로 사용한다.

산사나무 장미과 ★★★

- **약용부위**: 열매
- **약초이름**: 산사
- **채취시기**: 가을철에 열매가 익었을 때 채취한다.

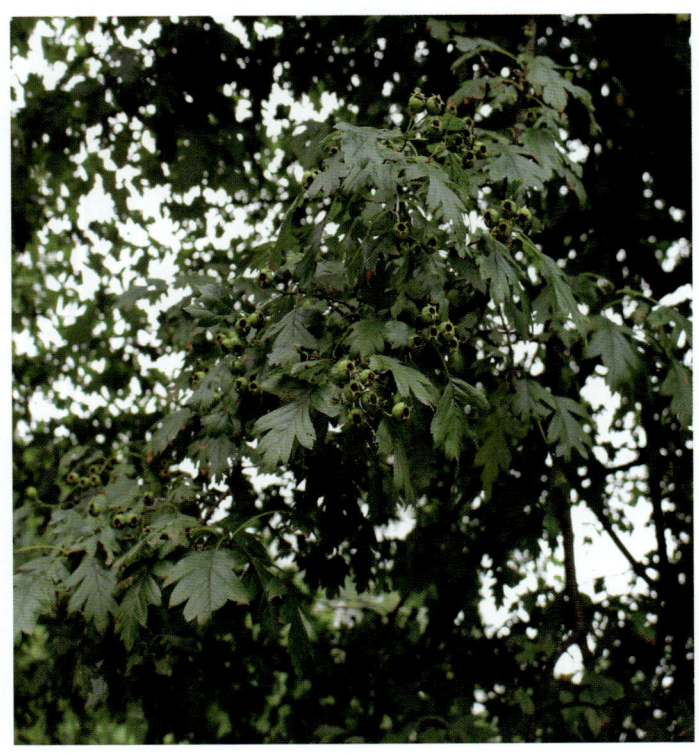

산사나무

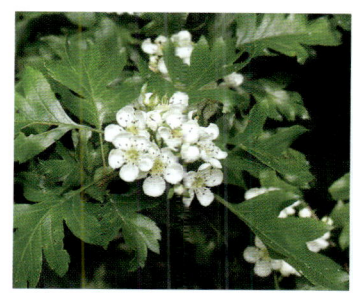 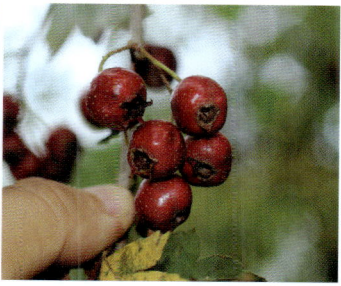

산사나무 꽃   산사나무 열매

| **자생지 및 특징** | 전국의 인가 부근이나 숲에서 자란다. 내한성이 강한 북방 식물이다.

| **약초의 효능** | 지방이 많은 고기를 섭취한 이후 소화불량이 생겼을 때 사용한다. 지방을 분해하는 효능이 좋아서 고지혈증, 지방간에도 효과적이다.

| **가공법** | 씨앗을 제거한 후에 볶아서 사용한다.

| **복용법** | 물에 달여서 복용한다.

| **참고사항** | 산사나무의 목재는 재질이 치밀하고 단단하여 다식판, 도장 등 정교한 목공예 재료로 적합하다. 최근 연구에 따르면 산사나무 열매는 피부암에 항암효과가 있는 것으로 밝혀졌다. 중국에서는 물엿으로 조려서 과자를 만들기도 하고, 육류를 먹고 난 뒤에 산사나무 열매를 넣어 끓인 죽을 먹는 풍습이 있다.

산수유나무 층층나무과 ★★★

- **약용부위** : 과육(果肉)
- **약초이름** : 산수유
- **채취시기** : 가을 이후 열매가 익었을 때 채취한다.

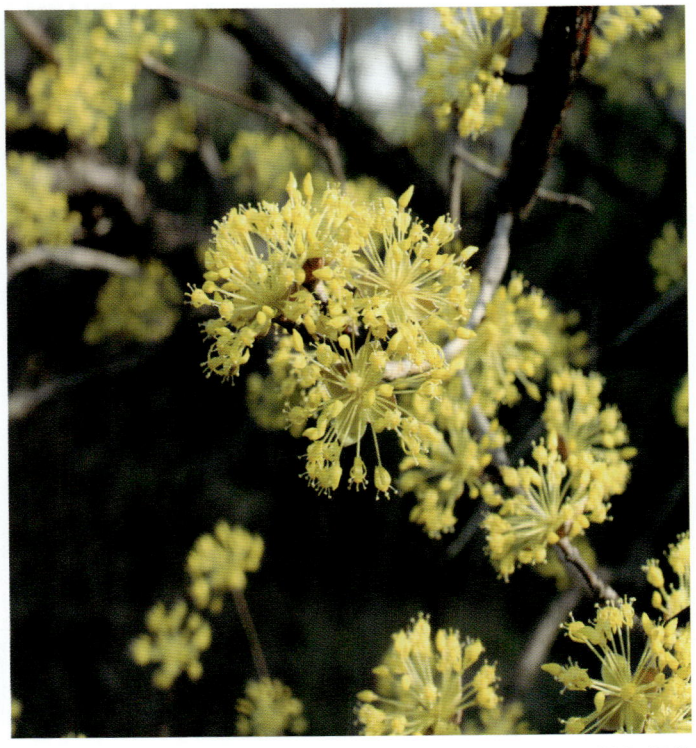

산수유나무 꽃

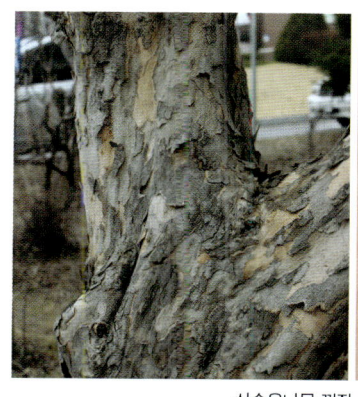
산수유나무 껍질

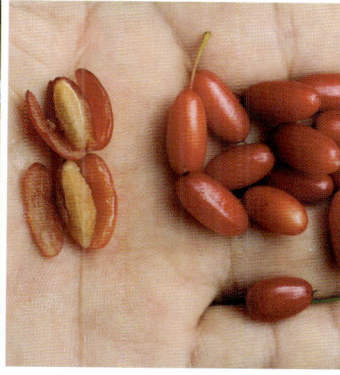
산수유나무 열매

| 자생지 및 특징 | 산기슭 및 인가 부근의 비교적 햇볕이 잘 드는 곳에 자란다. 공해에는 약한 편이지만 내한성이 강한 특징이 있다.

| 약초의 효능 | 몸을 보(補)하는 작용이 좋아서 몸이 약해졌을 때 사용하며, 조직을 수축시키는 효능이 있어 발기부전, 요실금, 유정(遺精) 등을 개선한다.

| 가공법 | 씨앗을 제거하고 말려서 사용한다. 보신(補腎)의 효능을 강화하려면 술로 쪄서 사용한다.

| 복용법 | 물에 달여서 복용한다.

| 참고사항 | 옛날에는 산수유나무를 대학나무라고 하여 시골에서 몇 그루만 있으면 자녀를 대학까지 보낼 수 있었다고 한다.

산작약 미나리아재비과 ★

- **약용부위** : 뿌리
- **약초이름** : 초작약
- **채취시기** : 가을 이후에 채취한다.

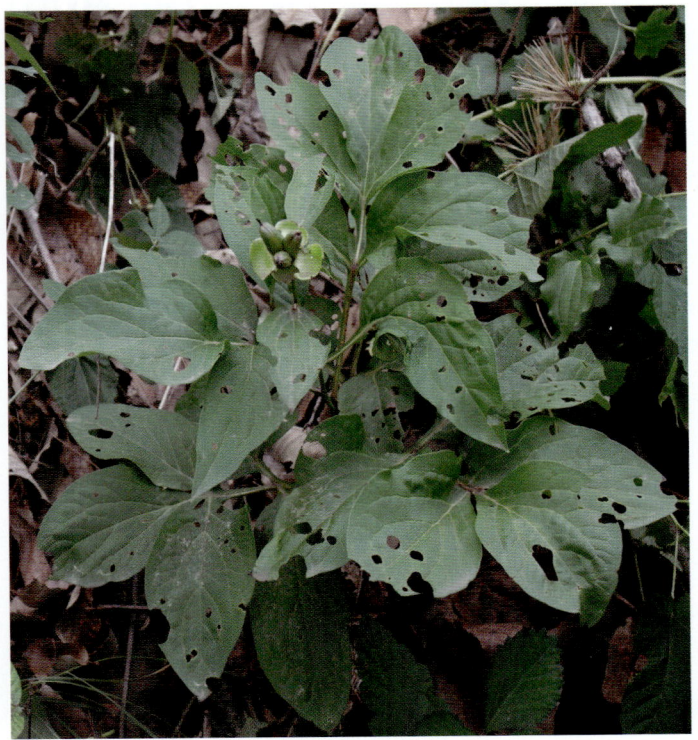

산작약

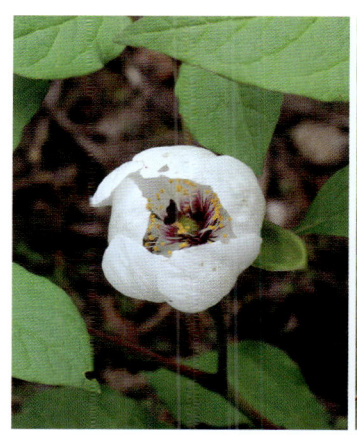 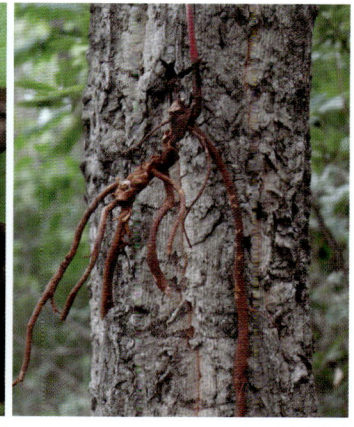

산작약 꽃   산작약 뿌리

| **자생지 및 특징** | 전국적으로 분포하고 있지만 약용으로 채집되어 현재는 멸종위기 상태에 있다. 주로 반그늘 지역에 분포하며 꽃이 활짝 피지 않고 반 정도 벌어진 상태에 머무는 특징이 있다.

| **약초의 효능** | 혈액순환을 촉진하여 생리통, 타박상을 치료한다.

| **가공법** | 불순물을 제거하고 깨끗하게 말려서 사용한다.

| **복용법** | 물에 달여서 복용한다.

| **참고사항** | 1989년 환경부에서 특정 야생식물로 지정하였고, 2005년 자연환경 보존법 및 야생 동식물 보호법의 개정에서 멸종위기 야생 동·식물 2급으로 지정하였다.

산초나무 운향과 ★

- **약용부위** : 과피(果皮)
- **약초이름** : 야초
- **채취시기** : 가을 이후 열매가 익었을 때 채취한다.

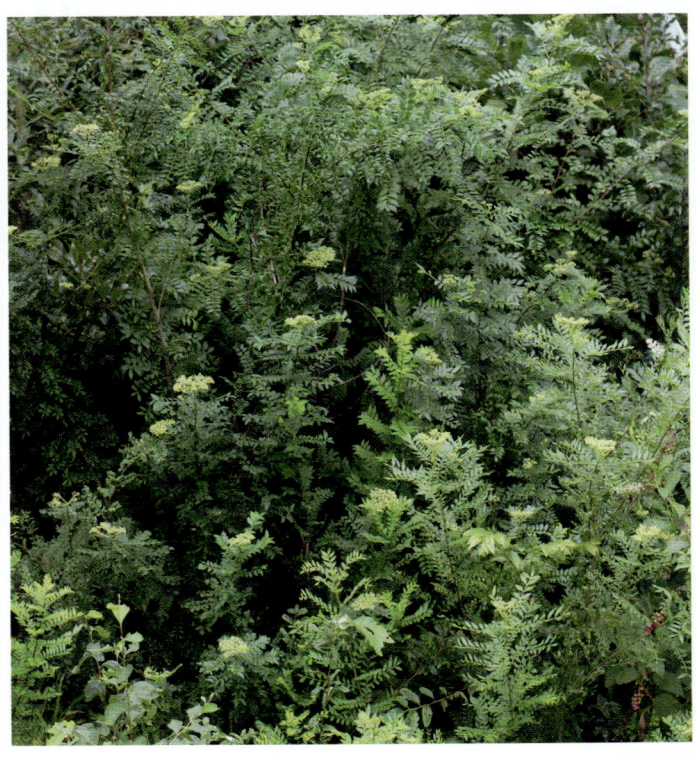

산초나무

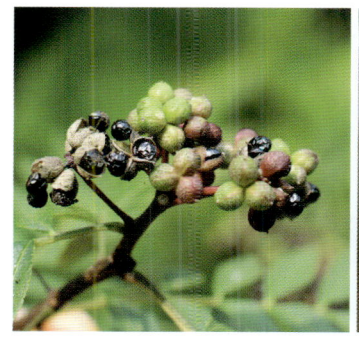 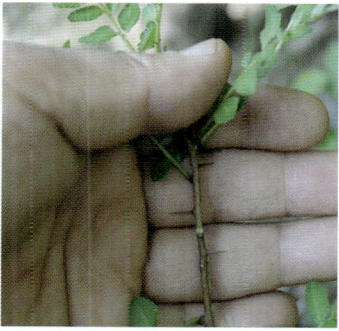

산초나무 열매 · 산초나무 가시

| 자생지 및 특징 | 중부 이남의 낮은 산지에 자생하며 메마르고 양지바른 곳, 임도(林道)에 서식한다. 초피나무와 혼동하는 경우가 많은데, 산초나무의 가시는 어긋나고 초피나무의 가시는 마주나는 특징이 있다.

| 약초의 효능 | 구충제로 사용하였는데, 살균효과가 있어서 지루성 피부염에도 효과가 있다. 배가 차서 복통과 설사가 일어날 때도 사용한다.

| 가공법 | 씨앗을 제거한 후 볶아서 기름을 빼고 사용한다.

| 복용법 | 물에 달이거나 가루를 내어 복용한다.

| 참고사항 | 어린잎이나 씨앗 가루, 씨앗 기름을 향신료로 사용한다. 어린잎을 따서 장아찌를 담가도 좋다.

산해박 박주가리과 ★

- **약용부위** : 뿌리
- **약초이름** : 서장경
- **채취시기** : 가을 이후에 채취한다.

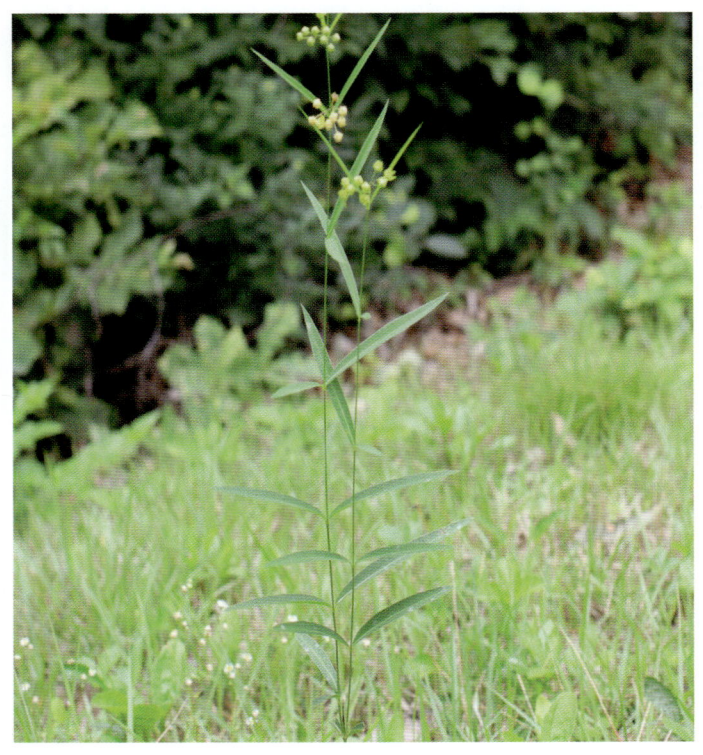

산해박

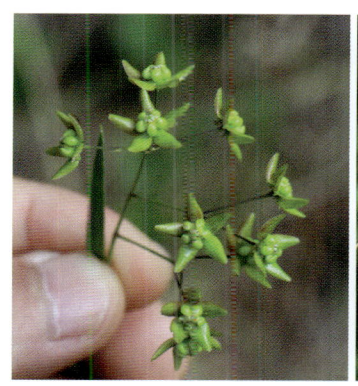 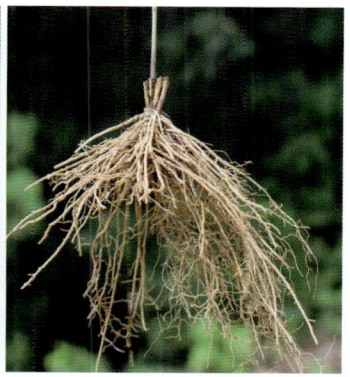

산해박 꽃　　　　　　　　산해박 뿌리

| **자생지 및 특징** |　산과 들의 풀숲 중에서 양지 혹은 반음지의 물 빠짐이 좋은 곳에서 자란다. 산행을 하다보면 묘 근처에서 자주 보게 되는데, 주기적으로 벌채되거나 산불이 나거나 여초되는 장소를 즐겨 서식처로 삼는 특징이 있다.

| **약초의 효능** |　요통, 관절통, 타박상, 생리통 등 다양한 통증에 사용한다.

| **가공법** |　불순물을 제거하고 깨끗하게 말려서 사용한다.

| **복용법** |　물에 달여서 복용한다.

| **참고사항** |　산해박이 자라는 곳은 뱀이 자주 출몰하는 따뜻한 초지이므로 주의해야 한다.

삼백초 삼백초과 ★

- **약용부위** : 전초
- **약초이름** : 삼백초
- **채취시기** : 여름에 채취한다.

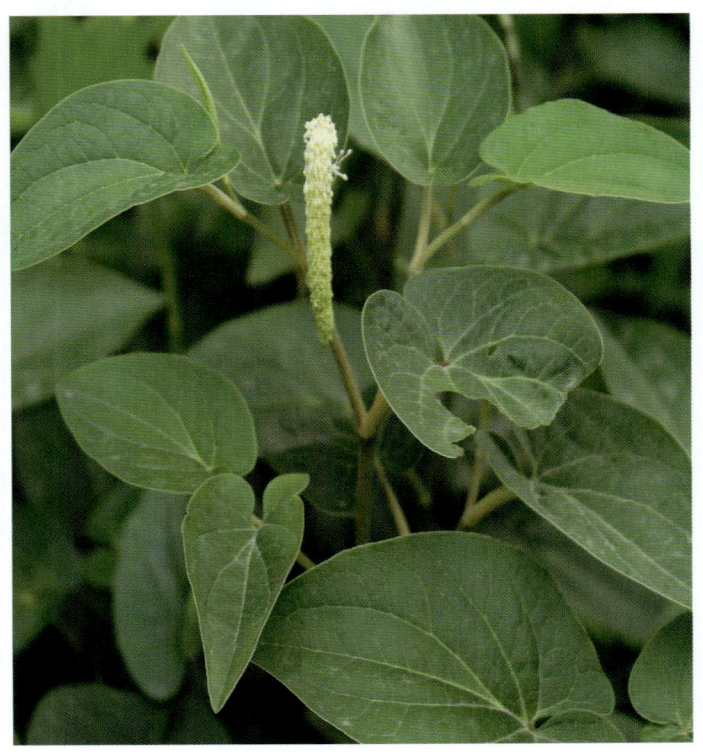

삼백초 꽃

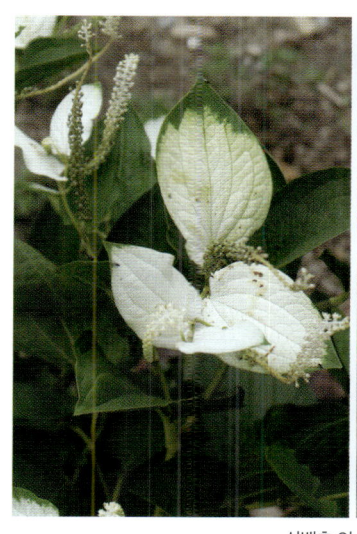 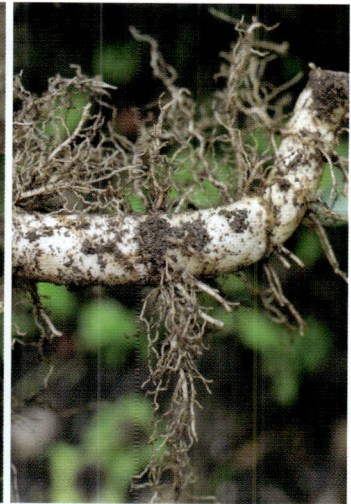

삼백초 잎　　　　　　　　　　삼백초 뿌리

| **자생지 및 특징** |　제주도와 지리산 등 일부지역에서 자라는데, 바람이 잘 통하고 습도가 높으면서 반그늘인 곳에서 잘 자란다. 꽃과 잎, 뿌리가 흰색이므로 삼백초라고 하였다.

| **약초의 효능** |　해열작용과 이뇨작용이 있어서 요로감염증에 사용한다.

| **가공법** |　불순물을 제거하고 깨끗하게 말려서 사용한다.

| **복용법** |　물에 달여서 복용한다.

| **참고사항** |　환경부가 지정한 멸종위기 2급 식물이다.

삼지구엽초 매자나무과 ★★

- **약용부위** : 전초
- **약초이름** : 음양곽
- **채취시기** : 여름~가을 사이에 채취한다.

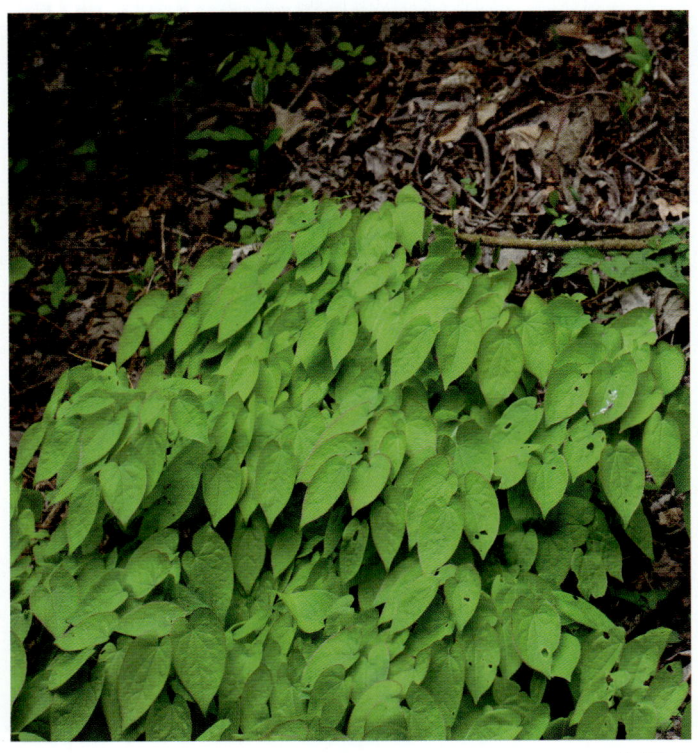

삼지구엽초

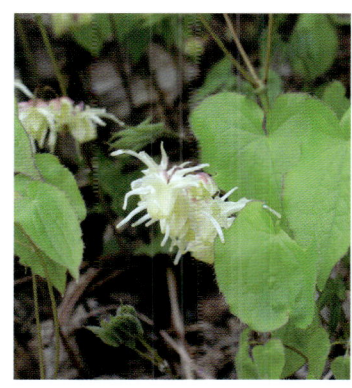 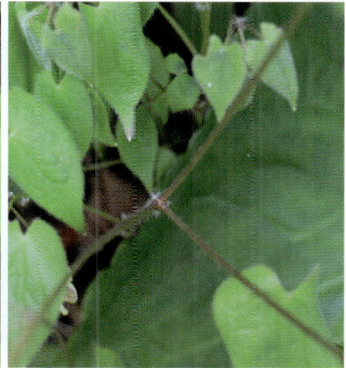

삼지구엽초 꽃 　　　　　　　　　　삼지구엽초 가지

| **자생지 및 특징** | 중북부 지방에 주로 자생하며 지리산 일대에서 드물게 발견된다. 비교적 온도가 낮은 고산지역을 좋아하며 부엽질이 풍부한 토양에서 잘 자란다.

| **약초의 효능** | 발기부전, 남성 불임, 여성 불임, 요통, 관절염 등에 사용한다.

| **가공법** | 요통과 관절염에 사용할 때는 말린 것을 그대로 사용하고, 발기부전 등에 사용할 때는 양(羊)의 기름을 먹인 후 볶아서 사용한다.

| **복용법** | 뜨거운 굴에 우려서 차로 복용한다.

| **참고사항** | 봄에 어린잎과 꽃을 따서 나물로 먹는다.

삽주 국화과 ★★★

- **약용부위** : 뿌리
- **약초이름** : 창출
- **채취시기** : 가을 이후에 채취한다.

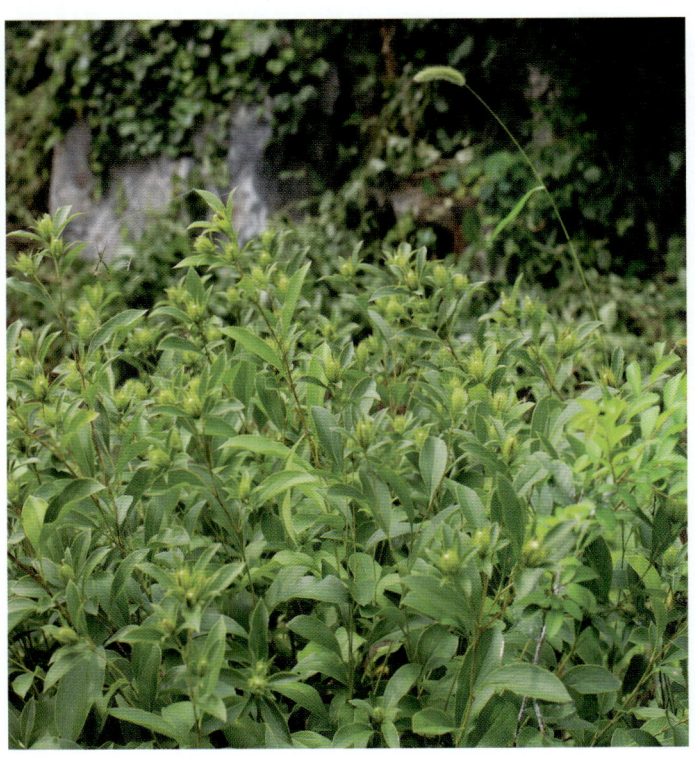

삽주

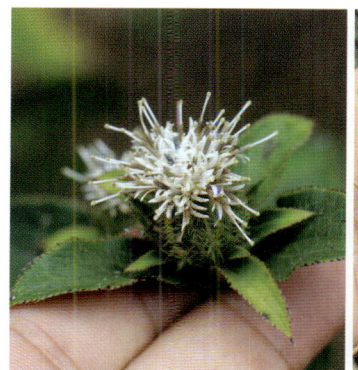
삽주 꽃

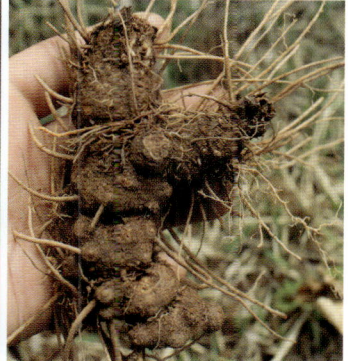
삽주 뿌리

| **자생지 및 특징** | 전국 각지에 분포하고 있으며 물 빠짐이 좋은 산지의 양지에서 자란다. 산행을 하다보면 능선에서 자주 볼 수 있다.

| **약초의 효능** | 소화를 촉진하므로 소화제로 많이 쓰인다. 더불어 몸에 정체된 습기를 제거하는 효능이 있다.

| **가공법** | 쌀뜨물에 담갔다가 얇게 썰어서 달린 후에 볶아서 사용한다.

| **복용법** | 물에 달여서 복용한다.

| **참고사항** | 어린순은 나물로 먹을 수 있는데 쓴맛이 나므로 데쳐서 여러 번 물을 갈아가면서 잘 우려낸 후에 조리해서 먹는다. 나물 맛이 좋은 편이다.

새삼 메꽃과 ★★★

- **약용부위** : 씨앗
- **약초이름** : 토사자
- **채취시기** : 가을 이후에 채취한다.

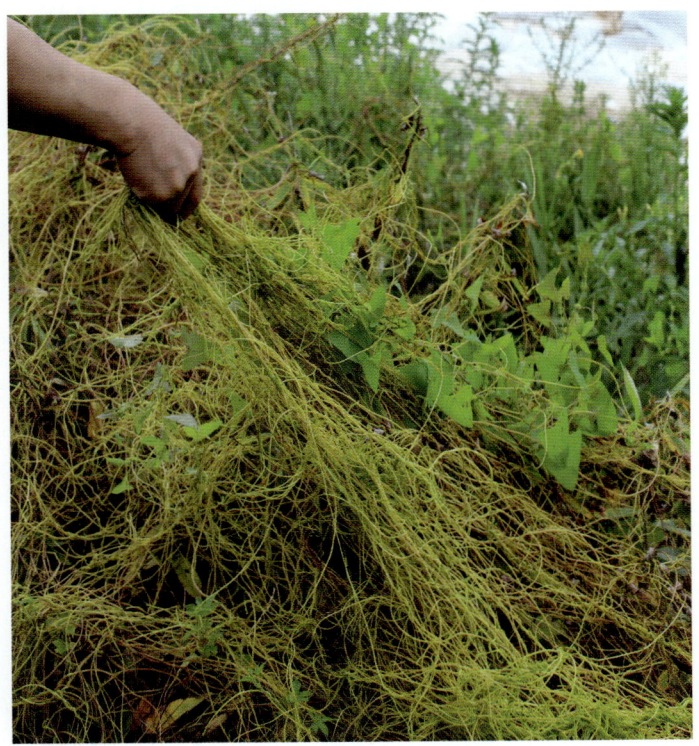

새삼

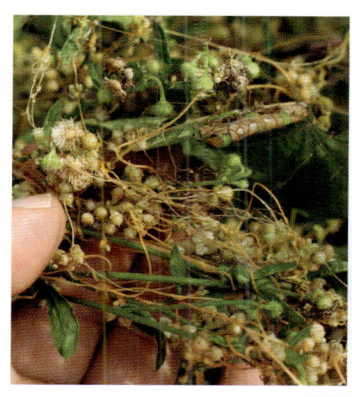
실새삼

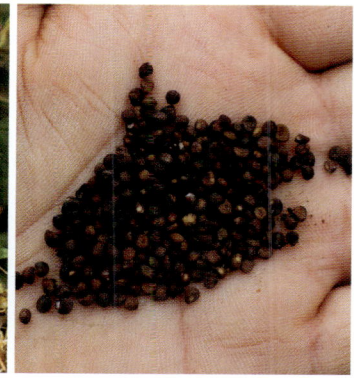
새삼 씨앗(채취)

| **자생지 및 특징** | 다른 식물의 영양분을 빨아먹는 기생식물이다. 줄기가 다른 식물에 달라붙어 영양분을 빨아들이기 시작하면 스스로 뿌리를 땅에서 잘라내는 특성이 있다.

| **약초의 효능** | 골절상, 골다공증, 발기부전, 요통, 관절염 등에 사용한다. 칼슘, 마그네슘, 나트륨, 니켈, 라듐, 철, 아연, 망간, 구리 등의 미네랄과 당분, 알칼로이드, 비타민B1, B2 등이 들어 있어 영양분을 공급하는 요체라고 할 수 있다.

| **가공법** | 술에 담갔다가 쪄서 사용한다.

| **복용법** | 물에 달이거나 가루를 내어 복용한다.

| **참고사항** | 줄기가 가느다란 실새삼의 씨앗도 같은 약으로 사용한다.

석창포 천남성과 ★★

- **약용부위** : 뿌리
- **약초이름** : 석창포
- **채취시기** : 가을(9~10월)에 채취한다.

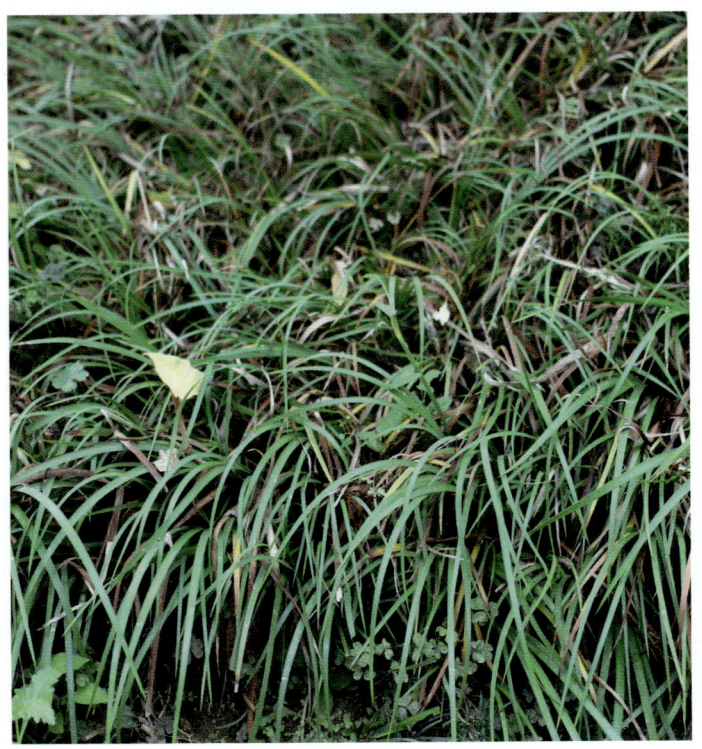

석창포

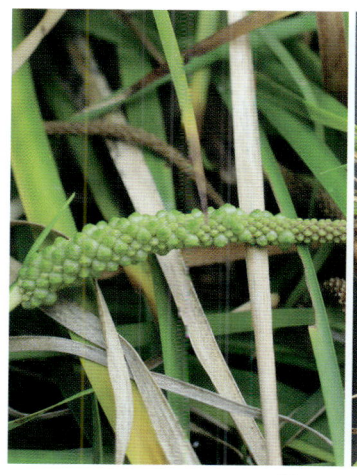
석창포 열매

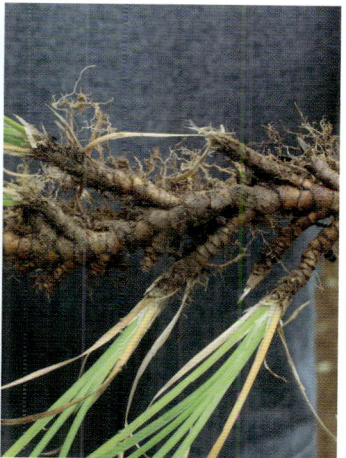
석창포 뿌리

| **자생지 및 특징** | 남부지방의 지리산, 내장산, 진도, 제주도 등지의 냇가나 골짜기에서 볼 수 있다. 습도가 높은 바위나 반그늘의 물이 많은 냇가 등에서 자란다.

| **약초의 효능** | 뇌를 각성시키는 효능이 있어 집중력저하, 건망증 등에 사용한다.

| **가공법** | 불순물을 제거하고 깨끗하게 말려서 사용한다.

| **복용법** | 물에 달여서 복용한다.

| **참고사항** | 석창포 달인 물을 목욕물에 섞어서 사용하면 좋다.

소리쟁이 마디풀과 ★

- **약용부위** : 뿌리
- **약초이름** : 양제근
- **채취시기** : 가을 이후에 채취한다.

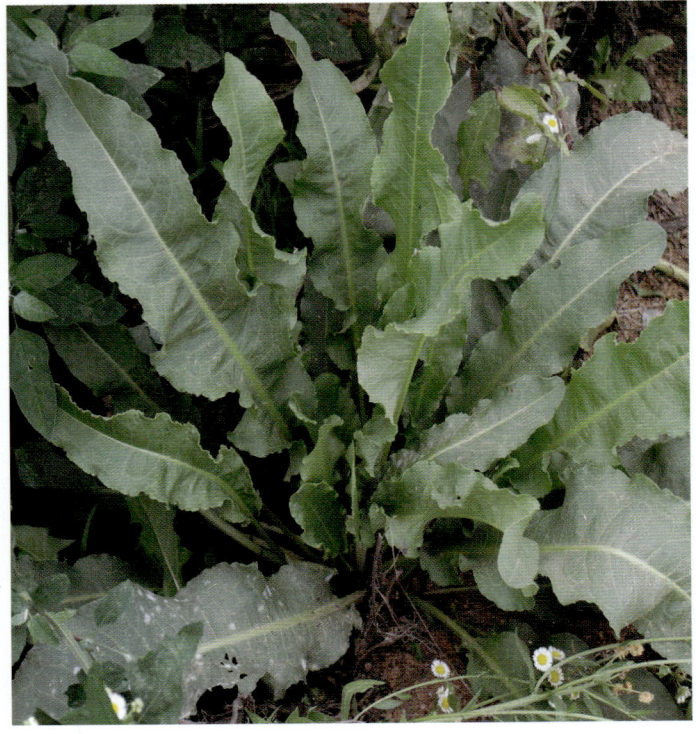

소리쟁이

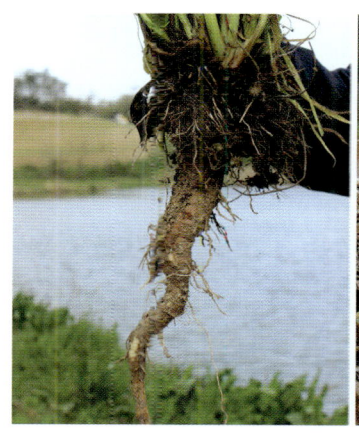 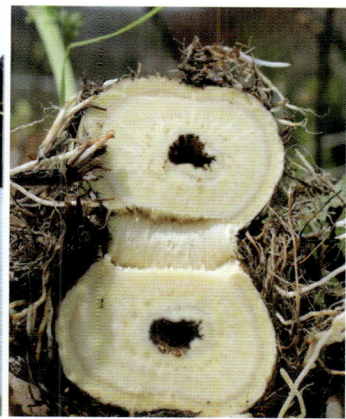

소리쟁이 뿌리   소리쟁이 뿌리(절단)

| **자생지 및 특징**   소리쟁이는 산성화되지 않은 영양분이 풍부한 토양에서 잘 자란다. 따라서 건조한 땅이나 암석지에는 살지 않고 밭가의 흙이나 진흙이 섞인 땅에 자란다. 이러한 특성은 토양의 오염 정도를 가늠하는 지표가 될 수 있다.

| **약초의 효능** | 출혈을 멎게 하는 효능이 있어 코피, 객혈, 변혈, 자궁출혈 등에 사용하며, 피부염에도 효과가 있다.

| **가공법** | 불순물을 제거하고 깨끗하게 말려서 사용한다.

| **복용법** | 물이 달여서 복용한다.

| **참고사항** | 어린잎으로 된장국을 끓이면 맛이 좋다.

쇠무릎 비름과 ★★★

- **약용부위**: 뿌리
- **약초이름**: 우슬
- **채취시기**: 가을 이후에 채취한다.

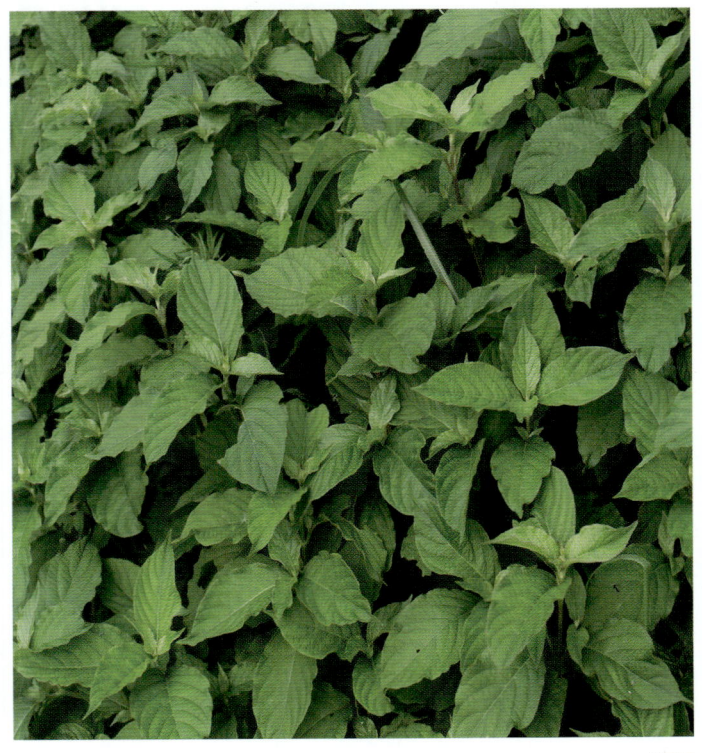

쇠무릎

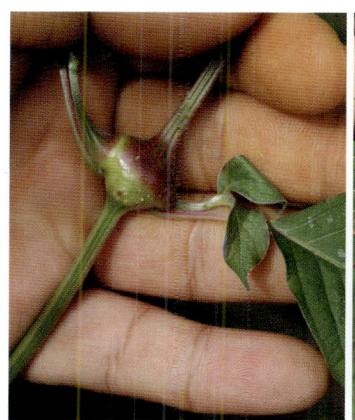
쇠무릎 줄기

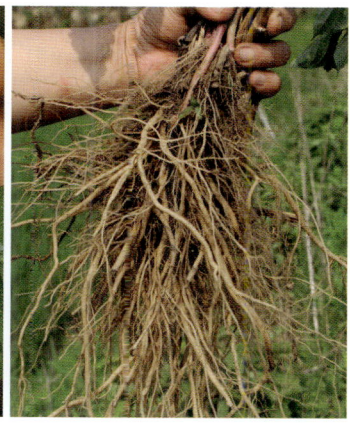
쇠무릎 뿌리

| **자생지 및 특징** | 논밭 주변이나 산기슭, 등산로 등에서 쉽게 볼 수 있으며 습기가 있는 땅에서 잘 자란다. 여름을 지나면서 쇠무릎 줄기의 마디가 불거지는 특징이 있어 우슬(牛膝)이라고 하였는데, 마디 속은 곤충이 알을 낳아 애벌레를 키우는 곳이기도 하다.

| **약초의 효능** | 인체의 하반신으로 혈액을 순환시키는 효능이 있어 무릎 관절염에 주로 사용한다.

| **가공법** | 불순물을 제거하고 깨끗하게 말려서 사용한다.

| **복용법** | 물에 달여서 복용한다.

| **참고사항** | 어린순은 봄에 나물로 먹는다.

쇠비름 쇠비름과 ★★

- **약용부위** : 전초
- **약초이름** : 마치현
- **채취시기** : 여름과 초가을에 채취한다.

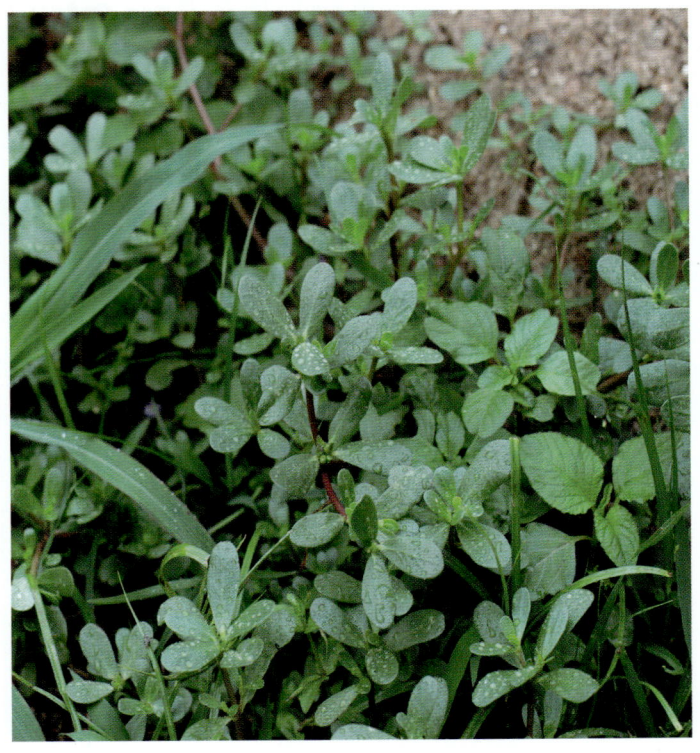

쇠비름

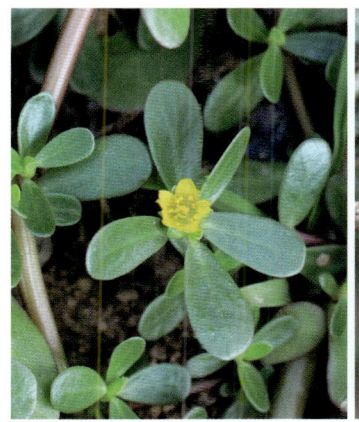 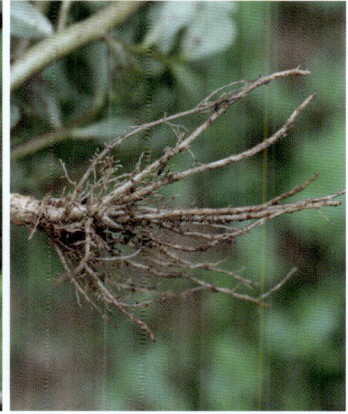

쇠비름 꽃   쇠비름 뿌리

| 자생지 및 특징 | 낮은 산과 들에서 쉽게 볼 수 있다. 양지 혹은 반그늘의 언덕이나 편평한 곳에서 자라는데 여름철에는 밭에 무성해지기 때문에 농부에게는 골칫거리 잡초이다.

| 약초의 효능 | 궤양을 치료하는 효능이 있어 습진, 욕창, 상처, 장염, 장출혈 등에 사용한다.

| 가공법 | 불순물을 제거하고 깨끗하게 말려서 사용한다.

| 복용법 | 물에 달여서 복용한다.

| 참고사항 | 연한 것은 나물로 먹을 수 있고 말렸다가 묵나물로 이용해도 된다. 김치를 담가서 먹기도 한다.

순비기나무 마편초과 ★★

- **약용부위** : 열매
- **약초이름** : 만형자
- **채취시기** : 가을에 채취한다.

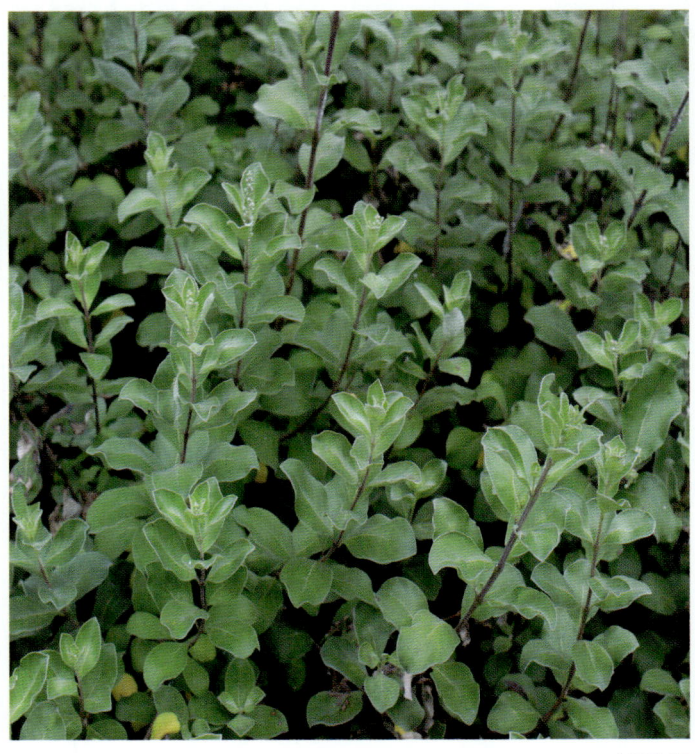

순비기나무

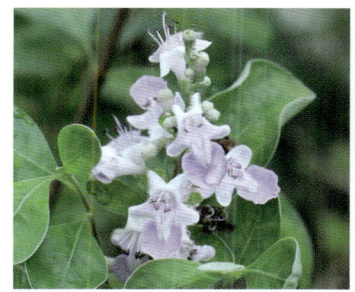 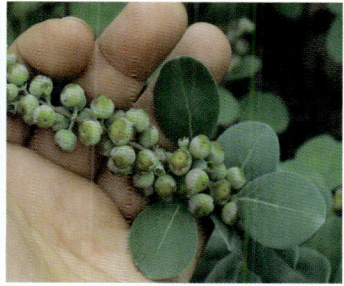

순비기나무 꽃   순비기나무 열매

| 자생지 및 특징 | 중부 이남의 바닷가 모래땅에서 자라는 상록관목이다. 바닷물에 닿아도 죽지 않는 내염성 식물이며 추위에 강한 특성이 있어 도심의 정원수로도 이용할 수 있다.

| 약초의 효능 | 두통과 어지럼증을 치료한다. 안구충혈과 안구통증, 치통, 중이염 등에도 사용한다.

| 가공법 | 불순물을 제거하고 뭉근한 불로 볶아서 사용한다. 물에 달일 때는 열매를 깨뜨려서 사용해야 약효성분이 더 많이 추출된다.

| 복용법 | 물에 달여서 복용하며, 가루를 내서 복용해도 된다.

| 참고사항 | 순비기나무를 제주도에서는 숨비나무라고 하는데, 해녀들이 물속에서 숨을 참고 있다가 물 위로 올라오면서 내는 숨소리(숨비기)에서 유래했다고 한다. 그리고 숨비나무(순비기나무)의 열매는 해녀들의 만성두통을 치료하는 약으로 이용되었다.

쉬나무 운향과 ★

- **약용부위** : 열매
- **약초이름** : 조선오수유
- **채취시기** : 가을에 채취한다.

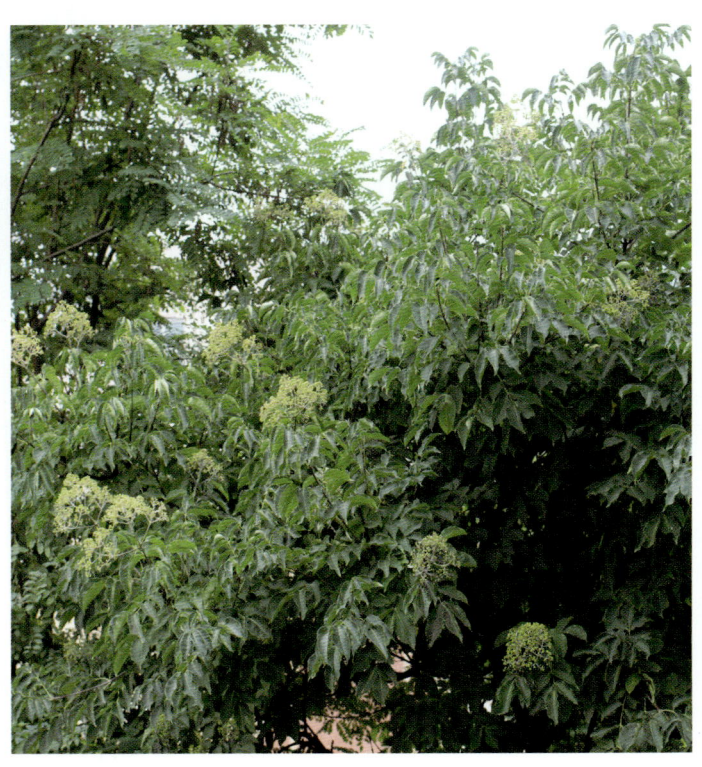

쉬나무

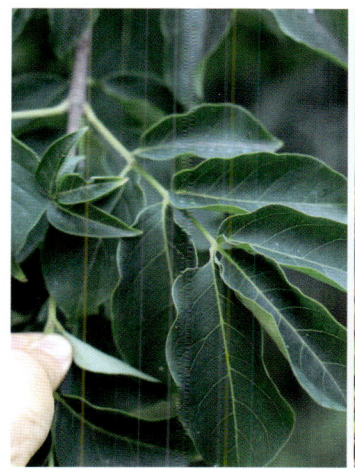 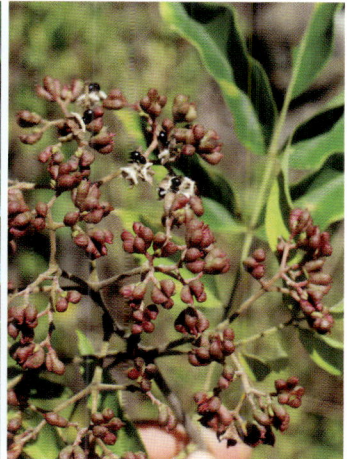

쉬나무 잎   쉬나무 열매

| 자생지 및 특징 | 중부 이남의 마을 근처나 산기슭에서 볼 수 있다. 햇볕을 좋아하므로 높은 산에는 없고 낮은 산지에서 자란다.

| 약초의 효능 | 혈압이 낮고 몸이 찬 사람의 복통, 설사, 구토, 두통 등에 사용한다. 위산과다나 위궤양으로 복통이 계속될 때 효과적이다.

| 가공법 | 불순물을 제거하고 깨끗하게 말려서 사용한다.

| 복용법 | 물에 달여서 복용한다.

| 참고사항 | 목재는 질이 좋고 무늬가 아름다우며 윤기가 있어 세공 용재, 농기구재로 쓰인다.

승마 미나리아재비과 ★★★

- **약용부위** : 뿌리
- **약초이름** : 승마
- **채취시기** : 가을 이후에 채취한다.

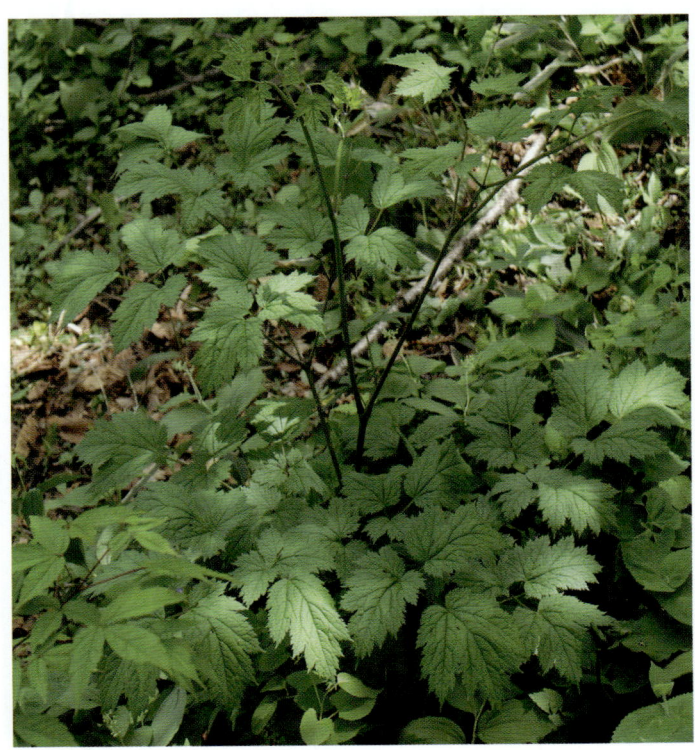

승마

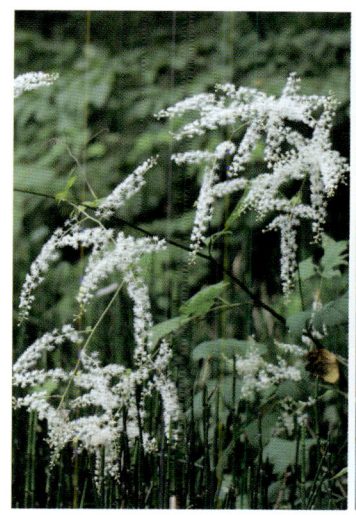 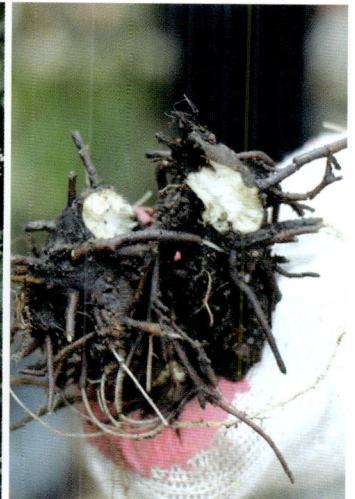

승마 꽃 / 승마 뿌리

| **자생지 및 특징** | 깊은 산 숲속에서 잘 자라며 습기가 있는 곳이나 계곡 주변에서 볼 수 있다.

| **약초의 효능** | 해열, 진통, 소염작용이 있어서 감기와 피부염에 주로 사용한다.

| **가공법** | 불순물을 제거하고 깨끗하게 말려서 사용한다.

| **복용법** | 물에 달여서 복용한다.

| **참고사항** | 어린잎은 나물로 먹을 수 있다.

시호 산형과 ★★★

- **약용부위** : 뿌리
- **약초이름** : 시호
- **채취시기** : 가을 이후에 채취한다.

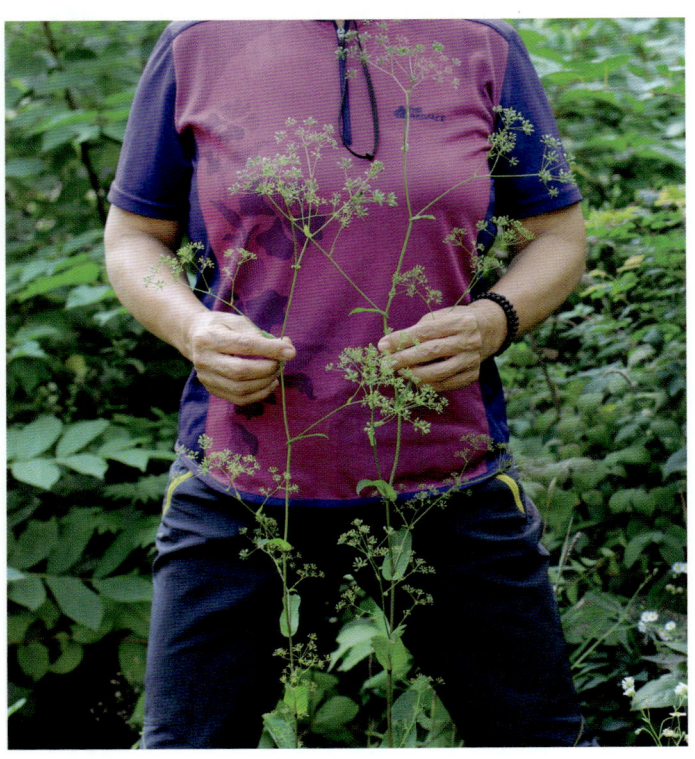

시호(개시호)

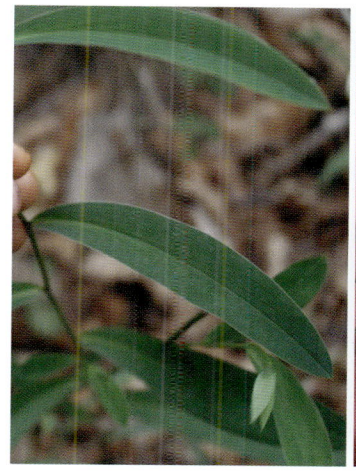 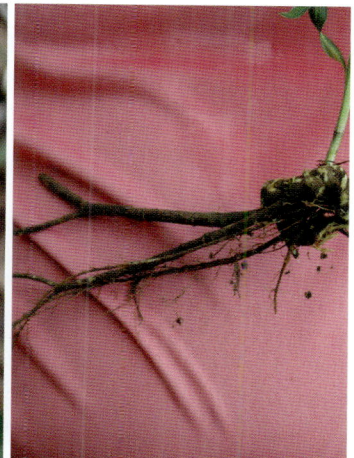

시호 잎 　　　　　　　　　시호 뿌리

| **자생지 및 특징** | 물 빠짐이 좋은 산지의 반그늘 혹은 양지에서 자란다.

| **약초의 효능** | 울화(鬱火)로 인한 고혈압, 가슴답답함, 상열감 등에 사용하며 간염, 지방간, 간경화증에도 보조약으로 사용한다.

| **가공법** | 불순물을 제거하고 깨끗하게 말려서 사용한다.

| **복용법** | 물에 달여서 복용한다.

| **참고사항** | 의식이 흐려지거나 기이한 행동을 하는 등 정신질환이 있을 때 대량의 시호를 사용하면 좋다.

애기똥풀 양귀비과 ★

- **약용부위** : 전초
- **약초이름** : 백굴채
- **채취시기** : 봄~여름에 꽃이 피고 있을 때 채취한다.

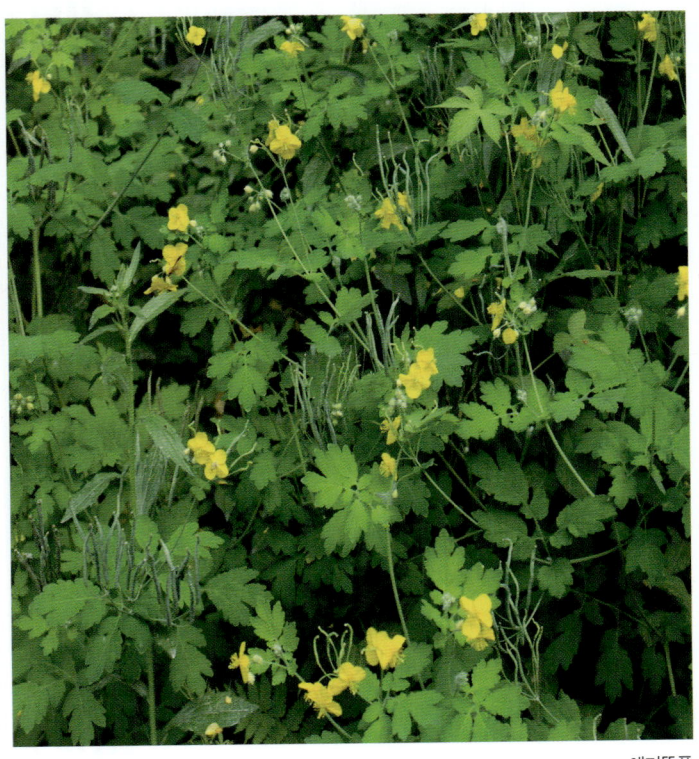

애기똥풀

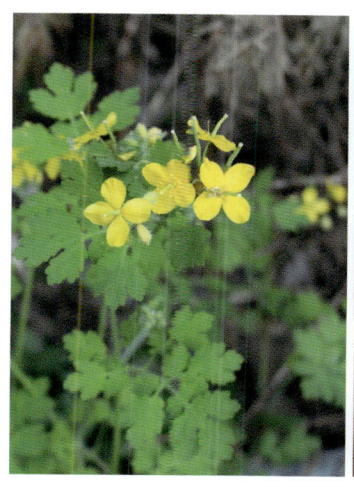
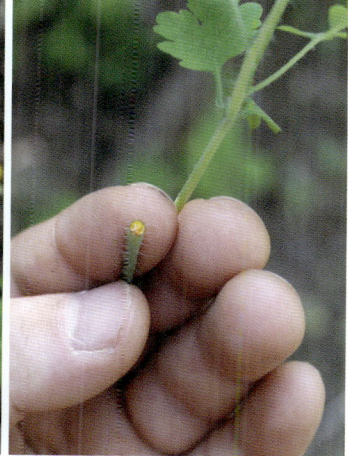

애기똥풀 꽃 애기똥풀 줄기(절단)

| 자생지 및 특징 | 양지바른 곳 어디서나 잘 자란다. 줄기를 꺾으면 애기똥 같은 노란 유액이 나오기 때문에 애기똥풀이라는 이름이 붙었다.

| 약초의 효능 | 위경련과 복통에 사용하며, 근래에는 항암효과가 인정되고 있다.

| 가공법 | 불순물을 제거하고 깨끗하게 말려서 사용한다.

| 복용법 | 물에 달여서 복용한다.

| 참고사항 | 애기똥풀 생것을 채취하여 소독용 알코올에 담가 두었다가 모기나 벌 등에 쏘여서 가려울 때 바르면 효과가 있다.

약모밀 삼백초과 ★★★

- **약용부위** : 전초
- **약초이름** : 어성초
- **채취시기** : 꽃이 필 무렵(5~6월)에 채취한다.

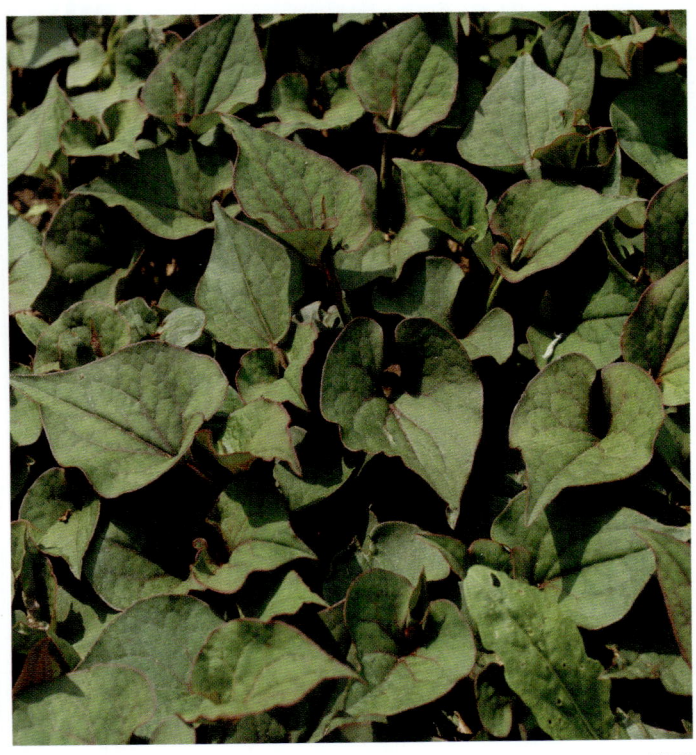

약모밀

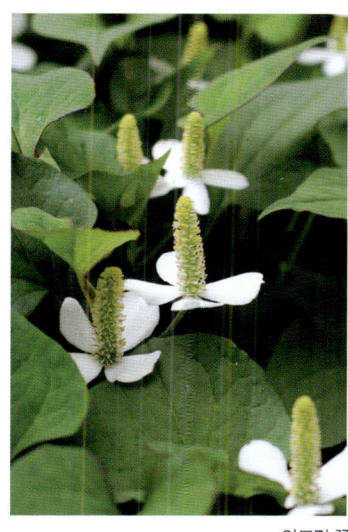
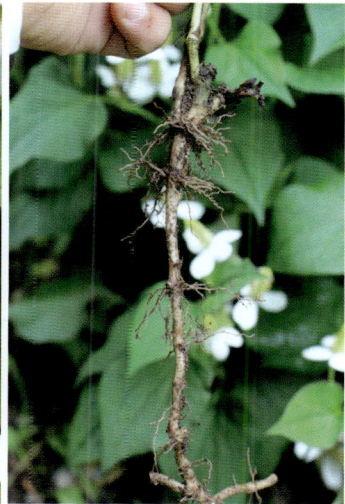

약모밀 꽃 약모밀 뿌리

| **자생지 및 특징** | 제주도와 울릉도 등 남부의 따뜻한 지역에서 볼 수 있고, 산속의 음습한 나무 그늘에서 자란다.

| **약초의 효능** | 옹종을 치료하고 농(膿)을 제거하는 효능이 좋아서 비염, 축농증, 피부염 등에 사용한다.

| **가공법** | 불순물을 제거하고 깨끗하게 말려서 사용한다.

| **복용법** | 물에 달여서 복용한다.

| **참고사항** | 연한 잎과 뿌리를 데쳐서 나물로 먹을 수 있다.

어수리 산형과 ★★

- **약용부위** : 뿌리
- **약초이름** : 독활
- **채취시기** : 가을 이후에 채취한다.

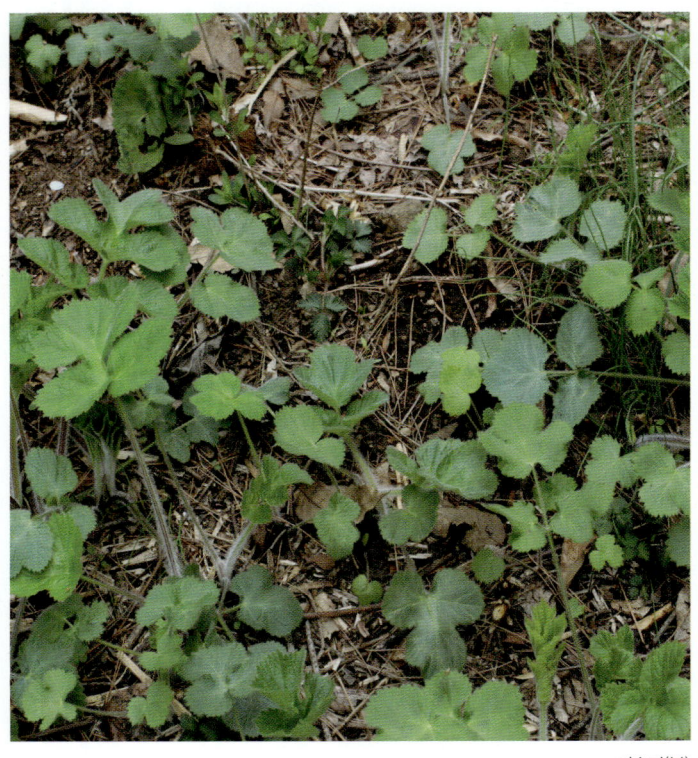

어수리(봄)

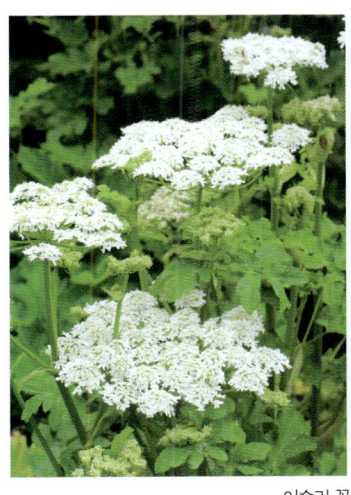
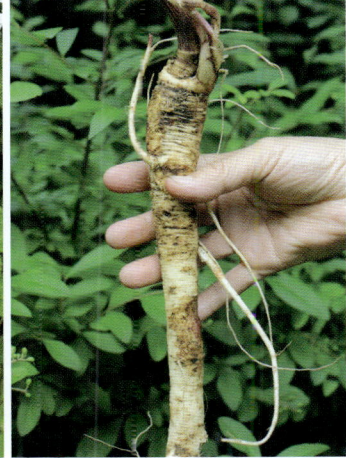

어수리 꽃　　　　　　　어수리 뿌리

| 자생지 및 특징 |　제주도 등 섬지방을 제외한 전국에서 볼 수 있다. 그늘이 있는 낮은 산지에서 자란다.

| 약초의 효능 |　신경통, 근육통, 관절통, 요통 등에 효과가 있다.

| 가공법 |　불순물을 제거하고 깨끗하게 말려서 사용한다.

| 복용법 |　물에 달여서 복용한다.

| 참고사항 |　어린잎은 나물로 먹는데 맛과 향이 아주 좋다. 쌈으로 활용할 수 있고 된장국을 끓일 때 넣어도 된다. 임금님 수라상에 오른다 하여 '어수리'라는 이름이 붙여졌을 정도로 고급 산채에 속한다.

어저귀 아욱과 ★

- **약용부위** : 씨앗
- **약초이름** : 백마
- **채취시기** : 가을에 채취한다.

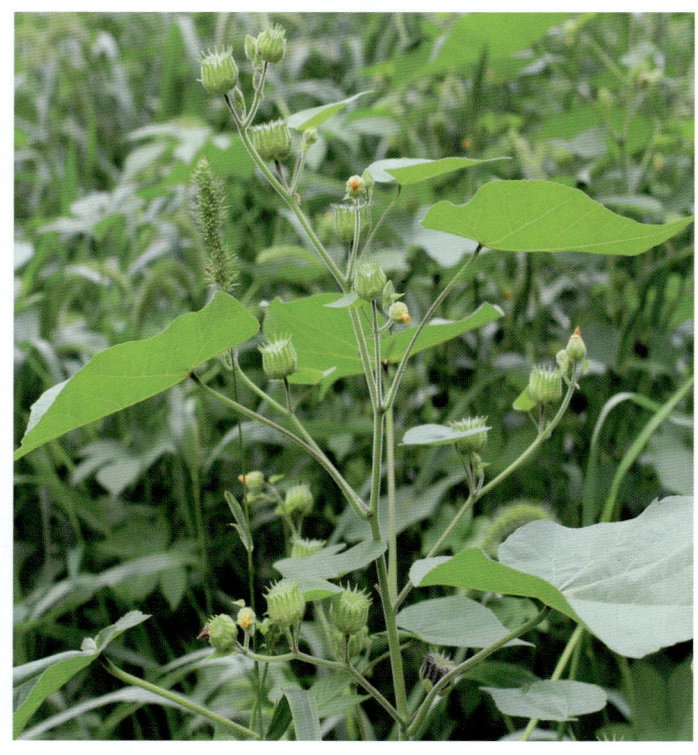

어저귀

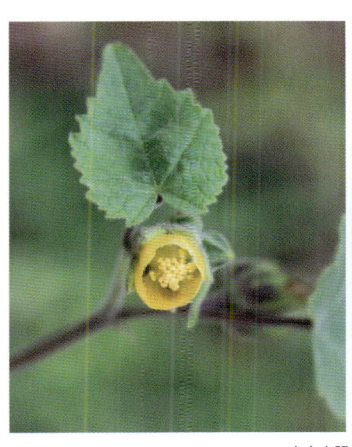 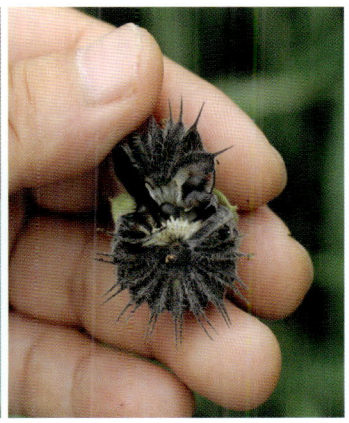

어저귀 꽃   어저귀 씨앗

| **자생지 및 특징** | 예전에는 재배하였으나 지금은 인가 근처의 저지대 길가나 공터에서 야생한다.

| **약초의 효능** | 이뇨작용이 있어서 소변을 잘 못 보는 증상에 사용한다. 변비를 개선하며 관절염에도 효과가 있다.

| **가공법** | 불순물을 제거하고 깨끗하게 말려서 사용한다.

| **복용법** | 물에 들여서 복용한다.

| **참고사항** | 과거에는 섬유작물로 재배했었다. 어저귀의 줄기껍질에서 채취한 섬유질은 수분에 잘 견디는 성질이 있기 때문에 물기 있는 곳에서 사용할 끈을 만드는 데 이용되었다.

얼레지 백합과 ★★

- **약용부위**: 뿌리
- **약초이름**: 차전엽산자고
- **채취시기**: 가을 이후에 채취한다.

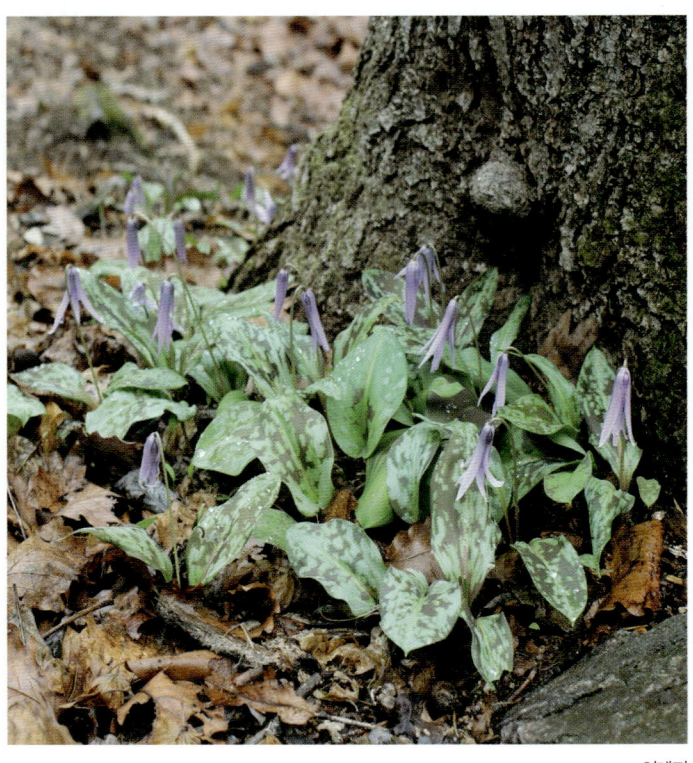

얼레지

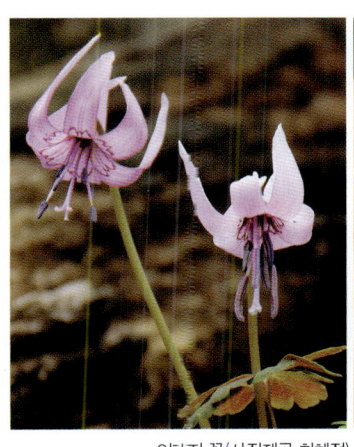 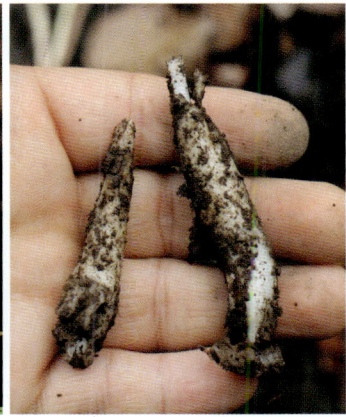

얼러지 꽃(사진제공 최혜정)   얼레지 뿌리

| **자생지 및 특징** | 전국의 높은 산에서 볼 수 있다. 반그늘과 물 빠짐이 좋은 비옥한 토양에서 잘 자란다. 꽃이 예뻐서 야생화를 좋아하는 사람들에게 인기가 많다.

| **약초의 효능** | 변비치료에 효과가 있다.

| **가공법** | 불순물을 제거하고 깨끗하게 말려서 사용한다.

| **복용법** | 물어 달여서 복용한다. 변비약을 환으로 만들 때 부형제로 사용한다.

| **참고사항** | 어린잎은 나물이나 국거리로 사용할 수 있으나 과다섭취하면 설사를 일으킨다.

엉겅퀴 국화과 ★★

- **약용부위** : 전초
- **약초이름** : 대계
- **채취시기** : 여름과 초가을에 꽃이 필 때 채취한다.

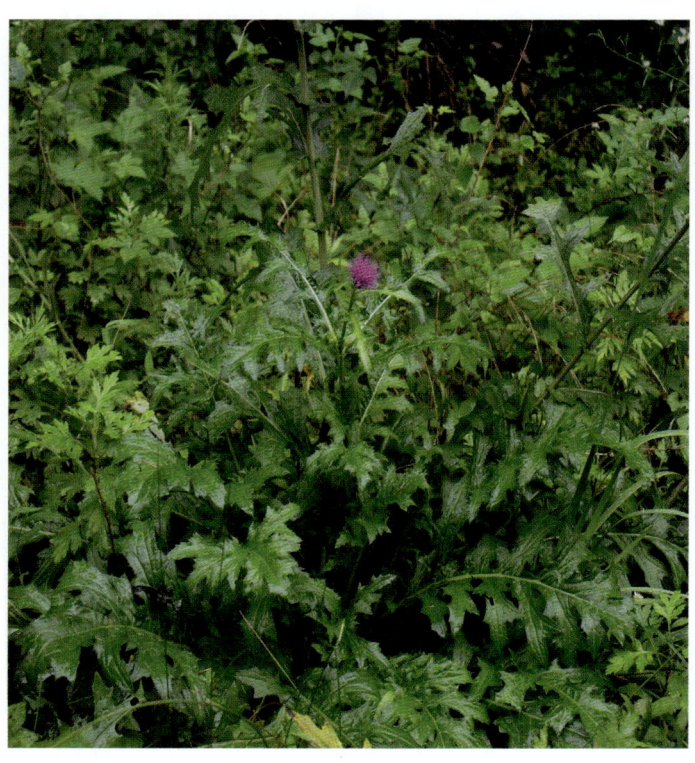

엉겅퀴

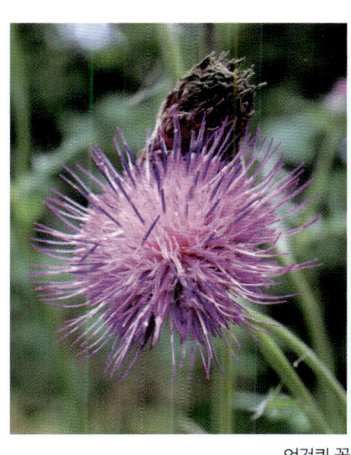 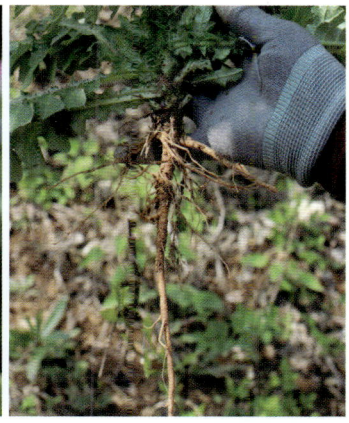

엉겅퀴 꽃 엉겅퀴 뿌리

| **자생지 및 특징** | 햇볕이 들고 물 빠짐이 좋은 양지에서 볼 수 있다. 도시에서는 잘 볼 수 없고 깨끗한 산간이나 농촌에서 잘 자란다.

| **약초의 효능** | 출혈을 멎게 하는 효능이 있다. 특히 소변출혈에 효과가 좋다.

| **가공법** | 깨끗하게 말려서 그대로 사용하거나 약한 불로 볶아서 사용한다.

| **복용법** | 물에 달여서 복용한다.

| **참고사항** | 어린잎은 데쳐서 나물로 먹는다. 된장국을 끓여도 좋다. 줄기의 껍질을 벗겨내고 절여서 먹으면 맛과 향이 좋다.

연꽃 수련과 ★★★

- **약용부위** : 씨앗
- **약초이름** : 연자육
- **채취시기** : 가을 이후에 채취한다.

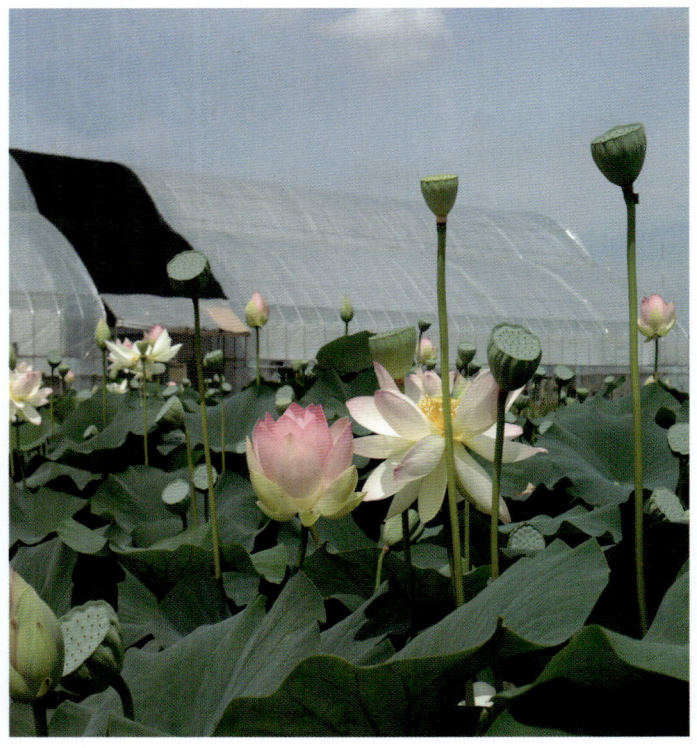

연꽃(사진제공 이만호)

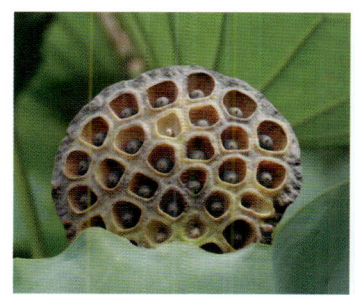
연꽃 씨방(사진제공 전정민)

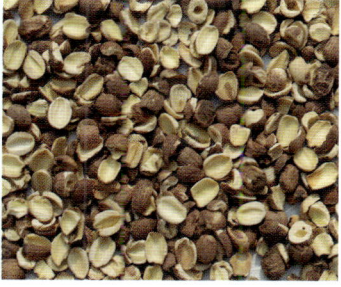
연꽃 씨앗(연자육)

| **자생지 및 특징** | 야생하는 것은 없고 연못이나 깊은 논에서 재배한다. 연꽃을 재배하는 습지에서는 다양한 생물이 서식할 수 없는데, 연잎이 수면을 과다하게 덮어서 물속에 도달하는 햇빛이 충분하지 않기 때문이다.

| **약초의 효능** | 마음을 편안하게 하는 작용이 있어 신경성질환에 활용되며, 위장을 튼튼하게 하고 설사를 멎게 하는 효능이 있다.

| **가공법** | 불순물을 제거하고 깨끗하게 말려서 사용한다.

| **복용법** | 물에 달여서 복용한다. 죽을 쑤어 먹거나 밥을 지을 때 넣어서 먹어도 좋다

| **참고사항** | 연근(뿌리줄기)은 삶아서 먹거나 조림으로 이용한다. 씨앗(연자육)은 밥에 넣어 먹거나 생으로 먹을 수 있다. 연잎은 차로 즐길 수 있고 연잎밥도 만들 수 있다. 연꽃은 차로 이용하면 좋다.

영지 불로초과 ★

- **약용부위** : 지상부
- **약초이름** : 영지
- **채취시기** : 가을에 채취한다.

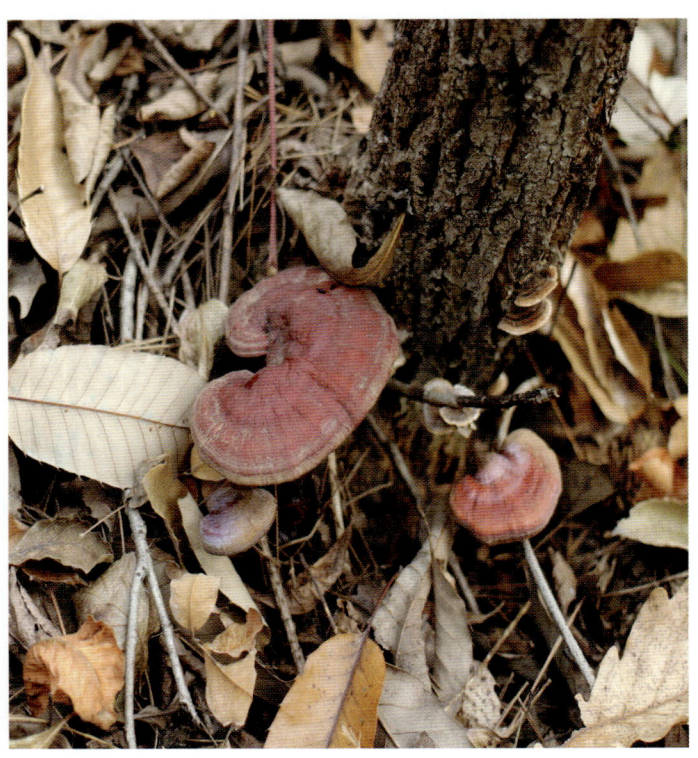

영지-편목지(片木芝)

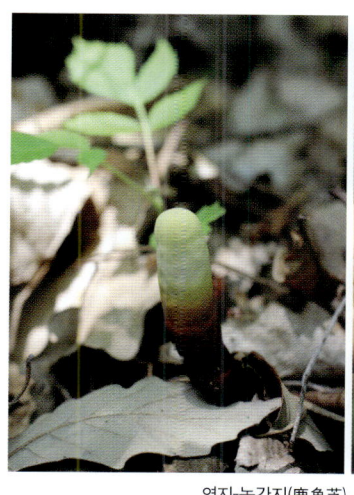
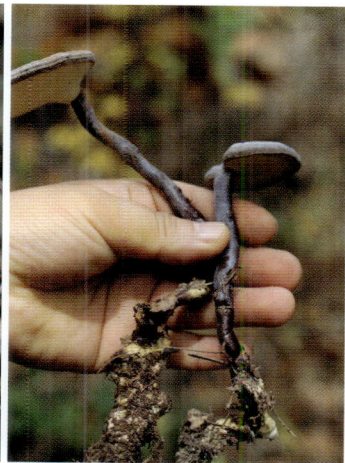

영지-녹각지(鹿角芝)　　　　　　　　영지(채취)

| 자생지 및 특징 | 초여름부터 가을에 걸쳐 살아있는 활엽수나 고사목의 그루터기에서 자란다. 갓과 자루의 표면에 옻칠을 한 것처럼 광택이 나는 특징이 있다.

| 약초의 효능 | 신경을 안정시키는 효능이 있어 꿈을 많이 꾸는 증상, 불면증, 불안증, 건망증 등에 사용한다.

| 가공법 | 불순물을 제거하고 깨끗하게 말려서 사용한다.

| 복용법 | 물에 달여서 복용한다.

| 참고사항 | 항암효과가 알려져 있어 재배하기도 한다.

오갈피나무 두릅나무과 ★★★

- **약용부위** : 뿌리껍질, 나무껍질
- **약초이름** : 오가피
- **채취시기** : 뿌리껍질은 가을 이후, 나무껍질은 봄에 채취한다.

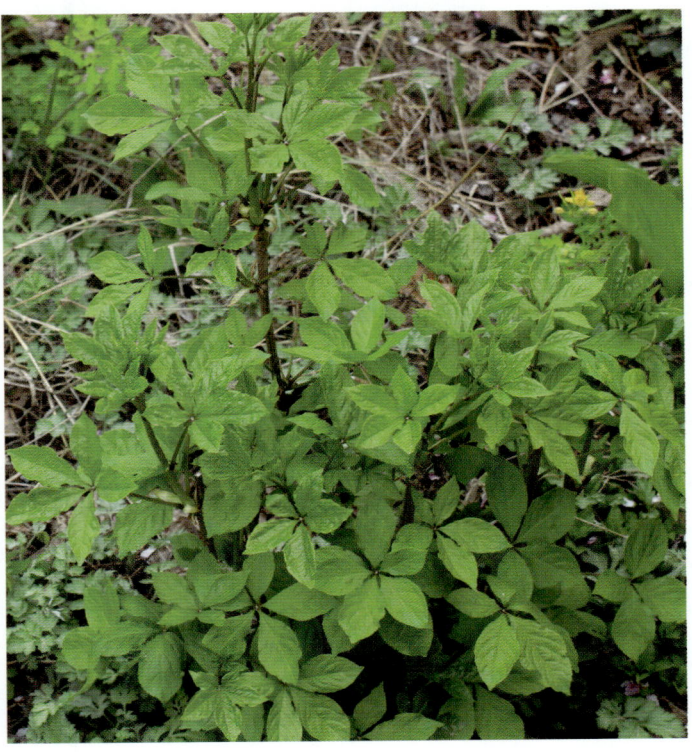

오갈피나무

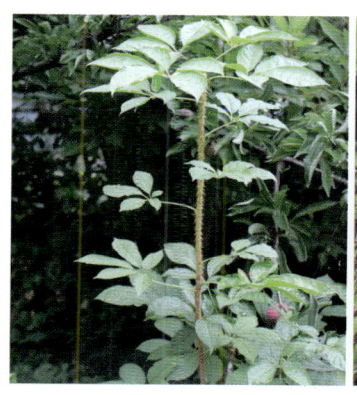 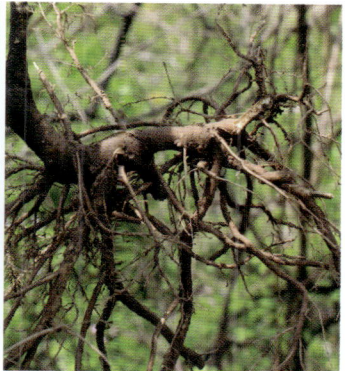

가시오갈피나무   오갈피나무 뿌리

| **자생지 및 특징** | 높은 산의 서늘하고 응달진 곳에 주로 자란다. 깊은 산에 자라는 것에는 가시가 적고 사람의 손이 닿으면 가시가 많이 생기는 특징이 있다.

| **약초의 효능** | 기력을 더해주고 근육과 뼈를 튼튼하게 한다. 더불어 저리고 아픈 것을 치료한다.

| **가공법** | 불순물을 제거하고 깨끗하게 말려서 사용한다.

| **복용법** | 물에 달여서 복용하는 것이 일반적이다. 가루를 내어 복용해도 된다.

| **참고사항** | 가시오갈피나무도 같은 약으로 사용한다. 어린잎을 데쳐서 나물로 먹거나 차를 끓여 마신다.

오미자 오미자과 ★★

- **약용부위** : 열매
- **약초이름** : 오미자
- **채취시기** : 가을(10월 말부터)에 채취한다.

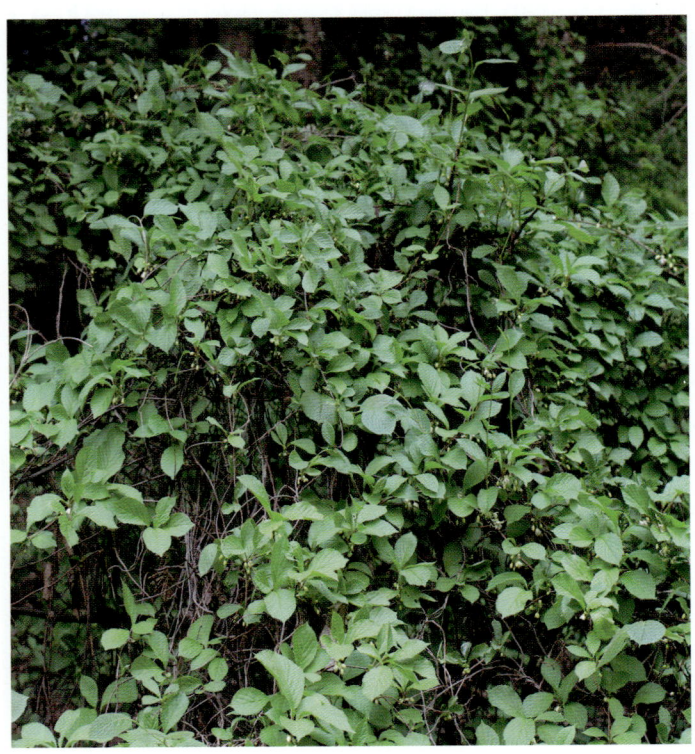

오미자

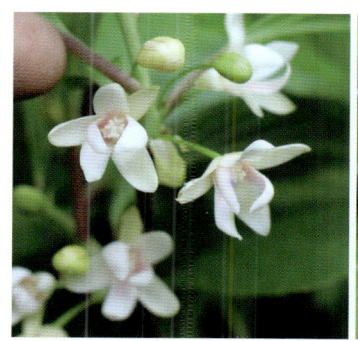 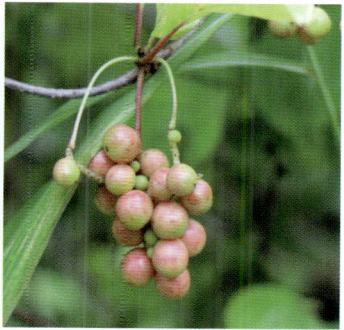

오미자 꽃 　　　　　오미자 열매

| **자생지 및 특징** | 숲속의 큰나무 밑에서 주로 자란다. 습기가 적당하고 비옥한 골짜기에 무리를 지어 분포하는데 옆에 있는 나무를 감아서 오르거나 바위에 기대어 자란다.

| **약초의 효능** | 만성기침, 다한(多汗), 설사, 요실금, 대하증, 남성불임, 발기부전, 만성피로 등에 사용한다.

| **가공법** | 기침에는 말린 것을 그대로 사용하고, 발기부전 등에 사용할 때는 술을 먹은 후에 볶아서 사용한다. 씨앗에 유효성분이 많으므로 빻아서 사용하는 것이 좋다.

| **복용법** | 물에 달여서 복용한다.

| **참고사항** | 열매를 물에 담가서 붉게 물을 우려낸 뒤 화채 국물로 쓰거나 차로 마신다.

오이풀 장미과 ★★

- **약용부위** : 뿌리
- **약초이름** : 지유
- **채취시기** : 가을 이후에 채취한다.

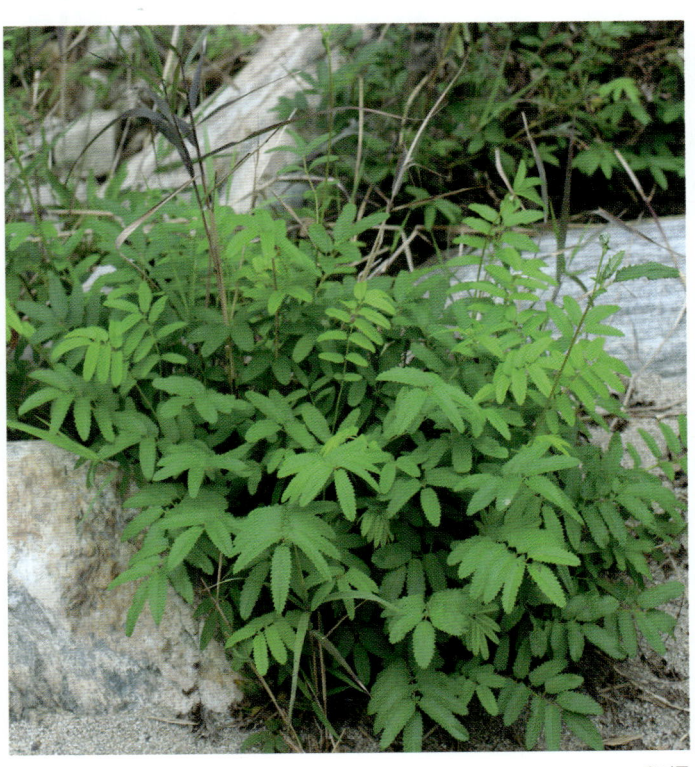

오이풀

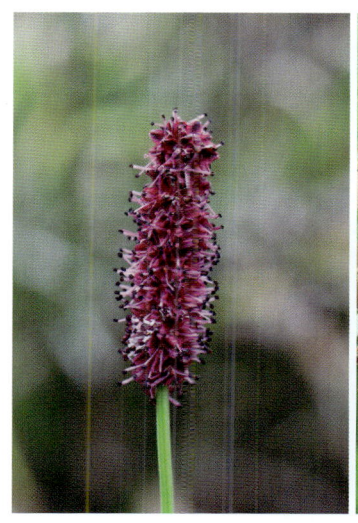 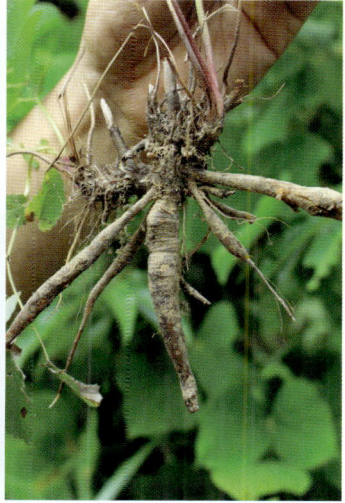

오이풀 꽃 　　　　　　　　　오이풀 뿌리

| **자생지 및 특징** | 반그늘 혹은 양지의 물 빠짐이 좋은 풀숲에서 자란다. 초원을 가로질러 등산하다 보면 자주 만나게 된다. 잎을 비벼서 냄새를 맡으면 오이향이 난다고 해서 오이풀이라는 이름이 붙었다.

| **약초의 효능** | 출혈을 멎게 하며, 화상으로 인한 상처를 아물게 한다.

| **가공법** | 불순물을 제거하고 깨끗하게 말려서 사용한다.

| **복용법** | 물에 달여서 복용한다.

| **참고사항** | 어린잎은 나물로 먹을 수 있고 차로 이용해도 된다.

옻나무 옻나무과 ★

- **약용부위** : 수지(樹脂), 나무껍질
- **약초이름** : 건칠
- **채취시기** : 나무껍질은 봄~여름 사이에 채취하고, 수지는 여름에 채취한다.

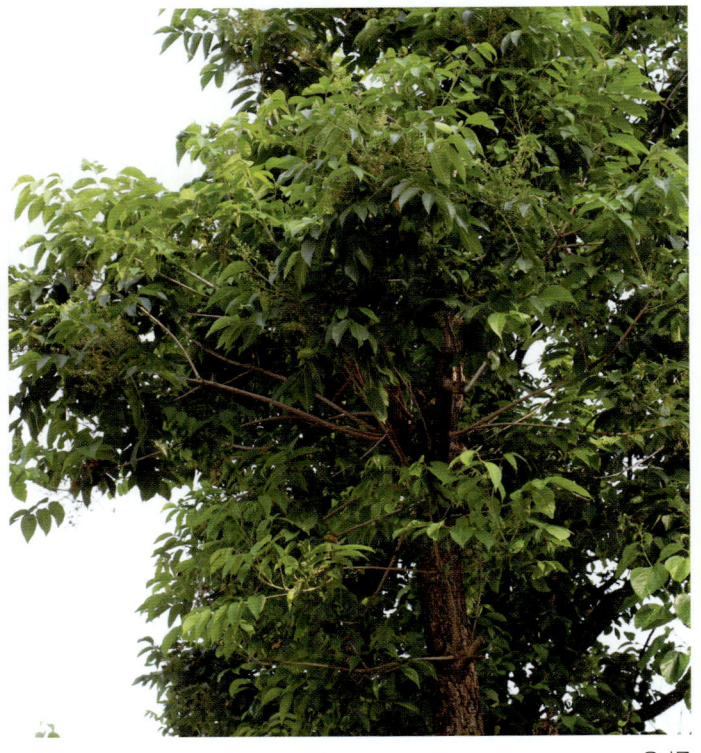

옻나무

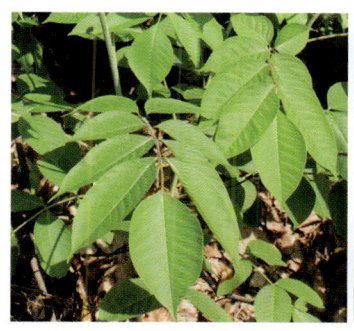 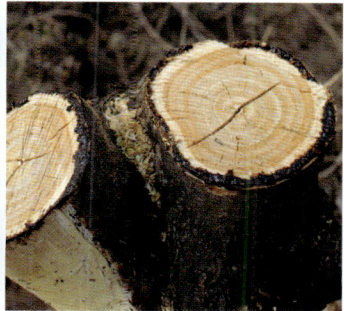

옻나무 잎   옻나무(절단)

| 자생지 및 특징 | 중국이 원산이며 우리나라의 낮은 산비탈이나 서늘한 숲속에서 자란다. 예전에는 흔하게 볼 수 있었지만 지금은 찾아보기 힘들다.

| 약초의 효능 | 혈액순환을 촉진하는 작용이 있어 생리가 막혀 나오지 않는 증상에 사용한다. 또한 팔다리가 마비되는 증상과 골절상에 효과가 있고, 음식물이 소화되지 않을 때도 사용한다.

| 가공법 | 수지는 까맣게 볶아서 사용하고, 나무껍질은 코르크층을 제거하고 깨끗하게 말려서 사용한다.

| 복용법 | 가루를 내거나 환을 만들어서 복용한다.

| 참고사항 | 개옻나무도 같은 약으로 사용한다. 어린순은 나물로 먹을 수 있다.

용담 용담과 ★★

- **약용부위** : 뿌리
- **약초이름** : 용담초
- **채취시기** : 가을 이후에 채취한다.

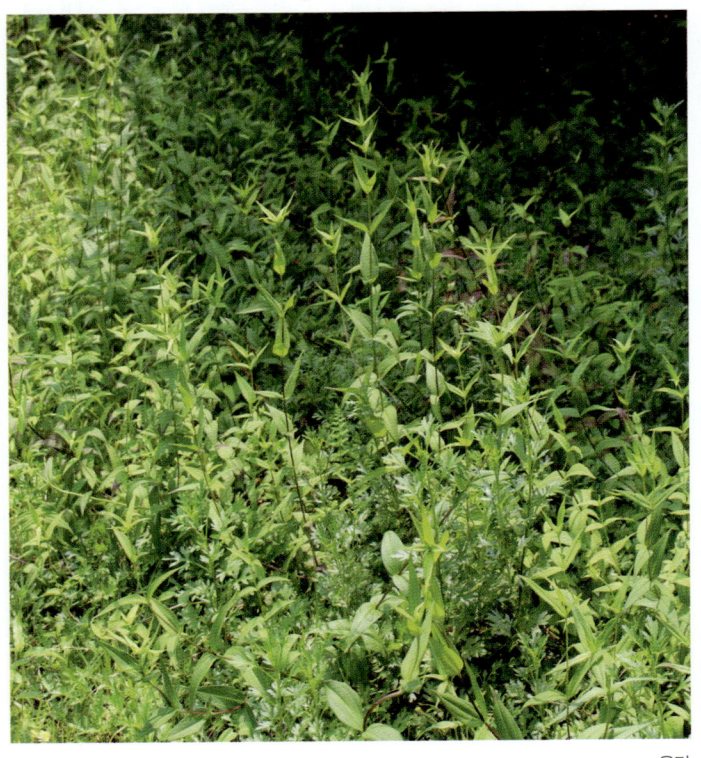

용담

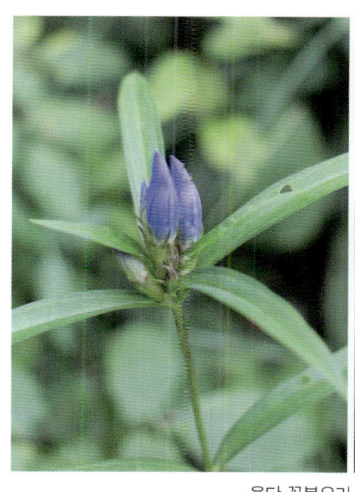 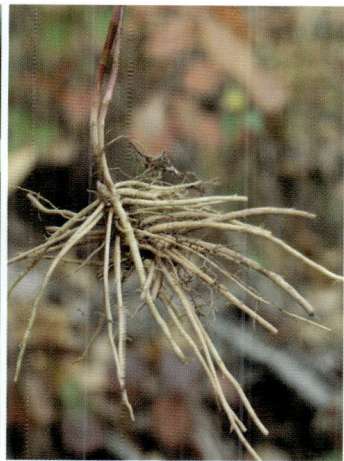

용담 꽃봉오리   용담 뿌리

| 자생지 및 특징 | 전국의 산과 들에 자라며 햇볕이 잘 드는 곳에서 볼 수 있다. 맛이 용의 쓸개처럼 쓰다고 하여 용담이라는 이름이 붙었다.
| 약초의 효능 | 간염, 안구충혈, 구내염, 사타구니 습진, 대하증(帶下症), 생식기 가려움증, 만성피로에 사용한다.
| 가공법 | 불순물을 제거하고 깨끗하게 말려서 사용한다.
| 복용법 | 물에 달여서 복용한다.
| 참고사항 | 차가운 성질의 약이므로 장기간 대량 사용하는 것을 피해야 한다.

으름덩굴 으름덩굴과 ★★★

- **약용부위** : 줄기
- **약초이름** : 목통
- **채취시기** : 9월경에 채취한다.

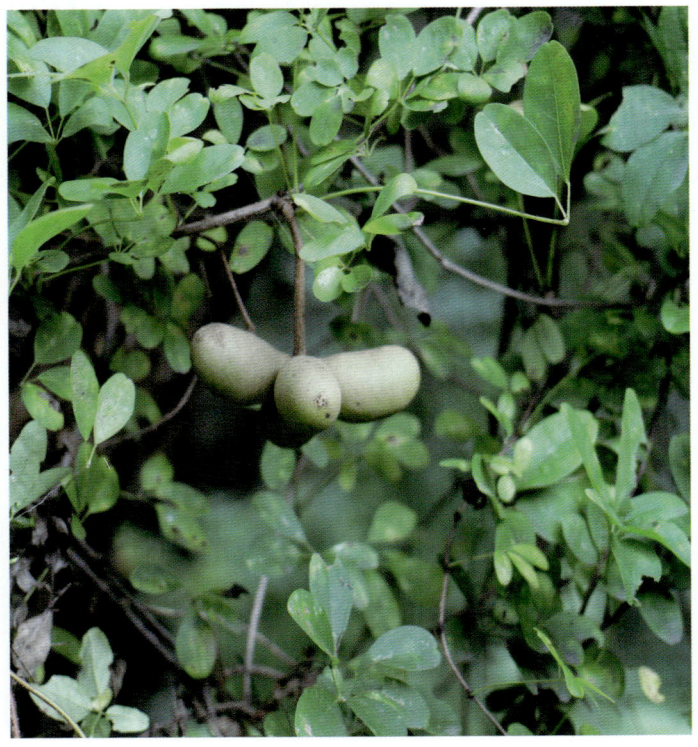

으름덩굴

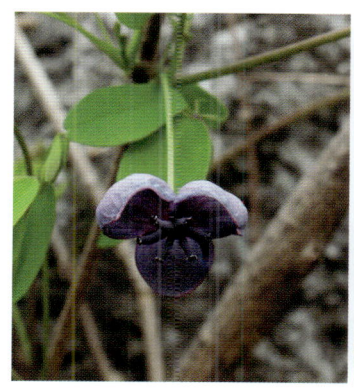 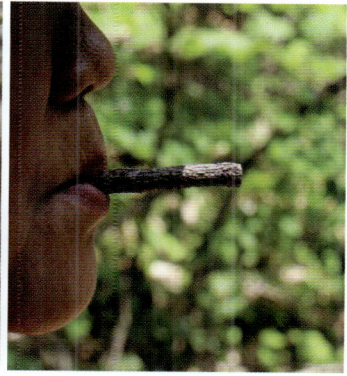

으름덩굴 꽃   으름덩굴 줄기(공기가 통한다)

| **자생지 및 특징** | 전국의 산에서 볼 수 있는데, 숲속 깊은 곳보다는 숲의 가장자리에서 잘 자란다. 밀폐되어 어두운 숲속이나 건조한 환경에서는 자라지 않는다.

| **약초의 효능** | 이뇨작용이 있어 요로감염증과 요로결석에 사용한다. 산후에 젖이 부족할 때도 효과적이다.

| **가공법** | 불순물을 제거하고 깨끗하게 말려서 사용한다.

| **복용법** | 물에 달여서 복용한다.

| **참고사항** | 어린잎은 데쳐서 나물로 먹을 수 있고 익은 열매는 훌륭한 별미이다. 초봄에 줄기에서 수액을 채취할 수 있는데 골다공증, 당뇨병, 위장병, 심장병 등에 좋다.

으아리 미나리아재비과 ★★★

- **약용부위**: 뿌리
- **약초이름**: 위령선
- **채취시기**: 가을 이후에 채취한다.

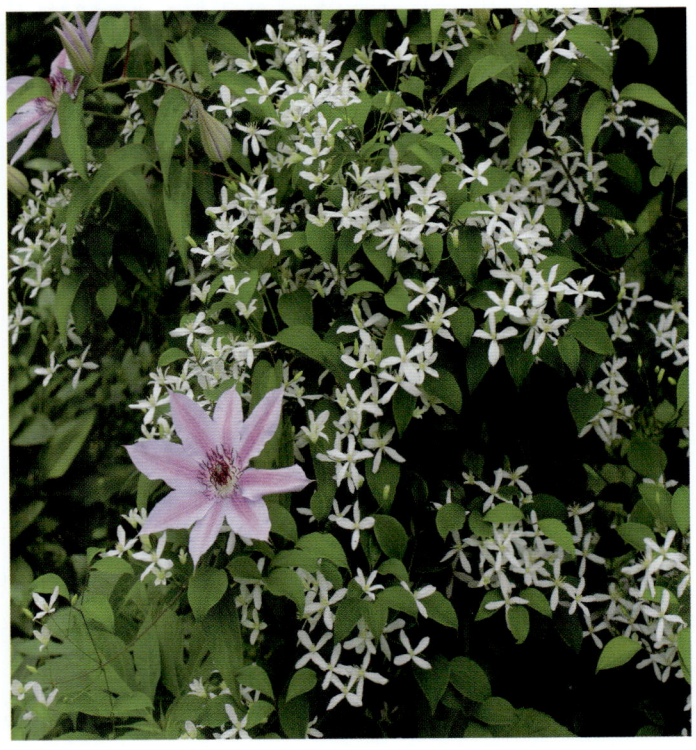

으아리 꽃

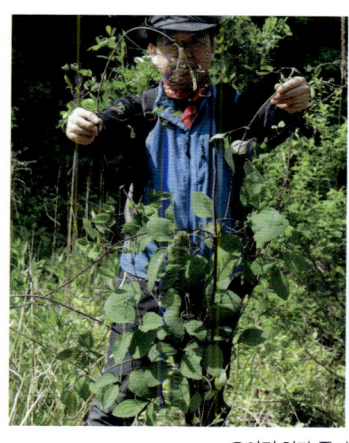 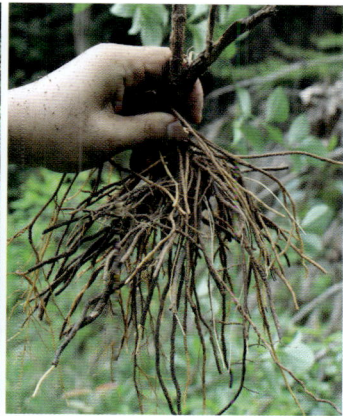

으아리 잎과 줄기   으아리 뿌리

| **자생지 및 특징** | 반그늘에서도 자라지만 햇볕을 좋아하므로 숲의 가장자리와 산지의 비탈면, 초지의 언저리, 계곡과 하천변 풀밭에서 잘 자란다. 으아리는 '응어리'를 풀어준다는 의미를 담고 있는데 실제로 신경통, 류머티즘 같은 응어리를 잘 풀어주는 약초이다.

| **약초의 효능** | 관절염, 요통, 신경통, 근육통, 견비통, 안면신경마비 등에 사용한다.

| **가공법** | 불순물을 제거하고 깨끗하게 말려서 사용한다.

| **복용법** | 물에 달여서 복용한다.

| **참고사항** | 어린순은 나물로 먹는다.

은행나무 은행나무과 ★★

- **약용부위** : 씨앗
- **약초이름** : 백과
- **채취시기** : 10~11월에 성숙한 열매를 채취하여 과육을 제거하고 사용한다.

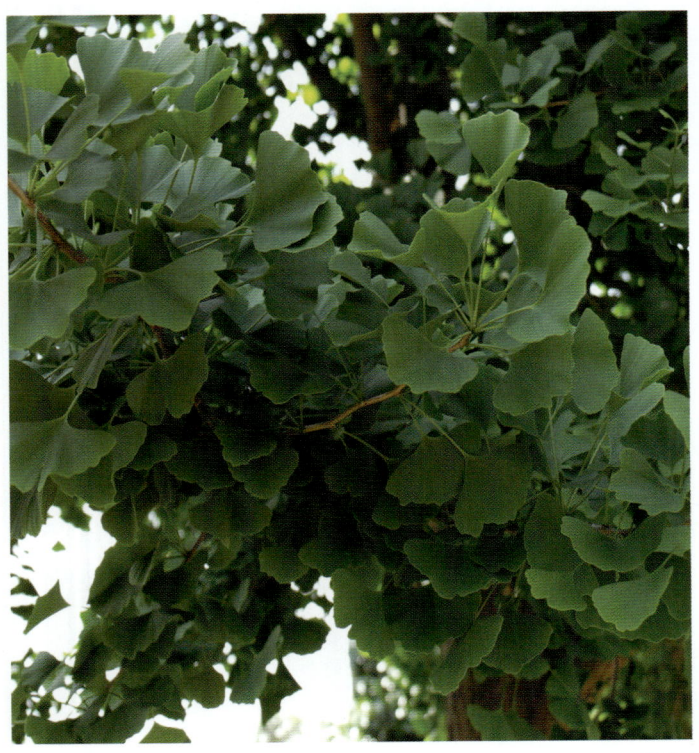

은행나무

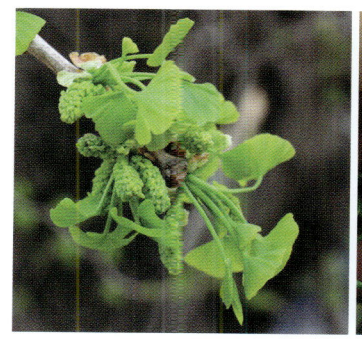 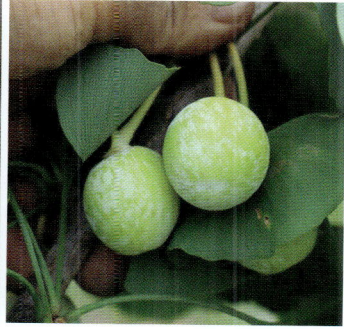

은행나무 수꽃   은행나무 열매

| 자생지 및 특징 | 전국 각지에서 식재한다. 은행나무는 공해에 강하고 병해충 피해가 적을 뿐 아니라 가을철 노란 단풍이 매력적이라서 가로수로 많이 심는다.

| 약초의 효능 | 기관지염, 기관지확장증, 유정(遺精), 몽정, 요실금, 야뇨증, 대하증 등에 사용한다.

| 가공법 | 불순물을 제거하고 깨끗하게 말려서 사용한다.

| 복용법 | 물에 달여서 복용한다.

| 참고사항 | 목재는 결이 곱고 아름다워서 조각재나 가구재로 사용한다. 잎은 심혈관질환에 사용하는 약의 재료로 쓰이는데, 특히 우리나라의 은행나무 잎에는 세계 어느 곳에 있는 것보다 약효 물질이 월등히 많은 것으로 알려졌다.

음나무 두릅나무과 ★★

- **약용부위**: 나무껍질
- **약초이름**: 해동피
- **채취시기**: 봄에 채취한다.

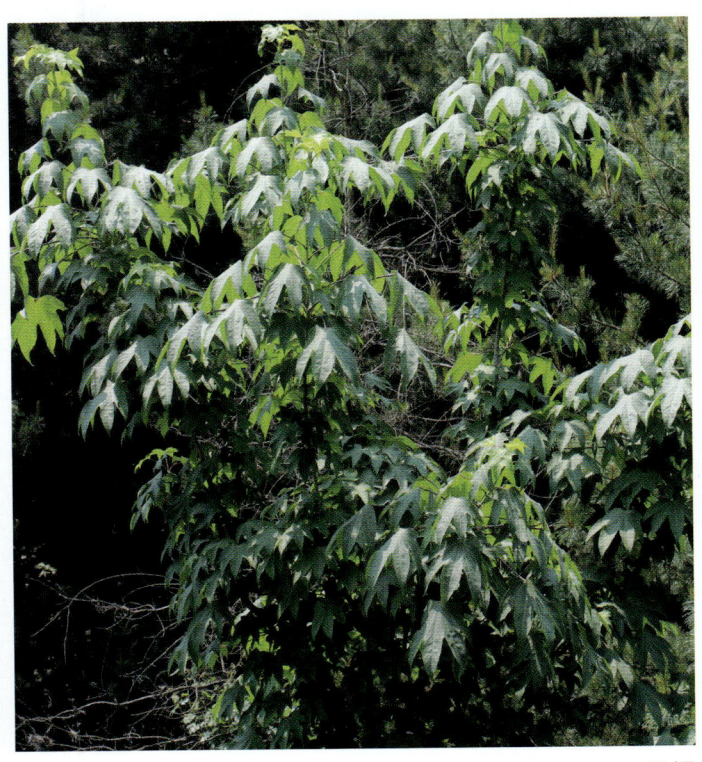

음나무

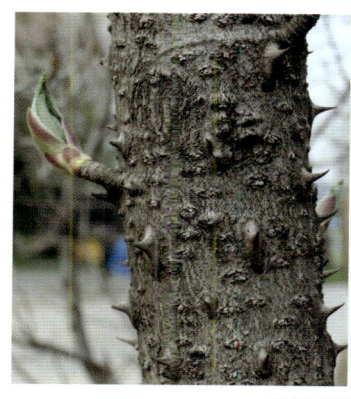 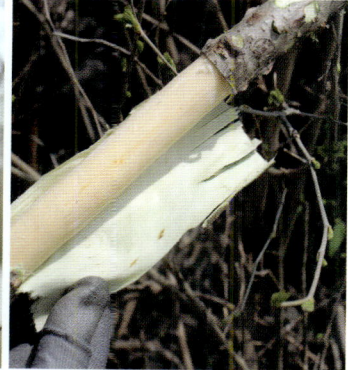

음나무 껍질　　　　　　　　　음나무 껍질(채취)

| 자생지 및 특징 | 어린 음나무는 음지에서도 잘 자라기 때문에 산속 깊은 골짜기나 개울가에서도 볼 수 있다. 하지만 성장하면서 빛 요구도가 높아지기 때문에 햇볕이 잘 드는 곳에 있어야 크게 자랄 수 있다.

| 약초의 효능 | 근육을 이완시켜 통증과 마비를 치료한다.

| 가공법 | 불순물을 제거하고 깨끗하게 말려서 사용한다.

| 복용법 | 물에 달여서 복용한다.

| 참고사항 | 어린순을 데쳐서 무치거나 고추장에 찍어 먹는다. 부침개를 해서 먹어도 맛과 향이 좋다. 음나무의 목재는 아쟁, 비파 등의 복판을 만드는 악기재로 사용되고 가구재, 조각재, 건축재로도 사용된다.

이질풀 쥐손이풀과 ★

- **약용부위** : 전초
- **약초이름** : 노관초, 현초
- **채취시기** : 여름 이후 열매가 맺을 무렵에 채취한다.

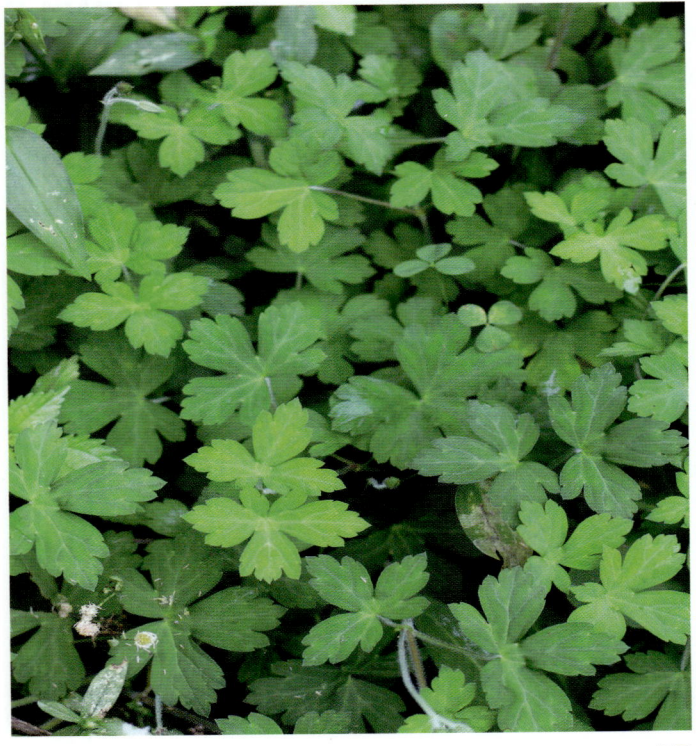

이질풀

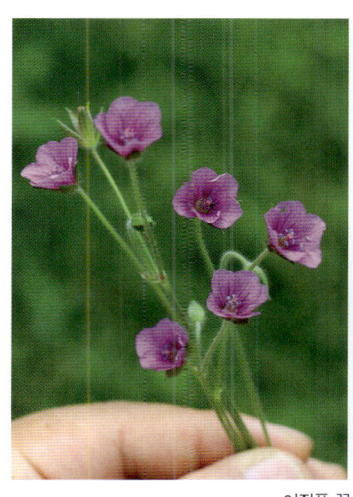
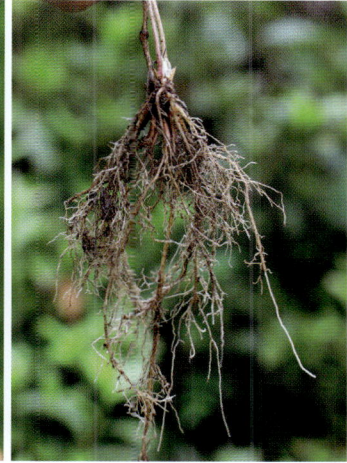

이질풀 꽃　　　　　　　　　　　　　　이질풀 뿌리

| **자생지 및 특징** |　제주도를 포함한 전국 각지어 널리 분포하며 산과 들판의 양지바른 풀밭에서 자란다.

| **약초의 효능** |　장염, 설사, 복통에 사용하며 근육통, 관절통에도 효과가 있다.

| **가공법** |　불순물을 제거하고 깨끗하게 말려서 사용한다.

| **복용법** |　물에 달여서 복용한다.

| **참고사항** |　쥐손이풀도 같은 약으로 사용한다. 이질풀은 배탈과 설사를 치료하는 정로환에 들어가는 약초이다.

익모초 꿀풀과 ★★

- **약용부위** : 잎과 줄기
- **약초이름** : 익모초
- **채취시기** : 단오(음력 5월 5일) 전후에 채취한다.

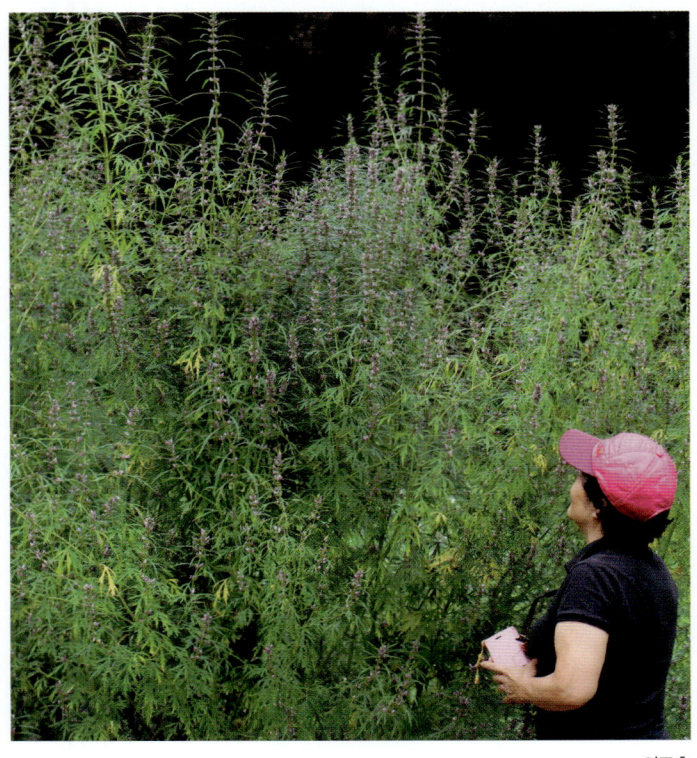

익모초

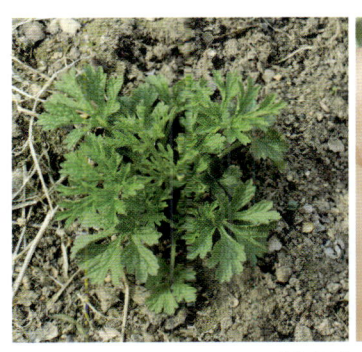 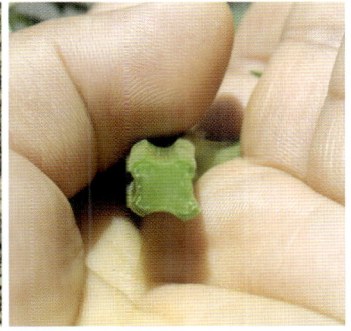

어린 익모초   익모초 줄기(사각형)

| 자생지 및 특징 | 전국의 산과 들에 분포하며 햇볕이 잘 들어오는 곳이나 풀숲에서 자란다. 건조하고 척박한 곳, 대기오염이나 산성비에 노출된 도시에서는 익모초를 보기 어렵다.

| 약초의 효능 | 월경불순, 생리통, 자궁내막증, 대하증, 불임증, 갱년기증후군 등에 사용한다.

| 가공법 | 불순물을 제거하고 깨끗하게 말려서 사용한다.

| 복용법 | 물에 달이거나 환을 만들어서 복용한다.

| 참고사항 | 익모초의 맛이 매우 쓰기 때문에 조청을 만들어 먹기도 한다. 익녀초(益女草)가 아니라 익모초(益母草)라는 것에 주목해야 하는데, 기본적으로 산후에 자궁의 염증이 계속되는 경우에 좋은 약이다. 몸이 차가운 여성이 복용하면 부작용이 생길 수 있다.

인동덩굴 인동과 ★★★

- **약용부위** : 꽃봉오리
- **약초이름** : 금은화
- **채취시기** : 5~6월에 채취한다.

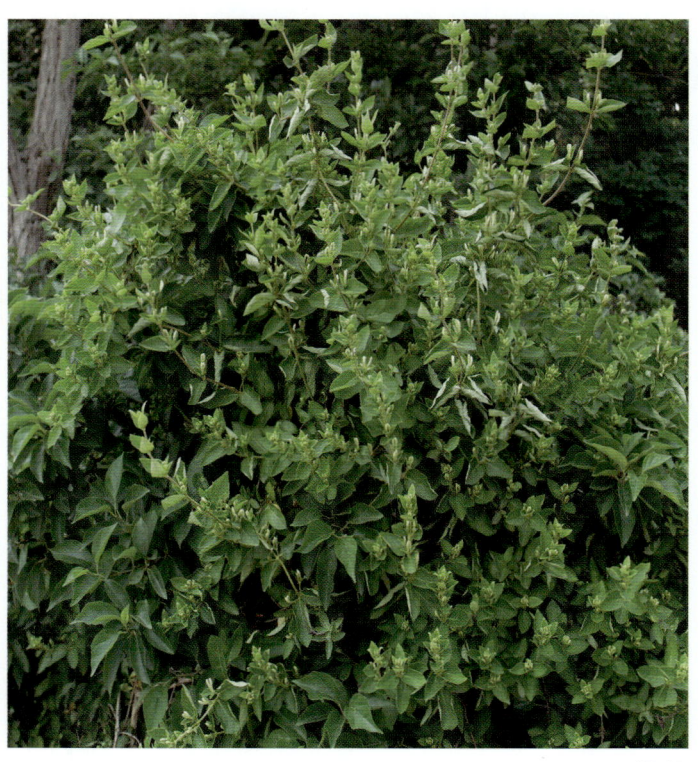

인동덩굴

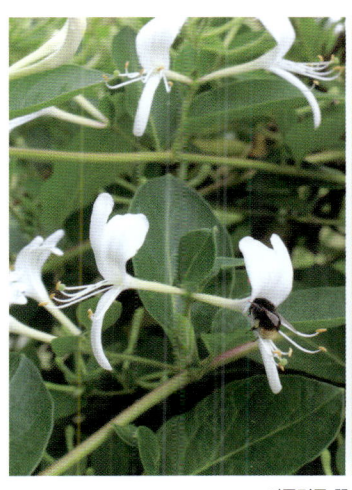
인동덩굴 꽃

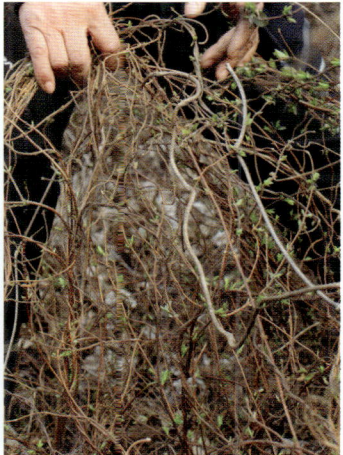
인동덩굴 줄기(초봄)

| 자생지 및 특징 | 우리나라 전역의 산에서 볼 수 있다. 양지바른 산기슭이나 들판, 숲 가장자리, 임도(林道) 주변에 자라며 나무를 감아 올라가거나 바위에 기대어 자란다.

| 약초의 효능 | 면역력이 저하된 상태에서 생기는 각종 염증(대상포진 등)을 치료한다.

| 가공법 | 불순물을 제거하고 깨끗하게 말려서 사용한다.

| 복용법 | 따뜻한 물에 우려서 차로 복용한다.

| 참고사항 | 붉은색 꽃이 피는 인동덩굴도 같은 약으로 사용한다.

인삼 두릅나무과 ★★★

- **약용부위** : 뿌리
- **약초이름** : 인삼
- **채취시기** : 가을 이후에 채취한다.

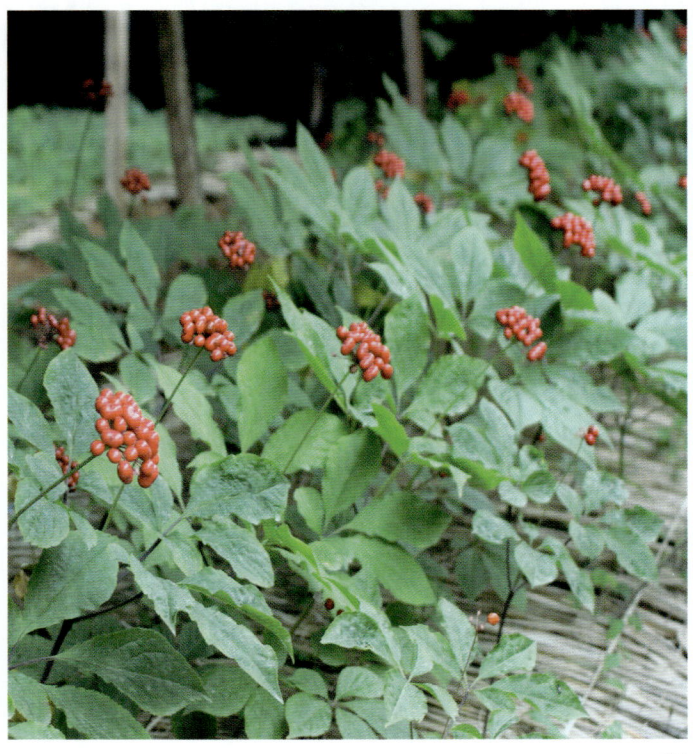

인삼

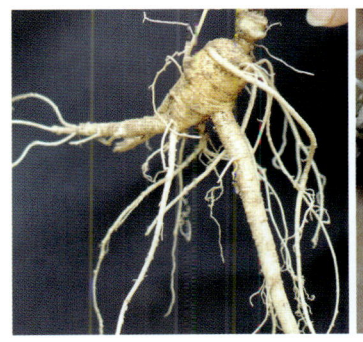 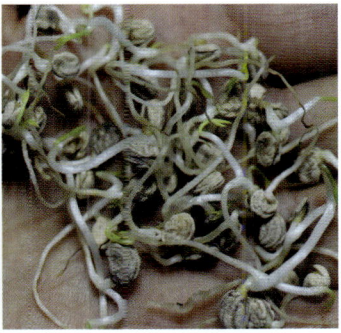

산삼 뿌리 　　　　장뇌삼 씨앗(사진제공 정진수)

| **자생지 및 특징** |　산에 야생하는 것도 있으나 흔하지 않고 농가에서 주로 재배한다. 건강식품 등에 의하여 인삼의 수요가 증가하면서 전국의 농가에서 인삼밭을 만들어 재배하고 있다. 그늘에서 자라는 특징이 있다.

| **약초의 효능** |　몸에 열과 기운을 보충하여 각종 허약증을 개선한다.

| **가공법** |　불순물을 제거하고 깨끗하게 말려서 사용한다. 껍질을 벗기지 않은 것을 사용해야 한다.

| **복용법** |　물에 달여서 복용한다.

| **참고사항** |　미국, 일본, 한국 등 의학계의 임상실험 및 연구결과 인삼의 씨앗에는 뿌리보다 뛰어난 효능이 있는 것으로 밝혀져 이에 대한 활용법을 개발해야 할 것으로 보인다.

일당귀 산형과 ★★★

- **약용부위** : 뿌리
- **약초이름** : 당귀
- **채취시기** : 가을 이후에 채취한다.

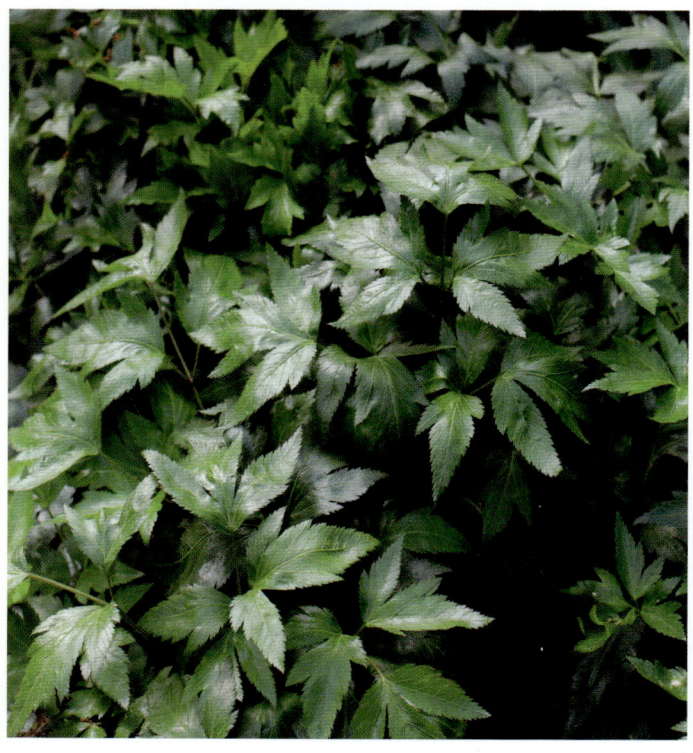

일당귀

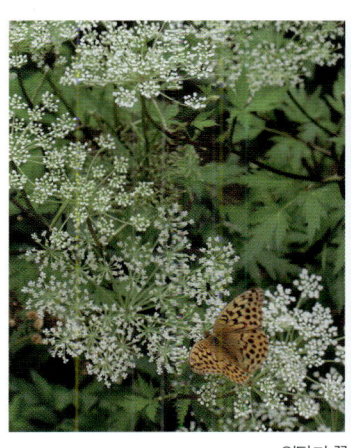
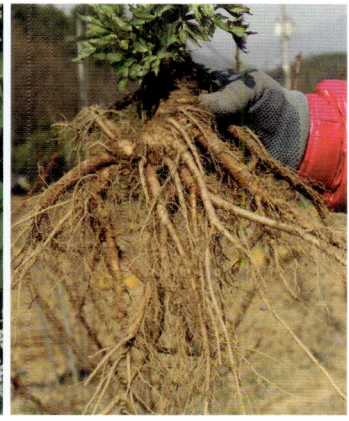

일당귀 꽃   일당귀 뿌리

| 자생지 및 특징 | 농가에서 재배하고 있다.

| 약초의 효능 | 혈액을 보충하는 효능이 있어 빈혈, 생리불순, 허약증 등에 사용한다.

| 가공법 | 불순물을 제거하고 깨끗하게 말려서 사용한다.

| 복용법 | 물에 달여서 복용한다.

| 참고사항 | 당귀의 종류에는 중국당귀, 참당귀, 일당귀가 있는데, 중국당귀가 정품이지만 현재 약으로 수입되지 않고 있어 성분과 효능이 유사한 일당귀를 사용한다. 참당귀는 우리나라 산에 자생하지만 성분과 효능이 중국당귀, 일당귀와 다르다.

일본목련 목련과 ★★★

- **약용부위** : 나무껍질
- **약초이름** : 후박
- **채취시기** : 봄에 채취한다.

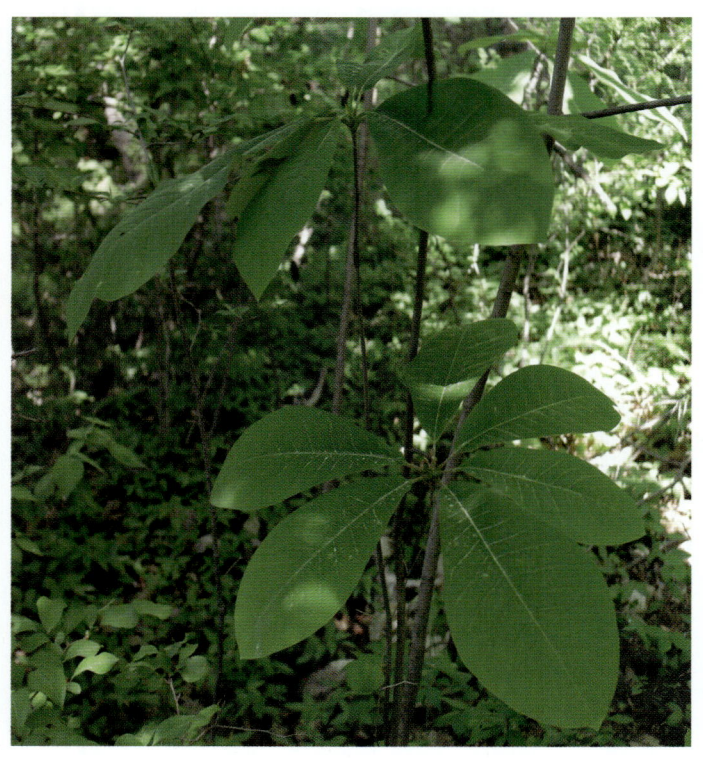

일본목련

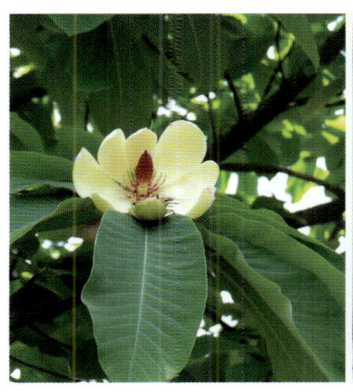
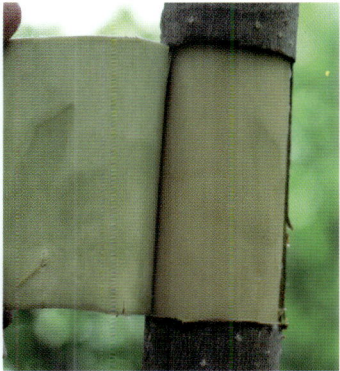

일본목련 꽃   일본목련 껍질

| 자생지 및 특징 | 일본 원산으로 나무가 크고 꽃과 열매가 아름다워서 관상용으로 재배한다. 하지만 현재는 씨앗이 퍼져서 도심 주변의 낮은 산에 자생하는 것을 흔히 볼 수 있다.

| 약초의 효능 | 위장의 운동을 촉진하여 가스가 차는 증상을 개선한다. 신경성 변비에도 효과가 있다.

| 가공법 | 말려서 그대로 사용하거나 생강즙을 먹인 후에 볶아서 사용한다.

| 복용법 | 물에 달여서 복용한다.

| 참고사항 | 열다와 씨앗에도 유사한 효능이 있다. 목재는 조각재와 가구재로 이용한다.

잇꽃 국화과 ★★

- **약용부위** : 꽃
- **약초이름** : 홍화
- **채취시기** : 7~8월 꽃잎이 노란색에서 붉은색으로 변할 때 채취한다.

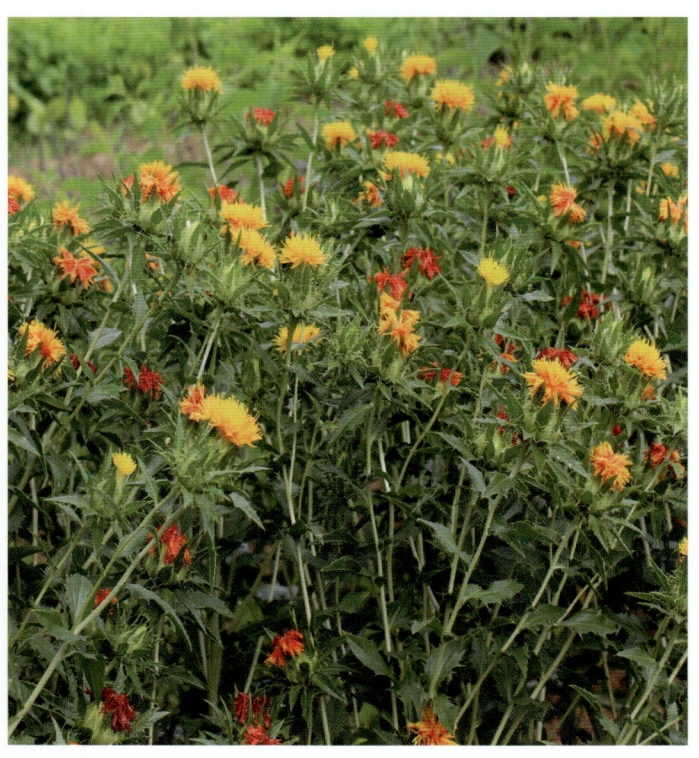

잇꽃

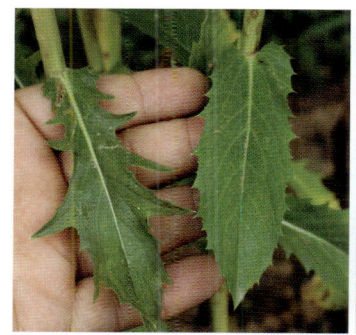 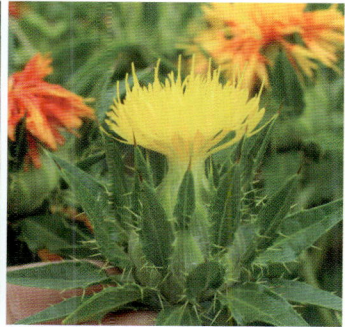

잇꽃 잎　　　　　　　　홍화

| **자생지 및 특징** |　이집트가 원산지이며 우리나라에서 재배하고 있다.
| **약초의 효능** |　어혈을 제거하는 효능이 좋아서 생리통, 생리분순 등 주로 부인과질환에 사용하며, 협심증에도 활용한다. 홍화를 복용하면 항암제 부작용이 줄어든다는 최근 연구결과가 있다. 홍화씨는 콜레스테롤 과다에 의한 동맥경화증을 예방하고 치료하는 효능이 있다.
| **가공법** |　줄기와 잎을 제거하고 꽃잎만 말려서 사용한다.
| **복용법** |　물에 달여서 복용하며, 차로 마셔도 좋다.
| **참고사항** |　홍화는 오래전부터 염료로 이용되었고 입술에 바르는 연지로도 쓰였다. 홍화씨 기름으로 등불을 켰을 때 나오는 그을음으로 만든 먹은 최상품으로 여겨졌다.

자귀나무 콩과 ★

- **약용부위** : 나무껍질
- **약초이름** : 합환피
- **채취시기** : 봄에 채취한다.

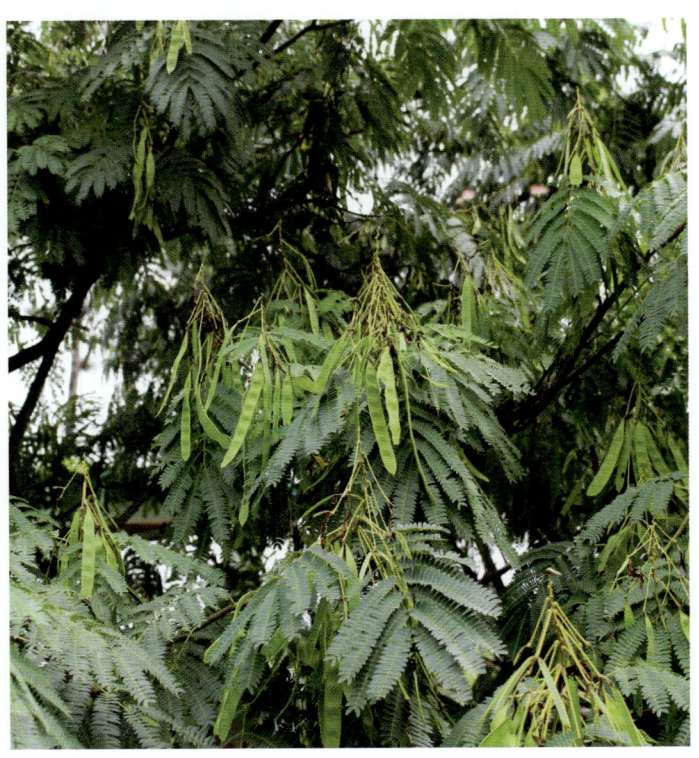

자귀나무

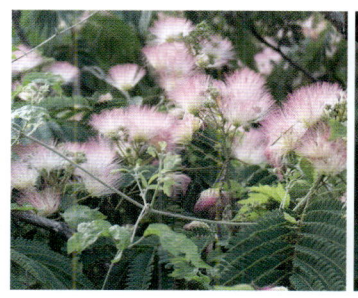
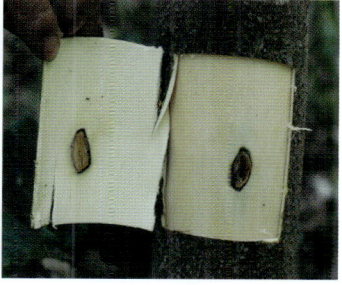

자귀나무 꽃 자귀나무 껍질

| **자생지 및 특징** | 주로 따뜻한 남부지방에 자생한다. 숲 가장자리처럼 아늑하면서도 따뜻한 곳에서 볼 수 있고, 서늘한 느낌이 있는 숲속에는 살지 않는다. 인가 주변에 자라고 있어 사람을 좋아하는 나무처럼 느껴진다.

| **약초의 효능** | 신경과민으로 인한 불면증, 우울증, 건망증 등에 사용한다.

| **가공법** | 불순물을 제거하고 깨끗하게 말려서 사용한다.

| **복용법** | 물에 달여서 복용한다.

| **참고사항** | 꽃봉오리와 꽃을 채취하여 차로 마시면 불면증, 건망증, 우울증을 개선하는 데 효과가 있다. 그런데 꽃이 피는 시기에 자귀나무 밑에 주차하면 진득한 액체를 뒤집어쓴다. 이는 자귀나무의 밀원(蜜源)을 찾아 날아든 곤충들의 배설물 탓이다.

작약 미나리아재비과 ★★★

- **약용부위** : 뿌리
- **약초이름** : 작약
- **채취시기** : 가을 이후에 채취한다.

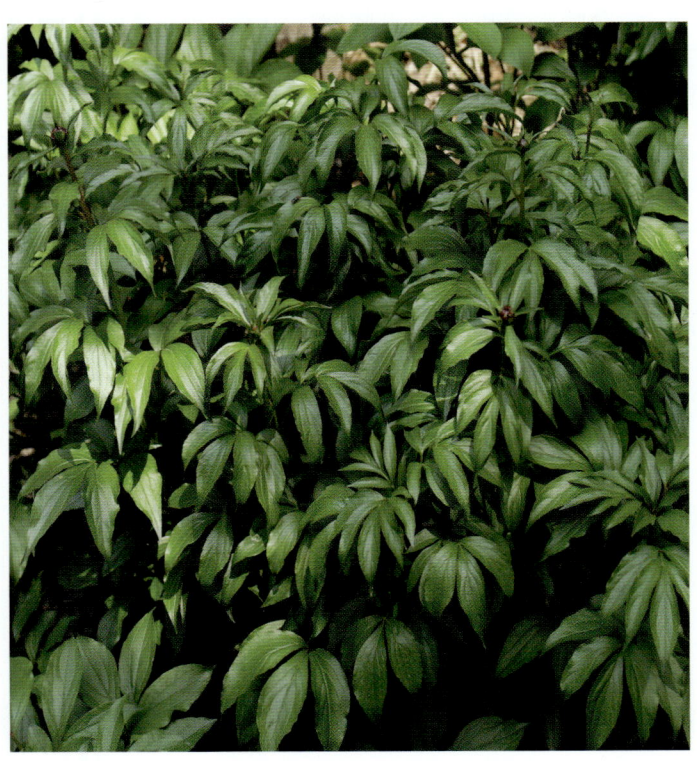

작약

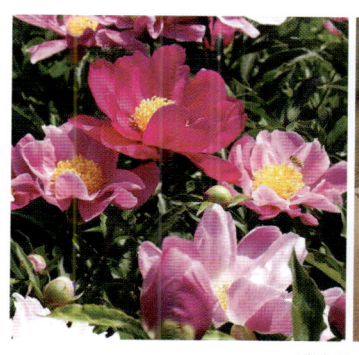 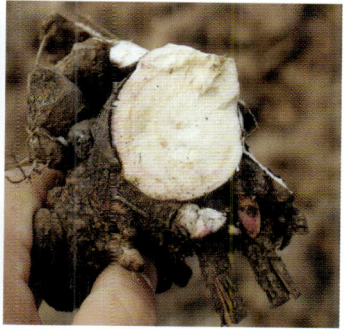

작약 꽃   작약 뿌리

| 자생지 및 특징 | 낮은 산지에 자라는 것도 있으나 약으로 유통되는 것은 대체로 농가에서 재배한 것이다. 꽃이 아름다워서 정원과 공원에 식재하기도 한다.

| 약초의 효능 | 경직된 조직을 풀어주고 경련을 완화시키는 효능이 있어 근육통, 근육경련 등에 사용한다.

| 가공법 | 불순물을 제거하고 깨끗하게 말려서 사용한다.

| 복용법 | 물에 달여서 복용한다.

| 참고사항 | 꽃과 잎의 형태가 유사하여 모란과 혼동하는 경우가 종종 있다. 그런데 작약은 매년 땅에서 새싹이 올라오는 초본식물이고, 모란은 나무에서 새싹이 올라오는 목본식물이라서 쉽게 구분할 수 있다.

잔대 초롱꽃과 ★★

- **약용부위** : 뿌리
- **약초이름** : 사삼
- **채취시기** : 가을 이후에 채취한다.

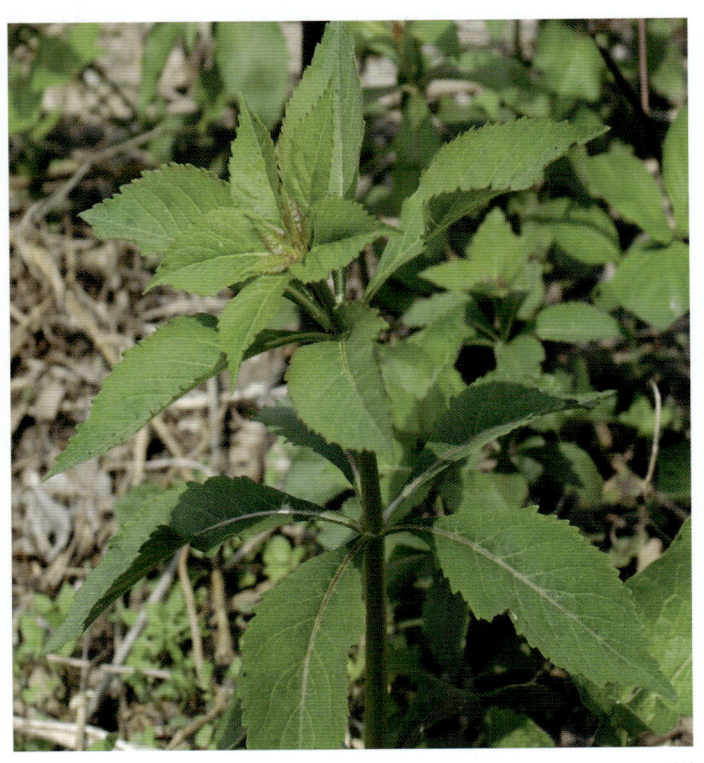

잔대

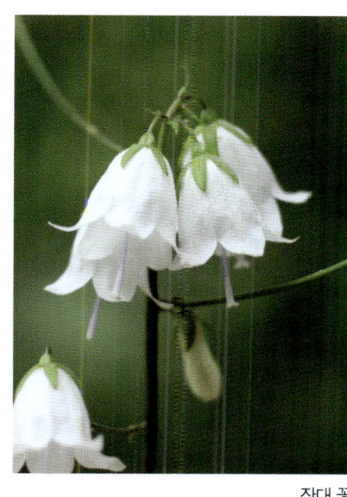
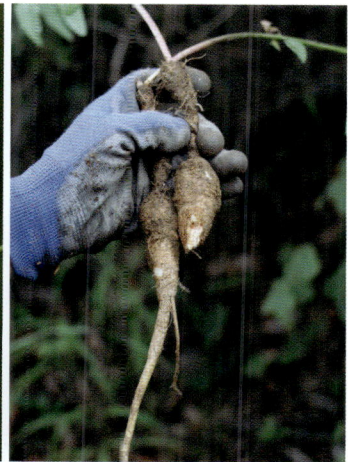

잔대 꽃   잔대 뿌리(야생)

| **자생지 및 특징** | 물 빠짐이 좋은 반그늘 혹은 햇볕이 잘 드는 산지에서 자라는데, 요즘은 농가에서 재배하기도 한다. 산행을 하다보면 종종 볼 수 있는 약초이다.

| **약초의 효능** | 체력저하, 마른기침, 기관지염, 산후 체력저하에 사용한다.

| **가공법** | 불순물을 제거하고 깨끗하게 말려서 사용한다.

| **복용법** | 물에 달여서 복용한다.

| **참고사항** | 어린순은 생으로 먹을 수도 있고 데쳐서 나물로도 먹는다.

전호 산형과 ★

- **약용부위** : 뿌리
- **약초이름** : 아삼
- **채취시기** : 가을 이후에 채취한다.

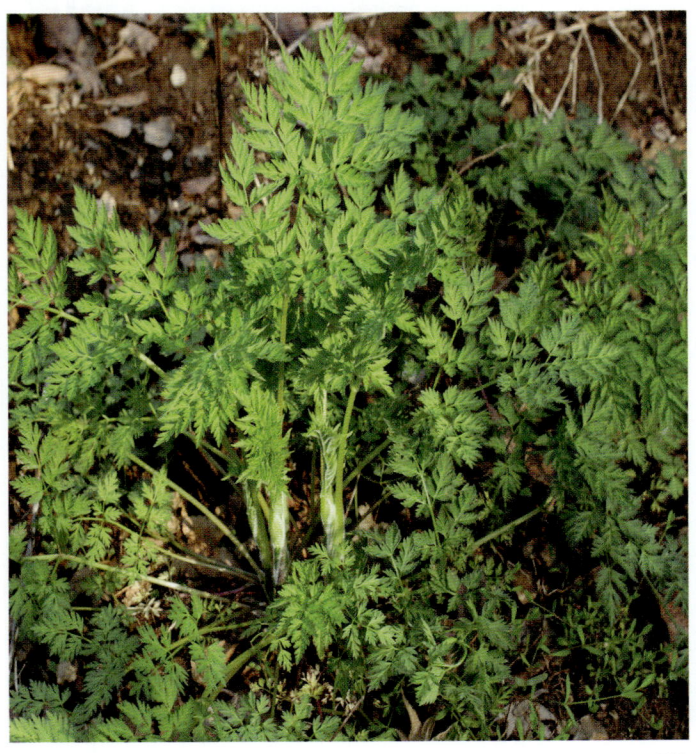

전호

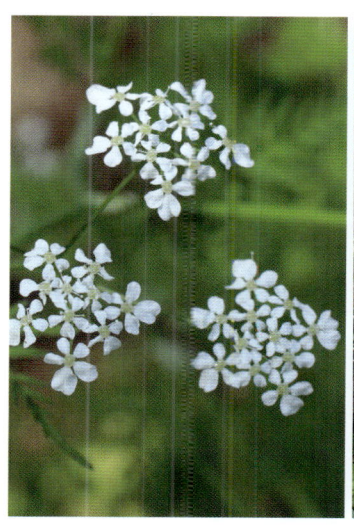 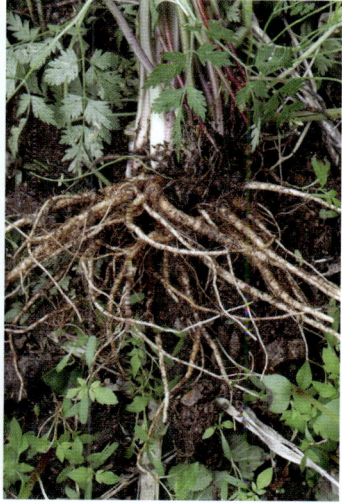

전호 꽃   전호 뿌리

| 자생지 및 특징 | 제주도를 비롯하여 전국 각지에 분포한다. 숲 가장자리처럼 약간의 습기가 있는 곳에서 잘 자란다.

| 약초의 효능 | 위장이 약하여 식욕부진이 나타나고, 기관지가 약하여 기침이 나오는 경우에 사용한다. 노인의 야뇨증에도 효과가 있다.

| 가공법 | 불순물을 제거하고 깨끗하게 말려서 사용한다.

| 복용법 | 물에 달여서 복용한다.

| 참고사항 | 어린순을 나물로 먹으면 맛이 아주 좋다.

족도리풀 쥐방울덩굴과 ★★★

- **약용부위** : 뿌리
- **약초이름** : 세신
- **채취시기** : 5~7월 사이에 채취한다.

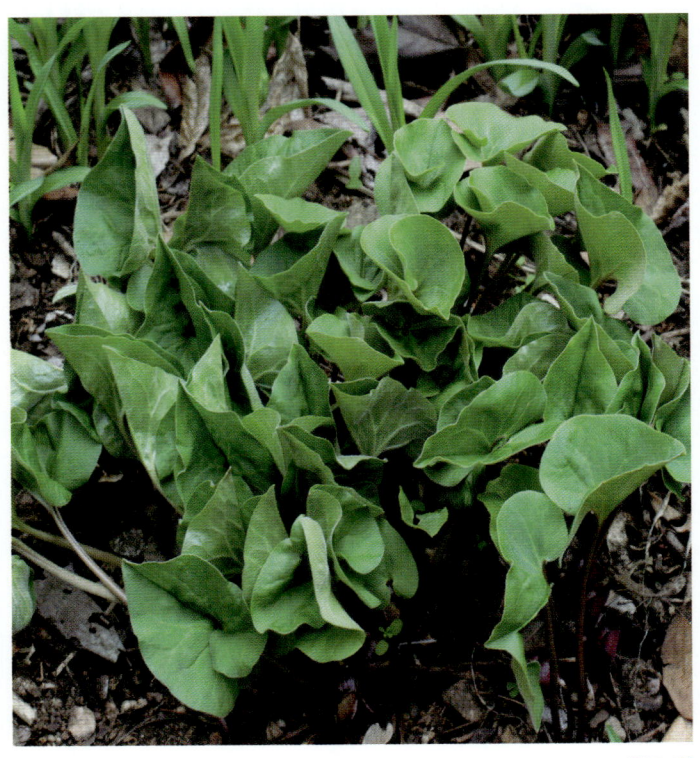

족도리풀

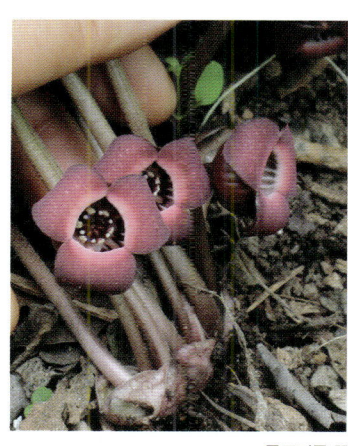
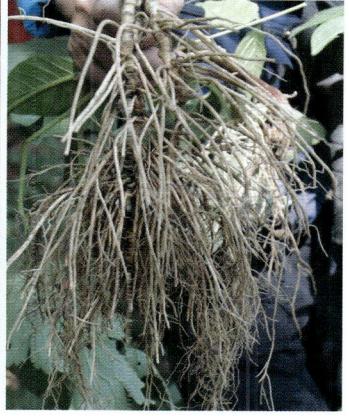

족도리풀 꽃   족도리풀 뿌리

| 자생지 및 특징 | 양지에서도 자라지만 보통은 반그늘이나 음지에서 자란다. 땅에 영양분이 많고 습기가 충분한 곳에 잘 자라기 때문에 계곡 근처에서 쉽게 볼 수 있다. 꽃이 족두리를 닮아서 족도리풀이라고 했다.

| 약초의 효능 | 비열, 치주염, 신경통, 근육통 등에 사용한다.

| 가공법 | 불순물을 제거하고 깨끗하게 말려서 사용한다.

| 복용법 | 물에 달여서 복용한다.

| 참고사항 | 세신과 백지(구릿대의 뿌리)를 달여서 가글을 하면 치통과 치주염에 효과가 있다.

쥐똥나무 물푸레나무과 ★

- **약용부위** : 열매
- **약초이름** : 수랍과
- **채취시기** : 가을 이후에 채취한다.

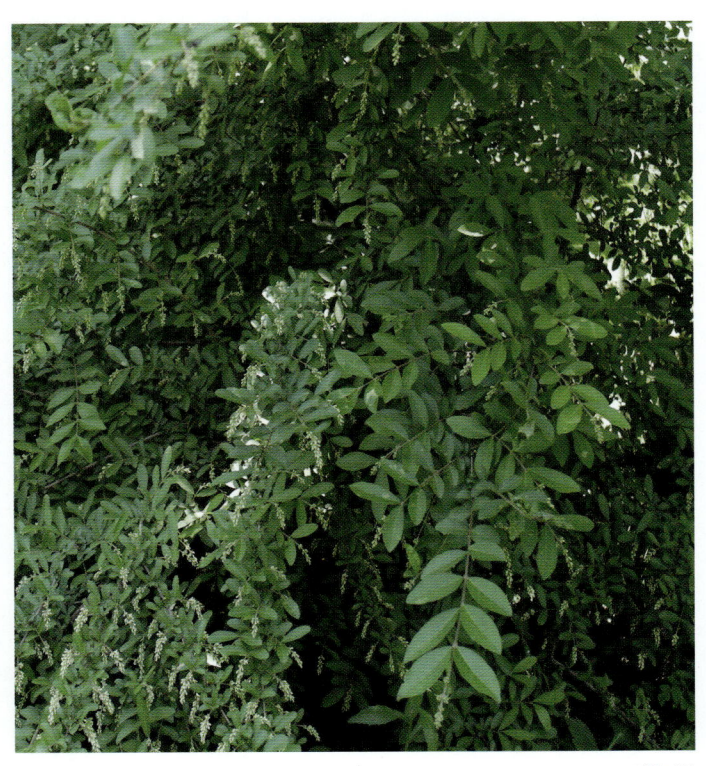

쥐똥나무

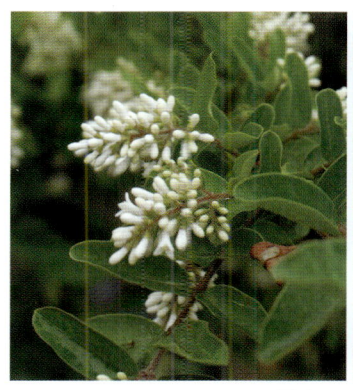
쥐똥나무 꽃

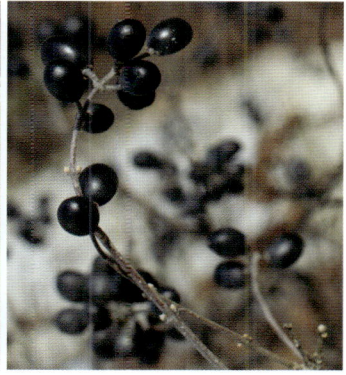
쥐똥나무 열매

| 자생지 및 특징 | 햇볕이 잘 드는 높지 않은 산에 자라는 특성이 있다. 메마른 땅보다는 습기가 있는 땅에서 잘 자란다는 뜻이다. 열매가 쥐똥처럼 검게 익기 때문에 쥐똥나무라고 하였는데, 이름과 달리 꽃향기가 매우 좋다.

| 약초의 효능 | 허약하여 식은땀이 나고 체력저하로 유정(遺精)이 있을 때 사용한다.

| 가공법 | 불순물을 제거하고 깨끗하게 말려서 사용한다.

| 복용법 | 물에 달여서 복용한다.

| 참고사항 | 꽃이 예쁘고 공해에 강하기 때문에 울타리나무로 많이 심는다. 도로와 인도의 경계에 많이 식재되어 있다.

쥐오줌풀 마타리과 ★★

- **약용부위** : 뿌리
- **약초이름** : 힐초근
- **채취시기** : 가을 이후에 채취한다.

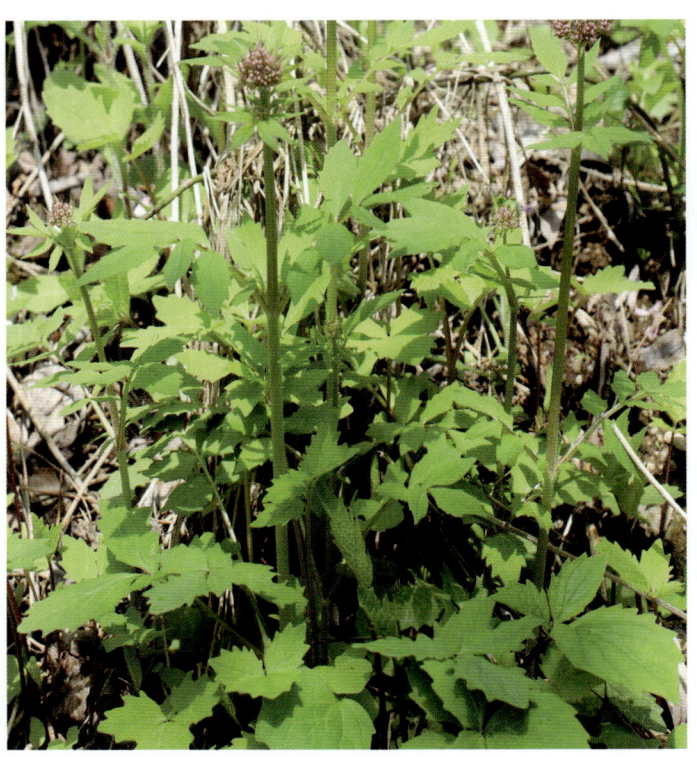

쥐오줌풀

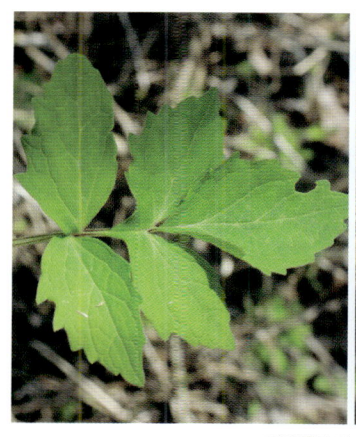 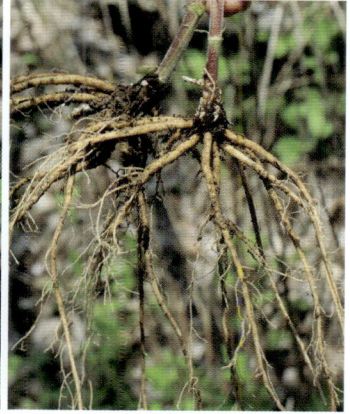

쥐오줌풀 잎   쥐오줌풀 뿌리

| **자생지 및 특징** | 전국적으로 분포하고 있으며 산속의 다소 습한 곳에서 자란다. 쥐오줌 냄새와 비슷한 향이 나서 쥐오줌풀이라는 이름이 붙었다.

| **약초의 효능** | 불견증에 효과가 좋다.

| **가공법** | 불순물을 제거하고 깨끗하게 말려서 사용한다.

| **복용법** | 물에 달이거나 가루를 내어 복용한다.

| **참고사항** | 어린순을 나물로 먹을 수 있는데, 쓴맛이 있어 데친 뒤 찬물에 담가서 우려내고 조리하는 것이 좋다. 꽃이 달린 어린순을 나물로 먹기 때문에 지방에서는 꽃나물이라고도 한다.

지느러미엉겅퀴 국화과 ★

- **약용부위**: 전초
- **약초이름**: 비렴
- **채취시기**: 꽃이 피어 있을 때 채취한다.

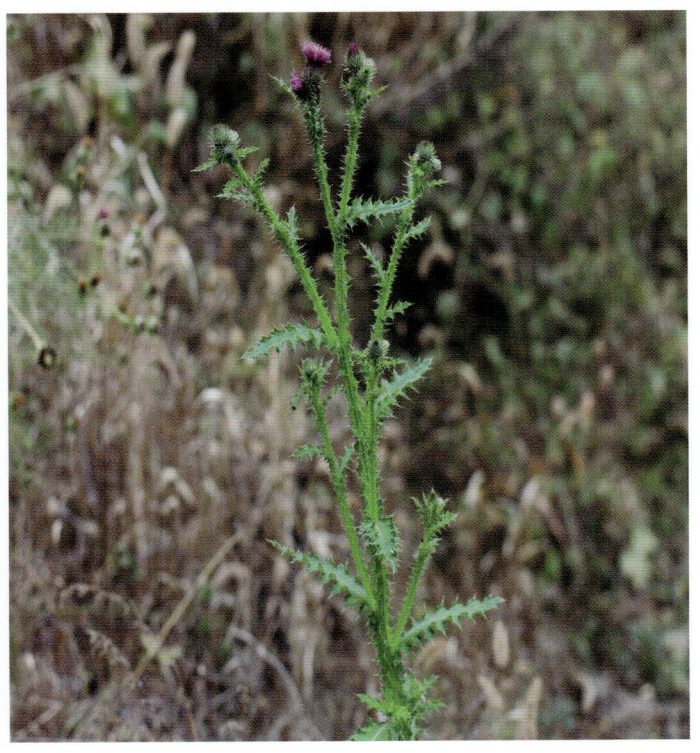

지느러미엉겅퀴

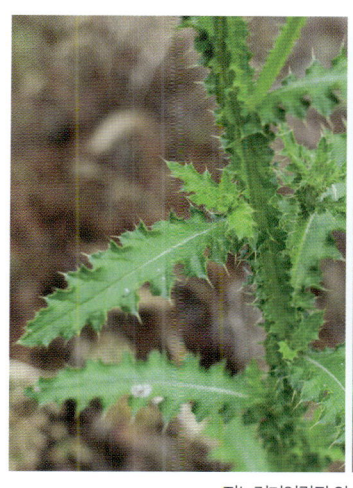 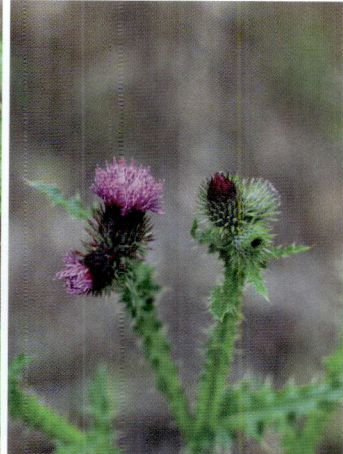

지느러미엉겅퀴 잎   지느러미엉겅퀴 꽃

| 자생지 및 특징 | 전국의 들판이나 공터, 길가 등 햇볕이 잘 드는 곳에서 자란다. 줄기에 물고기의 지느러미처럼 생긴 깃이 있어서 지느러미엉겅퀴라는 이름이 붙었다.

| 약초의 효능 | 소염작용, 진통작용이 있어 퇴행성관절염, 류마티스성관절염으로 붓고 아플 때 사용한다.

| 가공법 | 불순물을 제거하고 깨끗하게 말려서 사용한다.

| 복용법 | 물에 달여서 복용한다.

| 참고사항 | 어린순은 나물로 먹는다.

지치 지치과 ★★

- **약용부위** : 뿌리
- **약초이름** : 자초
- **채취시기** : 가을 이후에 채취한다.

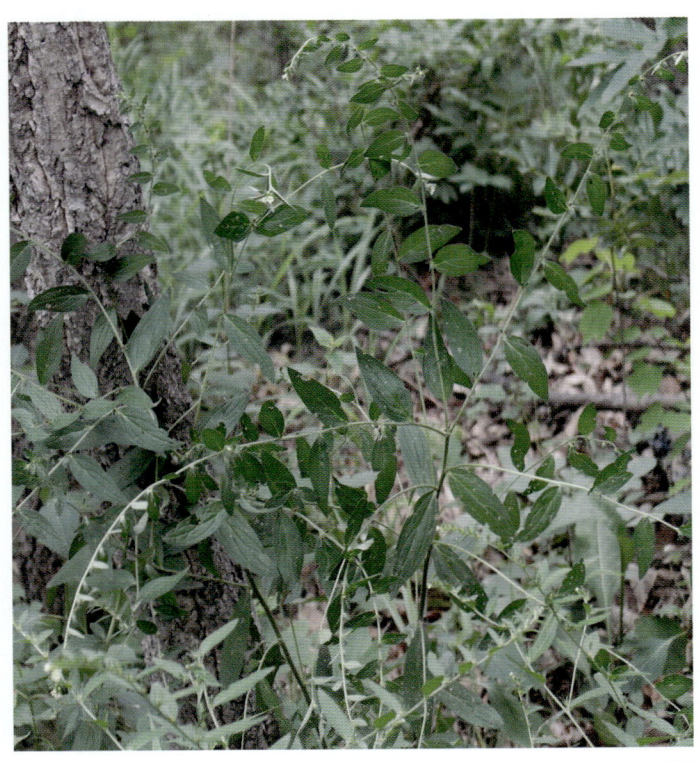

지치

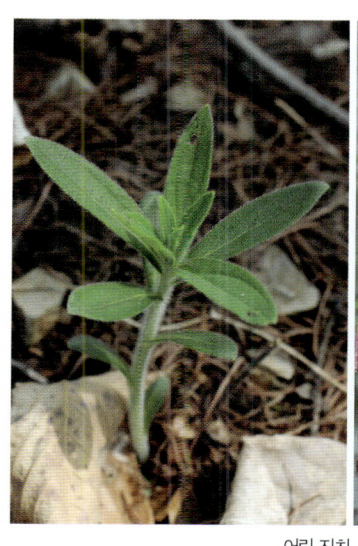 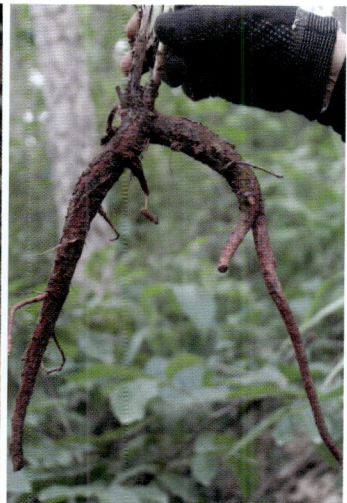

어린 지치   지치 뿌리

| 자생지 및 특징 | 햇볕이 잘 들고 물 빠짐이 좋은 산에서 자란다. 전라남도 진도에서 재배하고 있다.

| 약초의 효능 | 각종 피부염에 사용하며 아토피에도 효과가 있다.

| 가공법 | 불순물을 제거하고 깨끗하게 말려서 사용한다.

| 복용법 | 물에 달여서 복용한다.

| 참고사항 | 뿌리는 보라색 염료로 사용한다. 진도의 특산품인 홍주의 주원료가 지치 뿌리이다.

지황 현삼과 ★★★

- **약용부위** : 뿌리
- **약초이름** : 숙지황
- **채취시기** : 가을 이후에 채취한다.

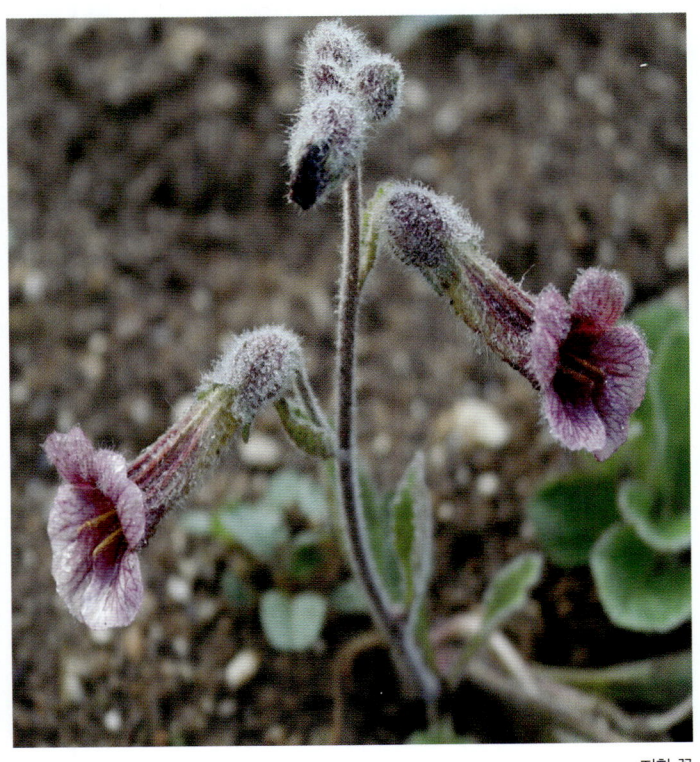

지황 꽃

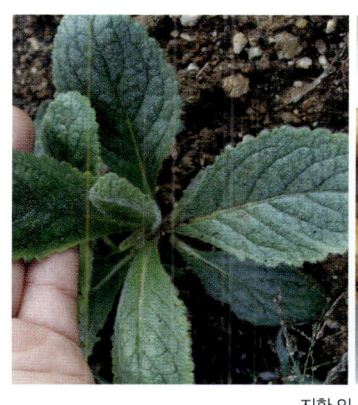 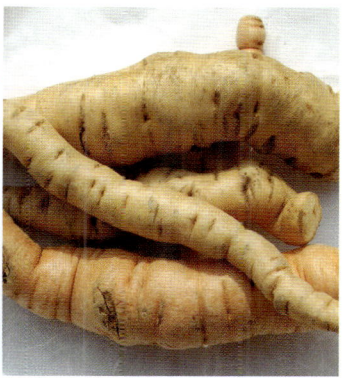

지황 잎 　　　　　　　　　　지황 뿌리

| 자생지 및 특징 |　중국이 원산이며 농가에서 재배하고 있다. 추위에 강하지만 따뜻하고 햇볕이 잘 드는 곳, 비옥하고 물 빠짐이 좋은 땅에서 잘 자란다.

| 약초의 효능 |　영양분을 공급하는 효능이 있어 다양한 허약증에 사용한다.

| 가공법 |　햇볕에 말린 지황의 뿌리가 건지황이며, 건지황을 아홉 차례 찌고 말린 것을 숙지황이라고 한다.

| 복용법 |　물에 달여서 복용한다.

| 참고사항 |　인삼과 숙지황 달인 물로 삼계탕을 해서 먹으면 맛과 영양이 매우 좋다.

질경이 질경이과 ★★★

- **약용부위**: 씨앗
- **약초이름**: 차전자
- **채취시기**: 여름~가을 사이에 성숙한 씨앗을 채취한다.

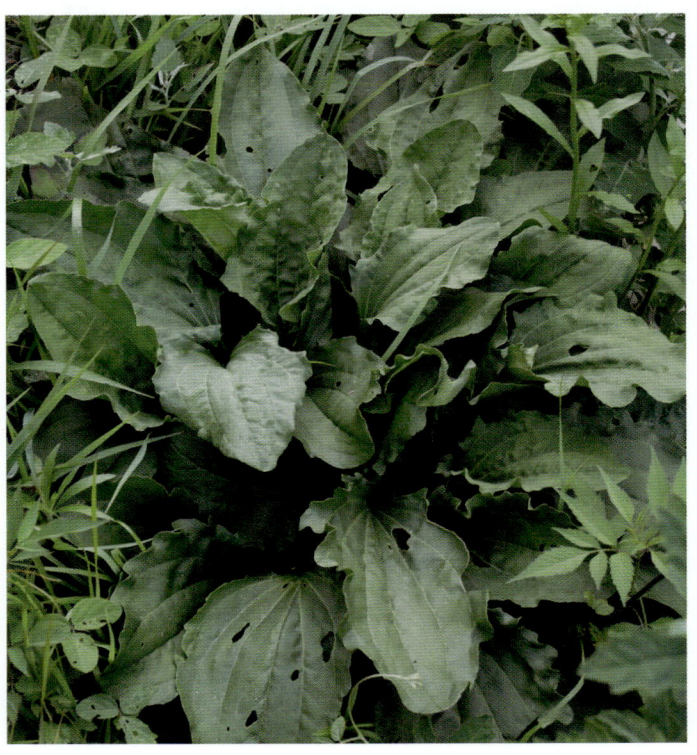

질경이

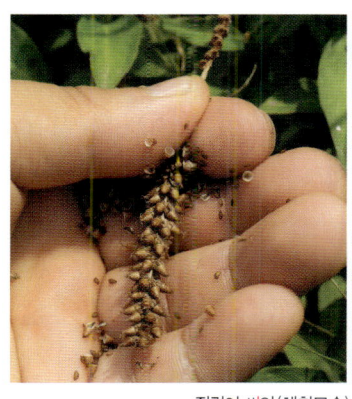 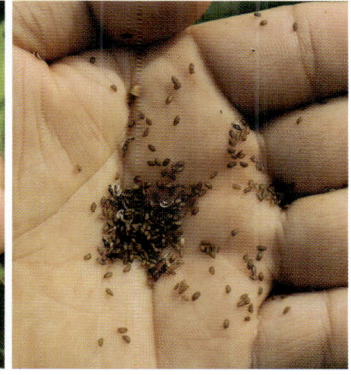

질경이 씨앗(채취모습)   질경이 씨앗(차전자)

| **자생지 및 특징** | 사람이나 동물이 자주 다니는 길가에서 자란다. 그래서 산길을 잃었을 때 질경이를 따라가면 마을이 나온다.

| **약초의 효능** | 몸이 약한 사람의 요로감염증, 요로결석, 전립선질환에 사용한다.

| **가공법** | 말린 후에 그냥 볶거나 소금물을 먹인 후에 볶아서 사용한다.

| **복용법** | 물에 달이거나 환을 만들어서 복용한다.

| **참고사항** | 어린잎은 나물이나 국으로 먹을 수 있다. 옛날에는 흉년을 넘길 수 있게 하는 나물이라서 중요하게 여겼다고 한다. 최근에는 김치를 담거나 장아찌를 만들기도 한다.

짚신나물 장미과 ★

- **약용부위** : 전초
- **약초이름** : 선학초
- **채취시기** : 여름~가을에 줄기와 잎이 성장했을 때 채취한다.

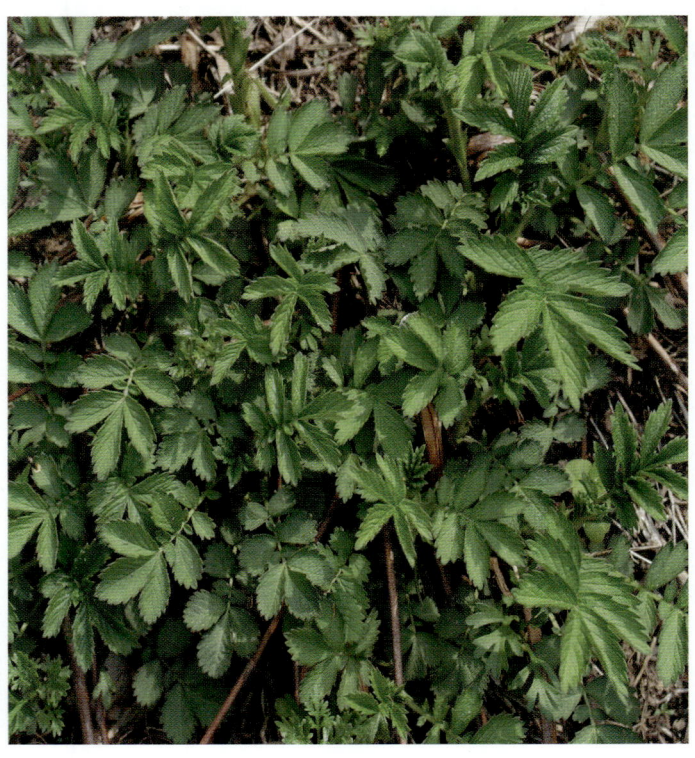

짚신나물

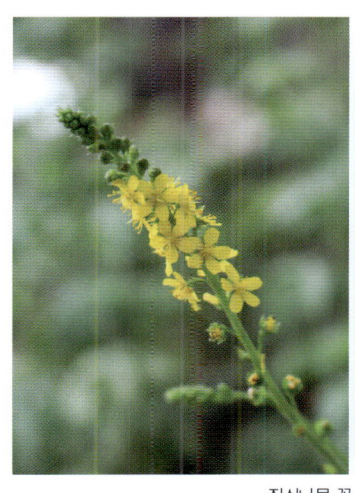
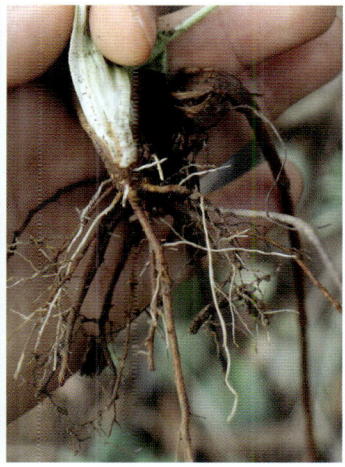

짚신나물 꽃 짚신나물 뿌리

| 자생지 및 특징 | 전국의 산이나 들에 자란다. 등산로 주변에서도 흔하게 관찰된다. 열매가 짚신에 붙고 어린순은 나물로 이용되었기 때문에 짚신나물이라는 이름이 붙었다.

| 약초의 효능 | 각종 출혈을 멎게 하며 복통, 설사, 이질에 효과가 좋다.

| 가공법 | 불순물을 제거하고 깨끗하게 말려서 사용한다.

| 복용법 | 물에 달여서 복용한다.

| 참고사항 | 어린순을 나물로 먹는데, 쓴맛이 강하므로 데쳐서 우려낸 후에 조리하는 것이 좋다.

찔레나무 장미과 ★

- **약용부위**: 열매
- **약초이름**: 영실
- **채취시기**: 열매가 붉게 익을 무렵에 채취한다.

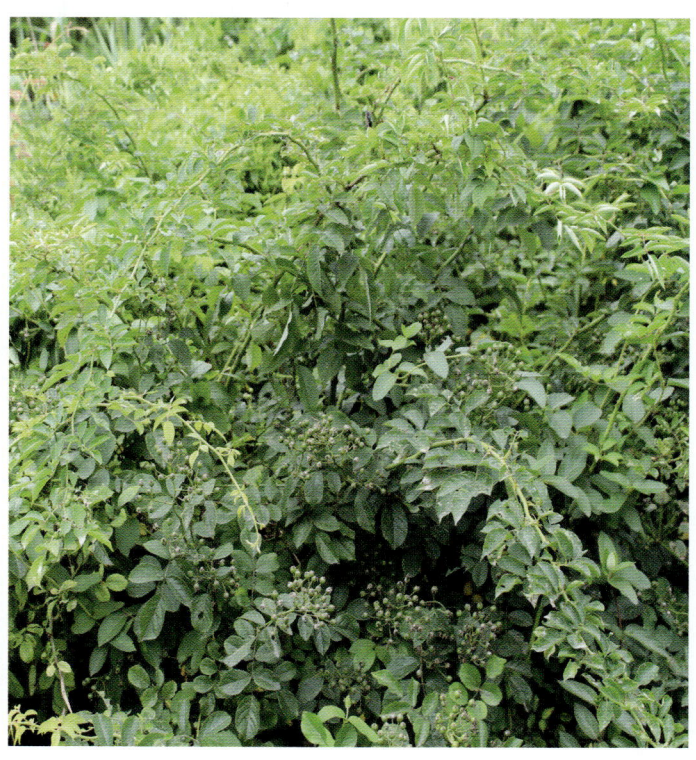

찔레나무

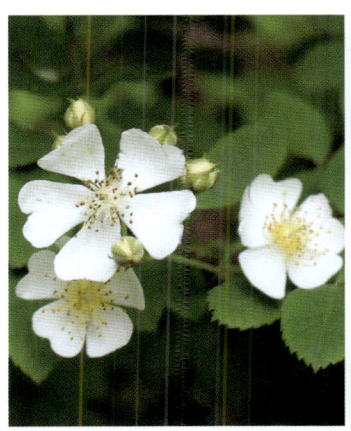 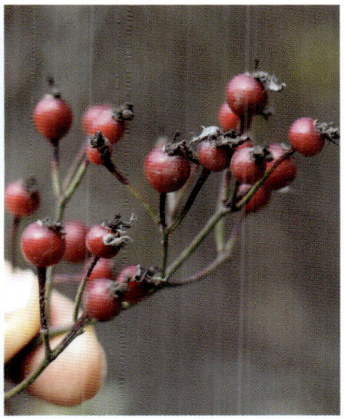

찔레나무 꽃   찔레나무 열매

| 자생지 및 특징 | 전국의 산기슭이나 볕이 잘 드는 냇가와 골짜기에서 자란다.

| 약초의 효능 | 항노화작용이 있으며 노인성 불면증, 건망증, 성욕감퇴 등에 사용한다.

| 가공법 | 불순물을 제거하고 깨끗하게 말려서 사용한다.

| 복용법 | 물에 달여서 복용한다.

| 참고사항 | 연한 순을 데쳐서 나물로 먹는다. 꽃은 차로 이용하거나 화전을 부쳐서 먹는다. 옛날에는 찔레꽃을 따다가 증류시켜서 화장수를 만들어 사용했다고 한다.

차나무 차나무과 ★

- **약용부위** : 잎
- **약초이름** : 다엽
- **채취시기** : 봄에 채취한다. 티백용 녹차를 만드는 것은 봄, 여름, 가을에 채취한다.

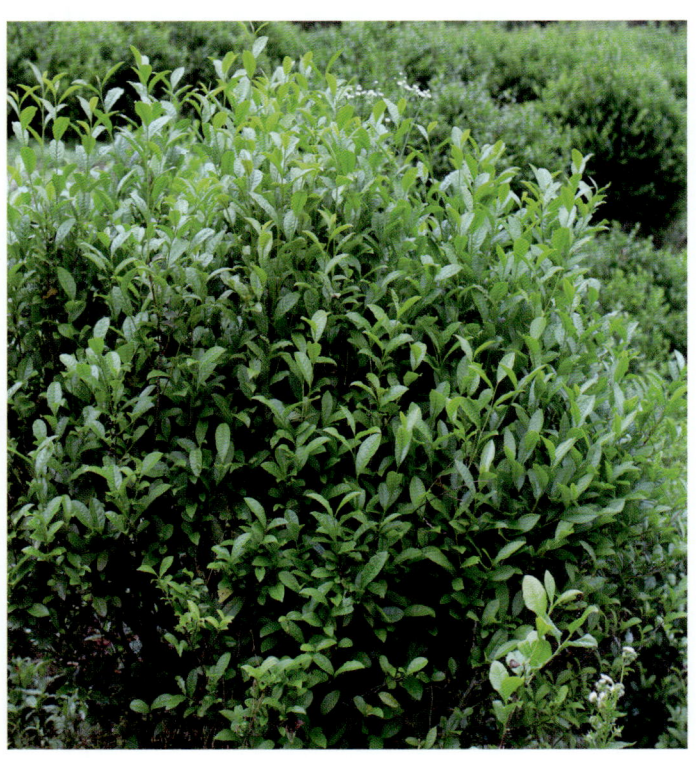

차나무

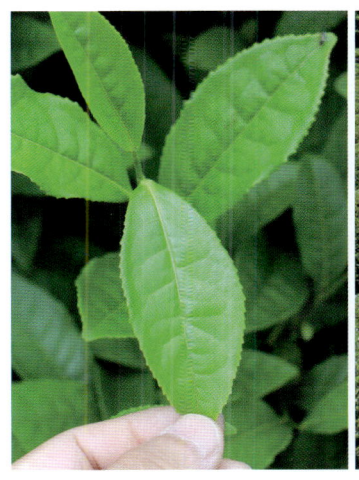 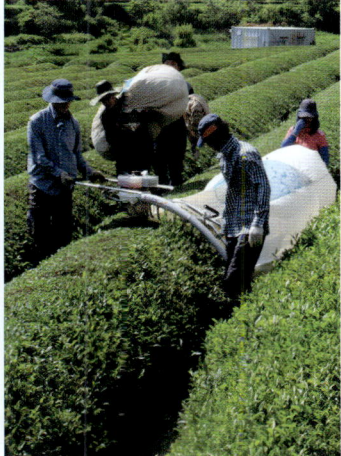

차나무 잎   태백용 차잎 수확

| 자생지 및 특징 | 원산지는 중국이고 경상남도 하동군과 사천시, 전라남도 장흥군, 영암군, 보성군 등에서 재배하고 있다.

| 약초의 효능 | 소화를 촉진하고 뇌혈류를 개선하여 두통을 치료한다. 간기능을 향상시키는 효능도 있다.

| 가공법 | 불순물을 제거하고 깨끗하게 말려서 사용한다.

| 복용법 | 따뜻한 물에 우려서 차로 복용한다.

| 참고사항 | 차나무의 종자는 화장품에 이용되며, 목재는 단추 재료로 쓰인다.

차즈기 꿀풀과 ★★★

- **약용부위** : 잎
- **약초이름** : 자소엽
- **채취시기** : 잎이 무성해지는 (늦)여름에 채취한다.

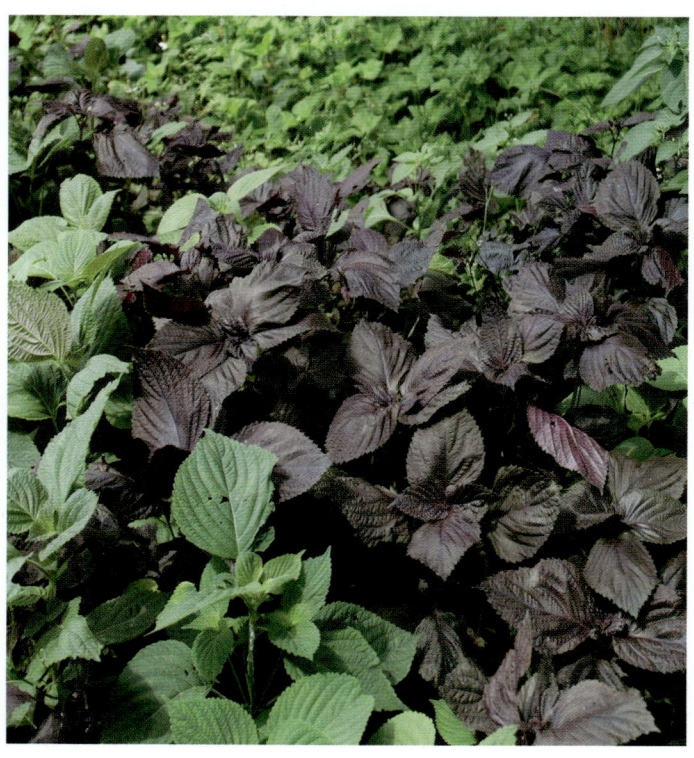

차즈기

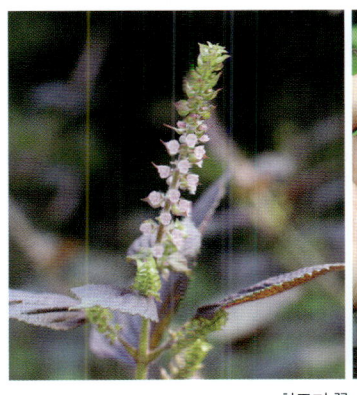
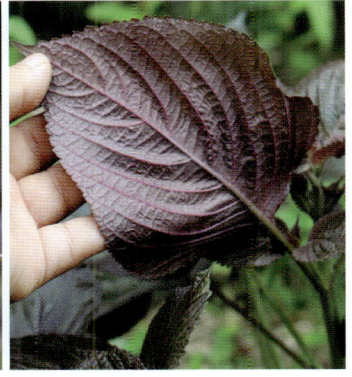

차즈기 꽃   차즈기 잎

| 자생지 및 특징 | 우리나라 농가에서 재배하기도 하지만 씨앗이 퍼져서 햇볕이 잘 드는 곳곳에 자생하는 것을 쉽게 볼 수 있다.

| 약초의 효능 | 약한 발한작용이 있어 감기에 사용하며, 신경성 소화불량에도 효과적이다.

| 가공법 | 불순물을 제거하고 깨끗하게 말려서 사용한다.

| 복용법 | 따뜻한 물에 우려서 차로 복용한다.

| 참고사항 | 게나 생선의 독을 없애는 효능이 있어 이들을 요리할 때 넣으면 식중독을 예방할 수 있다. 장독(된장, 고추장) 안에 넣어두면 곰팡이가 생기지 않는다. 농작물 사이에 차즈기를 심어두면 해충의 피해를 막을 수 있다.

참나리 백합과 ★

- **약용부위** : 뿌리
- **약초이름** : 백합
- **채취시기** : 가을 이후에 채취한다.

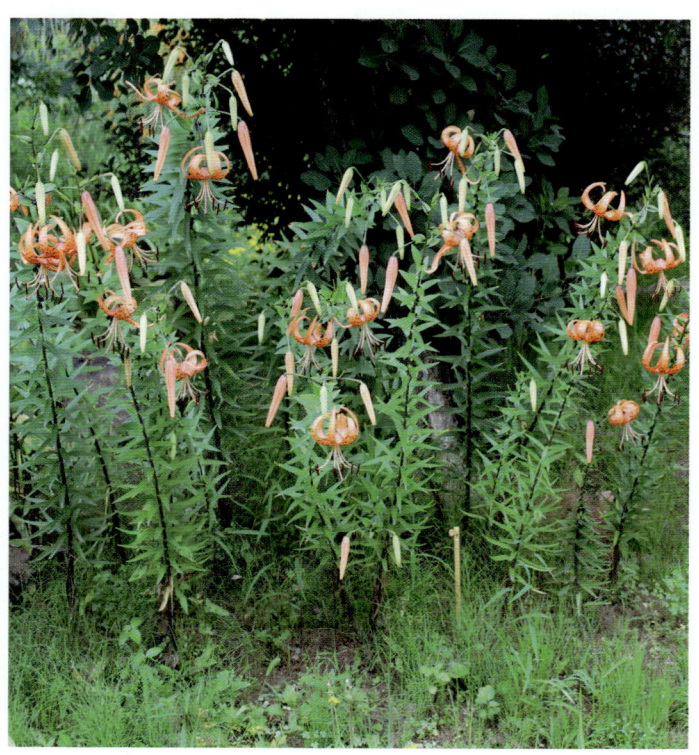

참나리

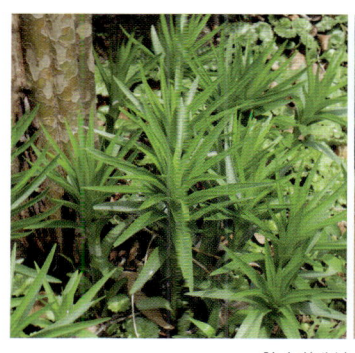 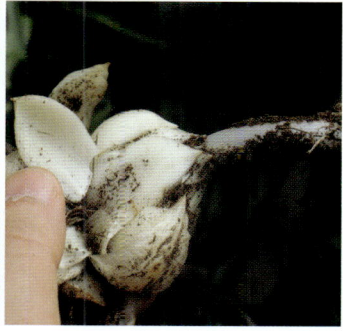

참나리(새순) 참나리 뿌리

| 자생지 및 특징 | 우리나라 전역의 양지바른 곳에서 자란다. 사람이 접근하기 어려운 해변의 암벽이나 산지의 바위틈에 뿌리를 내리고 사는 것도 있다. 백합과의 나리꽃 중에서 가장 아름다운 꽃이라는 뜻으로 '참'이라는 접두어가 붙었다.

| 약초의 효능 | 폐가 약하여 만성기침이 계속될 때 사용한다. 신경을 안정시키는 효능이 있어 불면증에도 효과적이다.

| 가공법 | 만성기침에 사용할 때는 꿀을 먹인 후에 볶아서 사용하고, 불면증에 사용할 때는 말린 것을 그대로 사용한다.

| 복용법 | 물에 달여서 복용한다.

| 참고사항 | 어린순은 나물로 먹는다. 조상들은 배가 고플 때 참나리의 뿌리를 삶거나 구워서 먹었고 쌀을 섞어 죽을 쑤어 먹기도 했다.

참당귀 산형과 ★★★

- **약용부위** : 뿌리
- **약초이름** : 토당귀
- **채취시기** : 가을 이후에 채취한다.

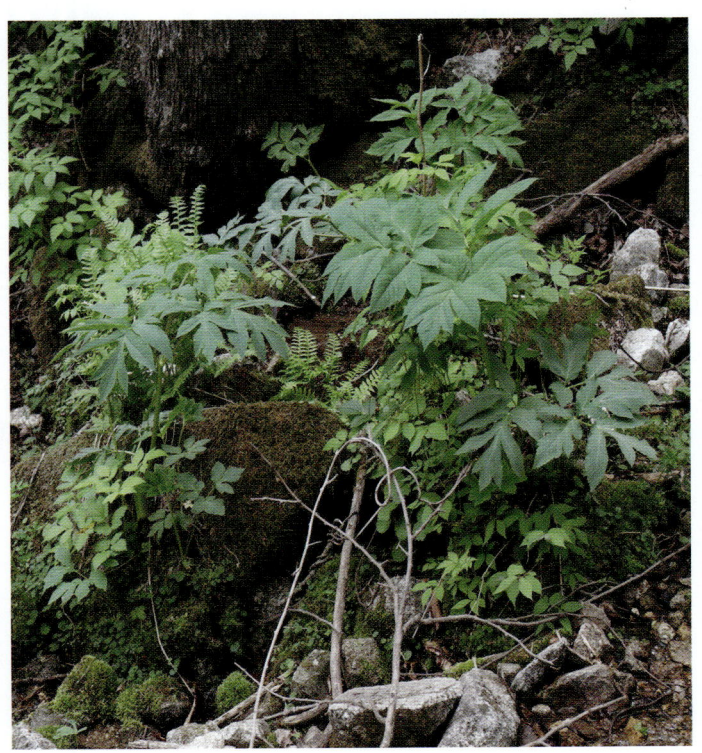

참당귀

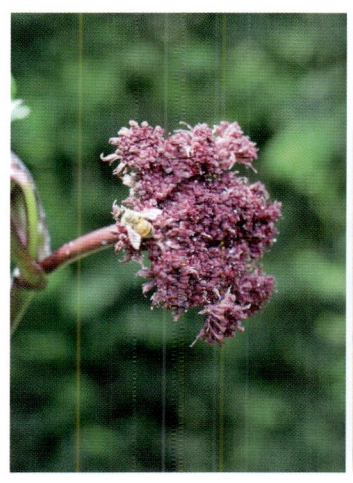 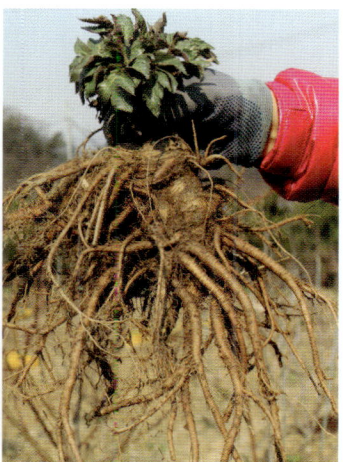

참당귀 꽃 　　　　　　참당귀 뿌리

| **자생지 및 특징** | 전국적으로 분포하며 산지의 계곡이나 습한 땅에서 자란다. 우리나라 농가에서 재배하고 있다.

| **약초의 효능** | 혈액순환을 촉진하여 생리통, 생리불순, 타박상, 골절상 등을 개선한다.

| **가공법** | 불순물을 제거하고 깨끗하게 말려서 사용한다.

| **복용법** | 물에 달여서 복용한다.

| **참고사항** | 어린순은 나물로 먹는다. 어린잎은 쌈으로 먹을 수 있다. 약간의 매운맛과 향기가 있어 맛이 좋은 편이다.

참죽나무 멀구슬나무과 ★

- **약용부위** : 뿌리껍질, 나무껍질
- **약초이름** : 춘백피
- **채취시기** : 나무껍질은 봄, 뿌리껍질은 가을 이후에 채취한다.

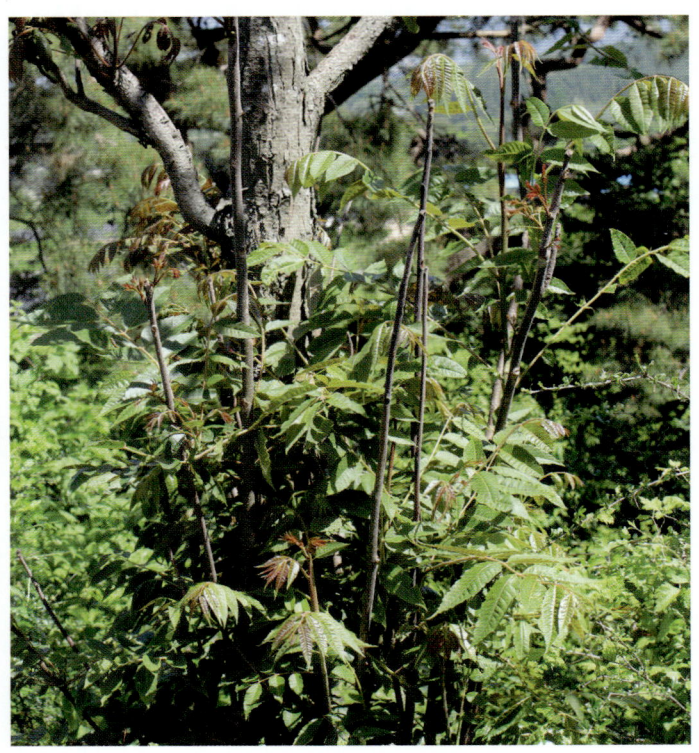

참죽나무

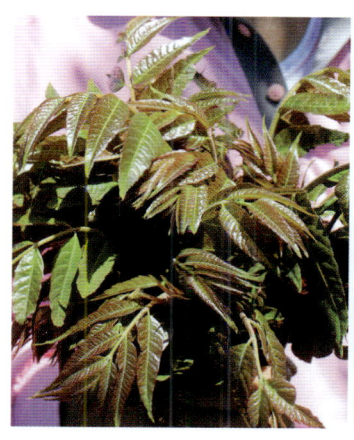 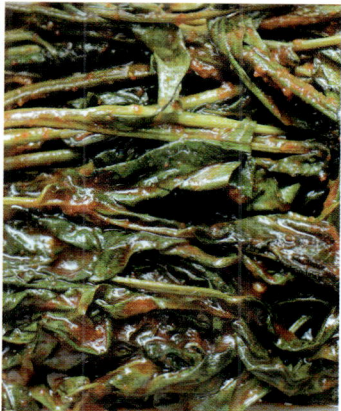

참죽나무 새순 　　　　참죽나무 김치(요리 정진수)

| **자생지 및 특징** |　중부 이남의 지대가 낮은 곳에서 볼 수 있다. 토질이 좋고 햇볕이 잘 드는 숲속이나 들판, 집 근처, 바닷가에 주로 자란다.

| **약초의 효능** |　오래된 이질과 설사, 대변출혈, 산후출혈, 대하증에 사용한다.

| **가공법** |　불순물을 제거하고 깨끗하게 말려서 사용한다.

| **복용법** |　물에 달여서 복용한다.

| **참고사항** |　어린잎과 줄기는 쌈으로 먹거나 살짝 데쳐서 나물로 먹는다. 전을 부치거나 장아찌를 담가서 먹기도 한다. 목재는 광택이 있고 결이 곱고 뒤틀리거나 갈라지지 않아서 악기재나 가구재로 쓰인다.

천궁 산형과 ★★★

- **약용부위** : 뿌리
- **약초이름** : 천궁
- **채취시기** : 가을 이후에 채취한다.

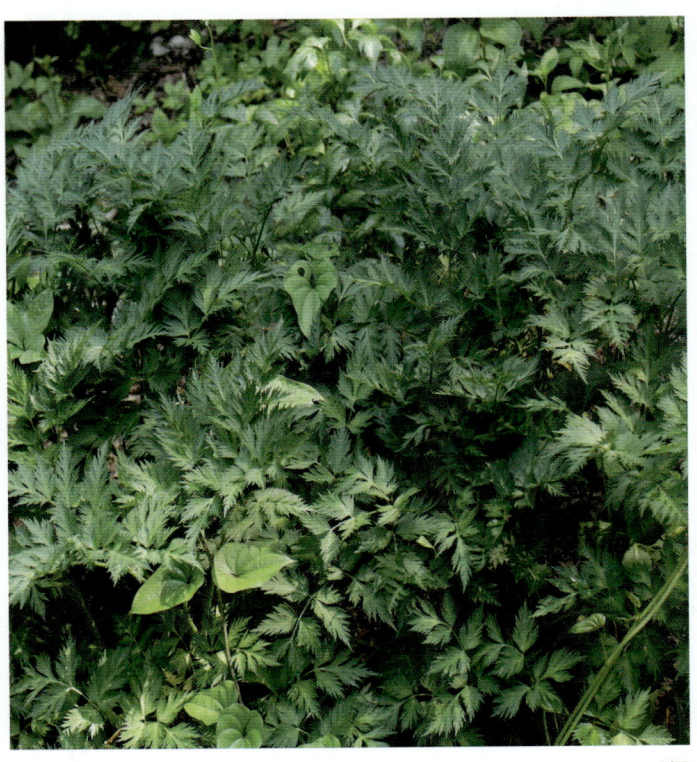

천궁

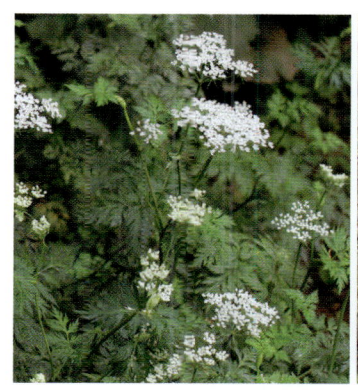 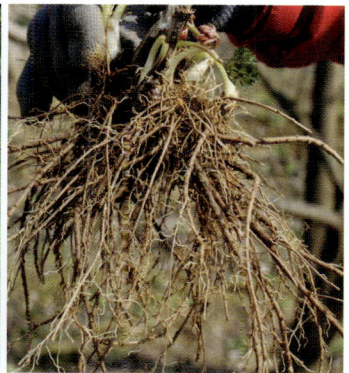

천궁 꽃 　　　　　　　　　　　천궁 뿌리

| 자생지 및 특징 |　중국 원산이며 자생하는 것은 거의 없고, 농가에서 약용식물로 재배한다.

| 약초의 효능 |　혈액순환을 촉진하여 두통, 생리통, 신체통 등을 치료한다.

| 가공법 |　불순물을 제거하고 깨끗하게 말려서 사용한다.

| 복용법 |　물에 달여서 복용한다.

| 참고사항 |　어린순은 나물로 먹는다. 말린 뿌리를 옷장에 넣어두면 좀이 생기지 않는다. '뱀이 피하는 풀'이라고 해서 '사피츠(蛇避草)'라고도 부른다. 그래서 예전에는 뱀을 쫓기 위해 장독대에 천궁을 심기도 했다.

천남성 천남성과 ★★

- **약용부위** : 뿌리
- **약초이름** : 천남성
- **채취시기** : 가을 이후에 채취한다.

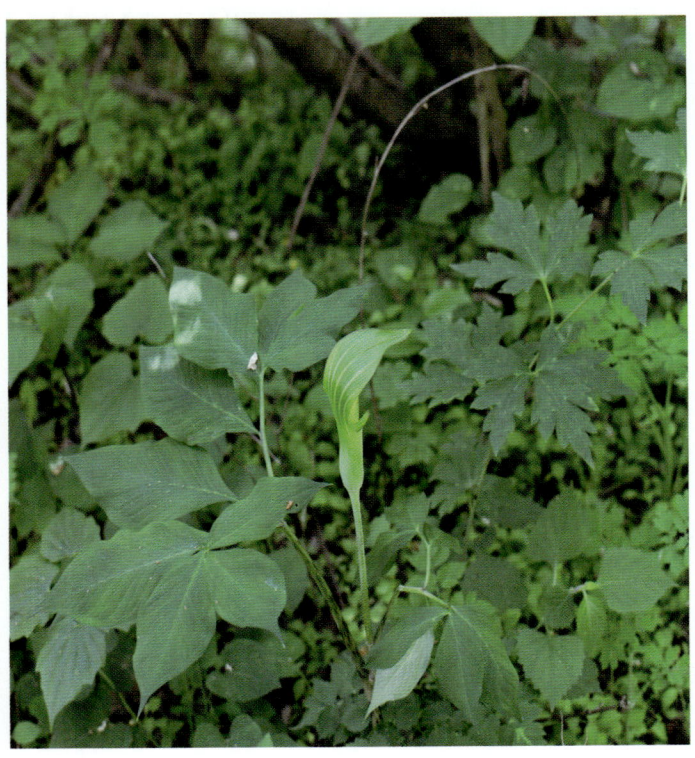

천남성

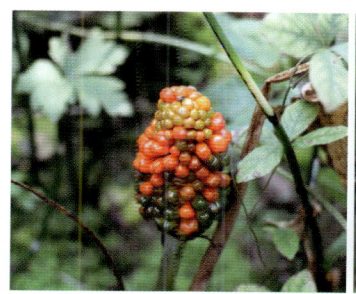 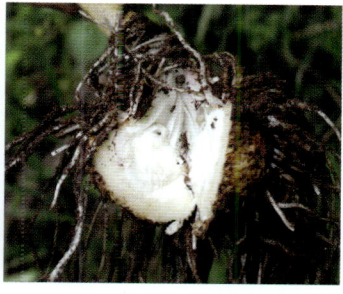

천남성 열매 　　　　　　　천남성 뿌리(절단)

| **자생지 및 특징** |　나무 아래나 그늘지고 습기가 있는 낮은 산에서 주로 자란다.

| **약초의 효능** |　담(痰)을 제거하는 효능이 강하여 중풍, 기관지염, 불임증 등에 사용한다.

| **가공법** |　다음과 같은 방법으로 독성을 제거해야 한다. 뿌리를 찬물에 담그고 매일 2~3회 물을 갈아준다. 거품이 나오면 백반과 함께 다시 물에 담가두는데, 아린 맛이 없어지면 천남성만 꺼내어 생강을 넣고 쪄서 사용한다.

| **복용법** |　물에 달여서 복용한다.

| **참고사항** |　옛날에는 사약의 재료로 사용했을 만큼 독성이 강하므로 반드시 독을 제거한 후에 사용해야 한다. 장희빈의 사약 재료로 쓰였던 것이 바로 천남성이다.

천마 난초과 ★★★

- **약용부위** : 뿌리
- **약초이름** : 천마
- **채취시기** : 가을 이후에 채취한다.

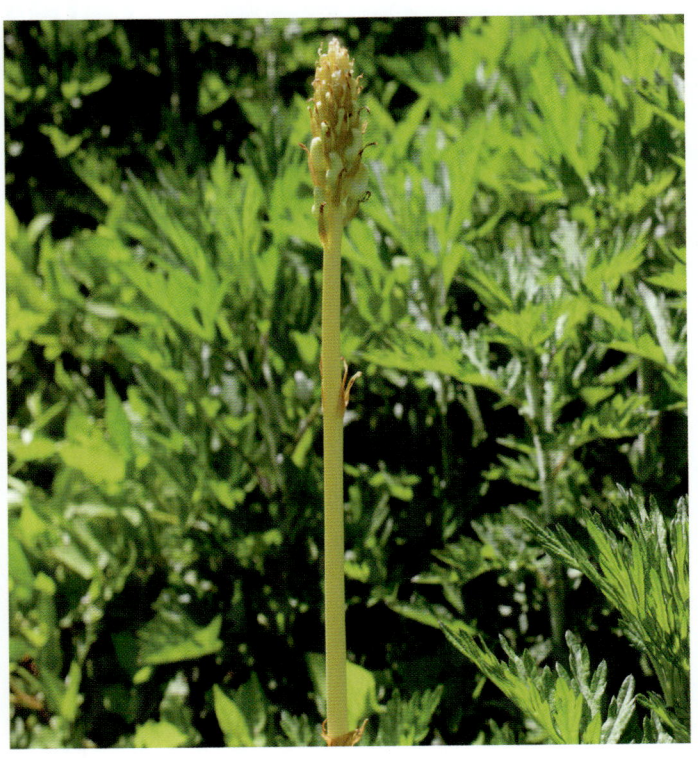

천마

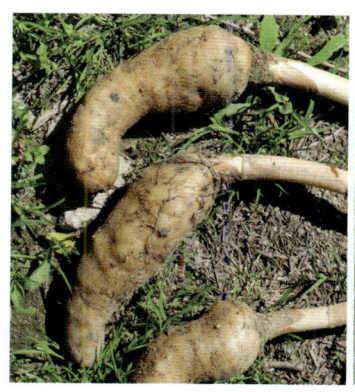 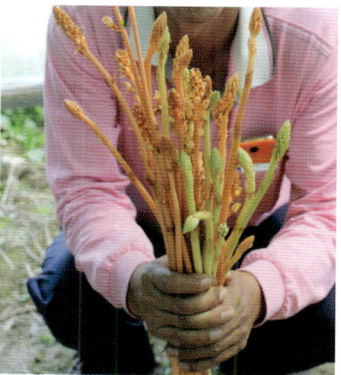

천마 뿌리 　　　　　　천마 지상부(적전)

| 자생지 및 특징 |　기생식물이며 참나무가 있는 곳에 생긴 버섯의 균사에 붙어서 자란다. 제주도를 포함한 전국에 분포하며 다소 깊은 산의 숲속에서 볼 수 있다. 전라북도 무주에서 재배한다.

| 약초의 효능 |　노혈류를 촉진하는 효능이 있어 두통, 건망증, 치매, 중풍 등에 사용한다.

| 가공법 |　불순물을 제거하고 깨끗하게 말려서 사용한다.

| 복용법 |　물에 달이면 고약한 냄새가 나기 때문에 가루를 내거나 환을 만들어 복용하는 것이 좋다.

| 참고사항 |　천마의 지상부를 적전(赤箭)이라는 약으로 사용하는데, 천마의 뿌리와 유사한 효능이 있다.

천문동 백합과 ★★

- **약용부위** : 뿌리
- **약초이름** : 천문동
- **채취시기** : 가을 이후에 채취한다.

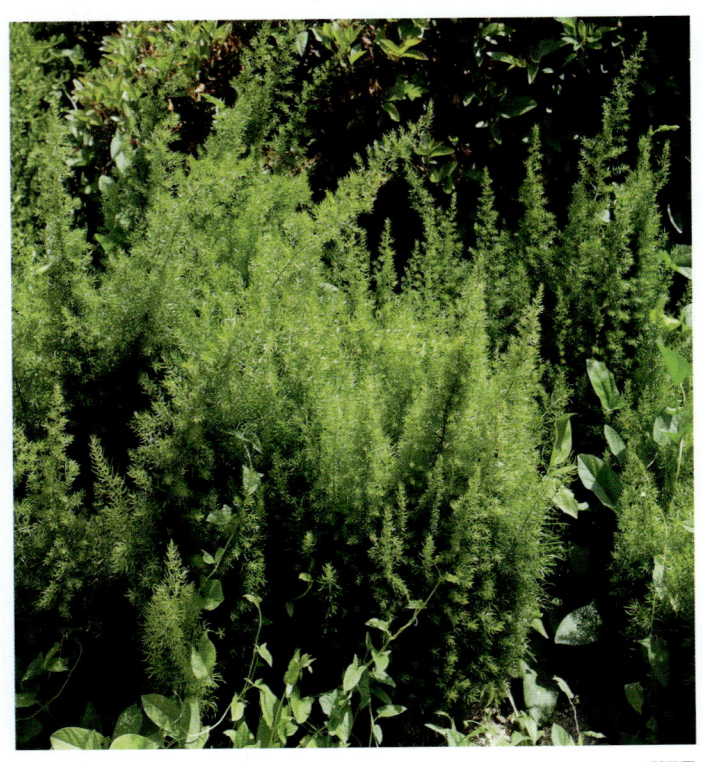

천문동

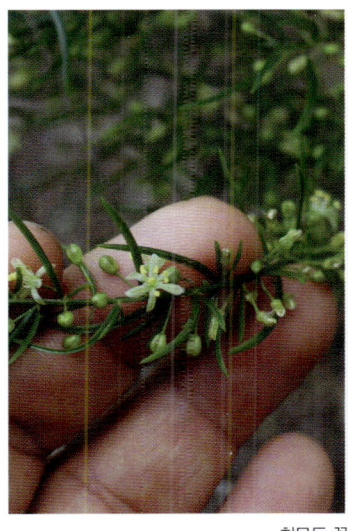 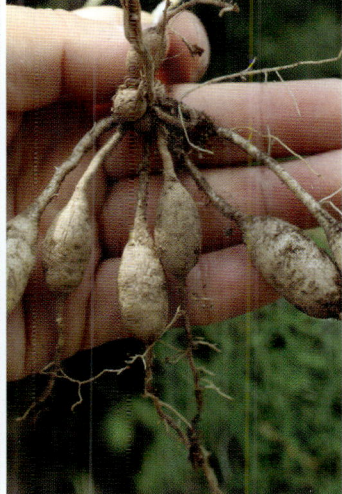

천문동 꽃   천문동 뿌리(야생)

| **자생지 및 특징** | 남부 해안가 산기슭과 산허리에서 자라며 농가에서 재배하기도 한다.

| **약초의 효능** | 마른기침, 편도염, 노인변비, 산후변비에 효과가 있다.

| **가공법** | 껍질과 심(心)을 제거하고 말려서 사용한다.

| **복용법** | 물에 달여서 복용한다.

| **참고사항** | 천문동 뿌리를 달여서 우려낸 물로 죽을 쑤어 먹으면 맛이 좋다.

청가시덩굴 백합과 ★

- **약용부위**: 뿌리
- **약초이름**: 철사영선
- **채취시기**: 가을 이후에 채취한다.

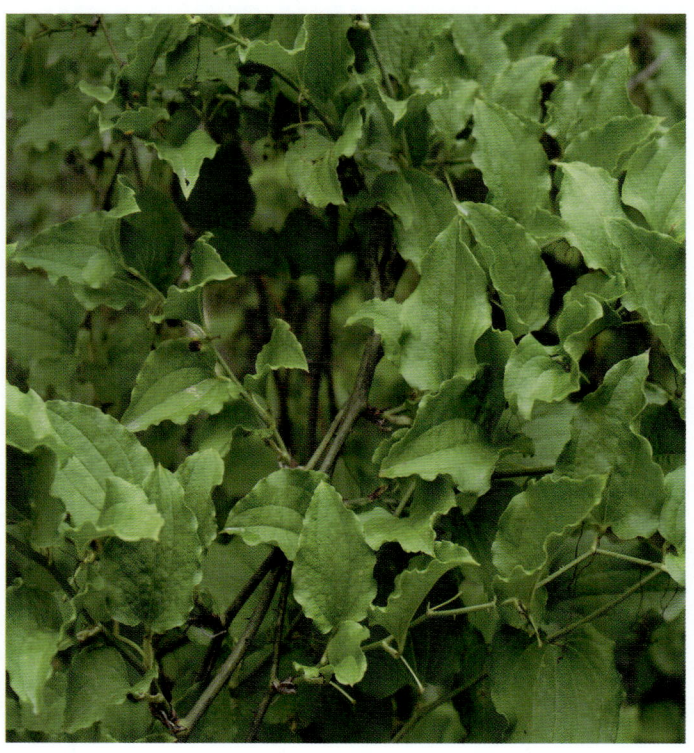

청가시덩굴

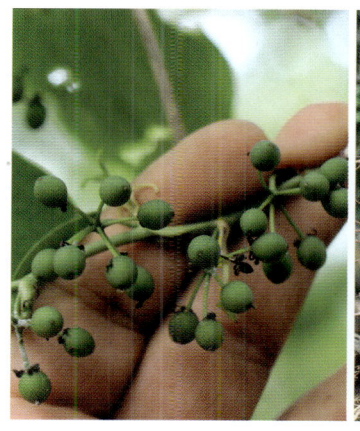
청가시덩굴 열매

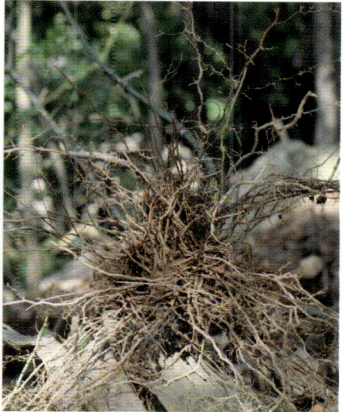
청가시덩굴 뿌리

| **자생지 및 특징** | 전국의 숲속에서 볼 수 있다. 옆에 있는 나무를 감아 올라가거나 바위에 기대어 자란다. 줄기가 녹색이고 가시가 많아서 청가시덩굴이라는 이름이 붙었다.

| **약초의 효능** | 관절염으로 통증이 심하여 굴신(屈伸)이 자유롭지 않을 때 사용한다.

| **가공법** | 불순물을 제거하고 깨끗하게 말려서 사용한다.

| **복용법** | 물에 달여서 복용한다.

| **참고사항** | 어린순과 어린잎은 나물로 먹을 수 있다. 쓰거나 떫은맛이 없고 맛이 좋은 편이다.

청미래덩굴 백합과 ★★★

- **약용부위**: 뿌리
- **약초이름**: 발계
- **채취시기**: 가을 이후에 채취한다.

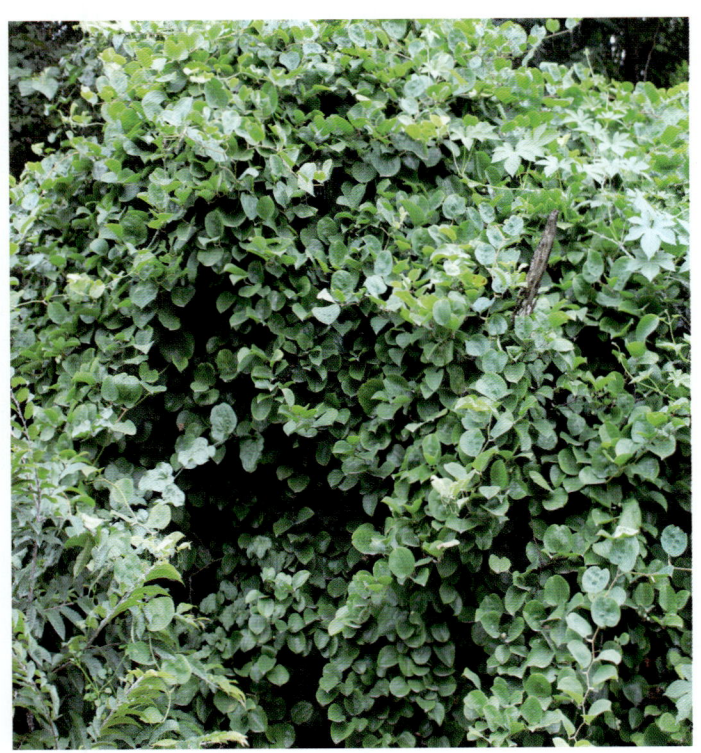

청미래덩굴

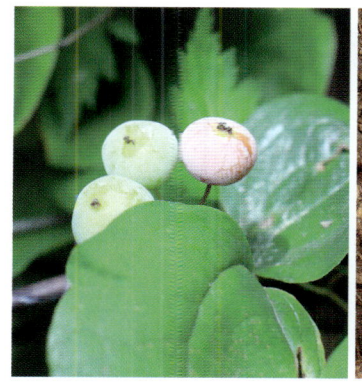
청미래덩굴 열매

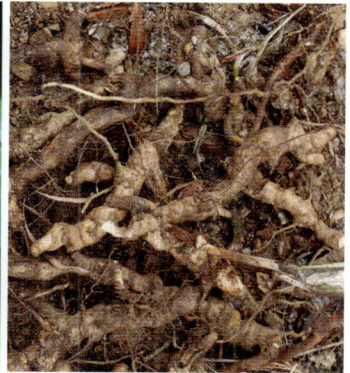
청미래덩굴 뿌리

| 자생지 및 특징 | 전국의 산에서 볼 수 있으며, 벌채 등으로 인해서 햇볕이 아주 잘 들어오는 숲의 가장자리에서 자란다. 산이 인간으로부터 자신을 지키기 위해서 숲의 가장자리에 살벌한 가시를 지닌 청미래덩굴이라는 철조망을 치는 것처럼 느껴진다.

| 약초의 효능 | 관절염, 근육통에 사용한다. 위암, 식도암, 직장암, 유선암, 자궁경부암, 인후암 등에 유효한 반응이 있다.

| 가공법 | 불순물을 제거하고 깨끗하게 말려서 사용한다.

| 복용법 | 물에 달여서 복용한다.

| 참고사항 | 어린잎은 나물로 먹는다. 약간 큰 잎으로 찰떡을 싸서 찌면 떡이 잘 상하지 않는데, 이것을 망개떡이라고 한다.

초피나무 운향과 ★★

- **약용부위** : 과피(果皮)
- **약초이름** : 천초, 화초
- **채취시기** : 가을에 채취한다.

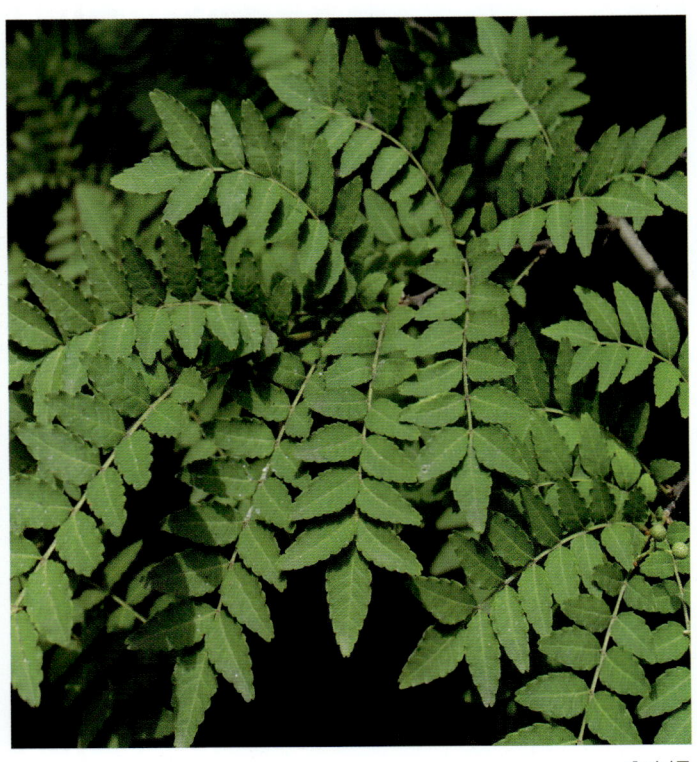

초피나무

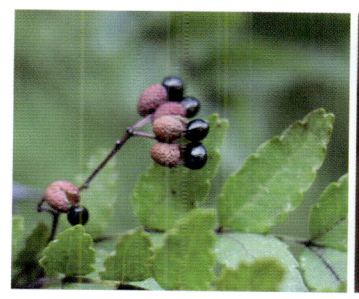
초피나무 열매

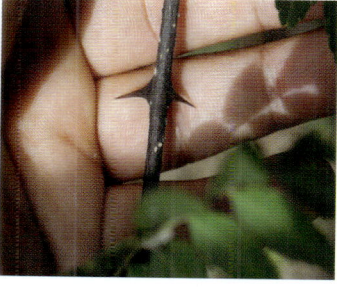
초피나무 가시

| **자생지 및 특징** | 전국의 산에 분포하는 것으로 되어 있지만, 중부 이북에서는 잘 자라지 않고 따뜻한 이남으로 내려가야 볼 수 있다. 하지만 기후적으로 온난한 동해안 쪽 설악산에는 자생한다. 산초나무와 혼동하는 경우가 많은데, 산초나무의 가시는 어긋나고 초피나무의 가시는 마주나는 특징이 있다. 초피나무를 제주도에서는 '제피'라 부르고, 전남 순천에서는 '젠피'라 부른다.

| **약초의 효능** | 위장이 약한 사람의 구토, 설사, 소화불량 등에 사용한다.

| **가공법** | 씨앗을 제거한 후 볶아서 기름을 빼고 사용한다.

| **복용법** | 물에 달이거나 가루를 내서 복용한다.

| **참고사항** | 어린잎으로 장아찌를 담가 먹으면 맛이 좋다. 전통적으로 초피나무의 과피를 추어탕에 넣어서 먹는다.

측백나무 측백나무과 ★★

- **약용부위** : 씨앗
- **약초이름** : 백자인
- **채취시기** : 가을 이후에 채취한다.

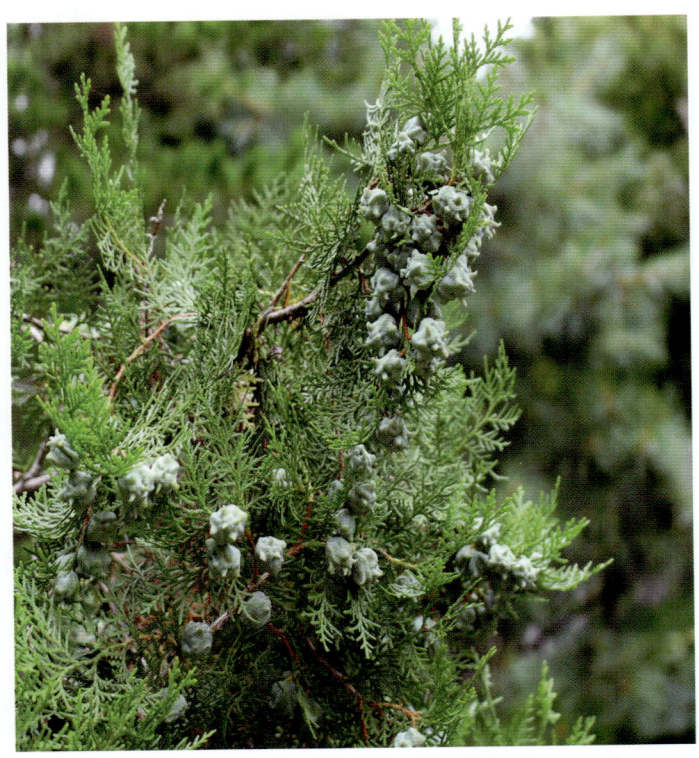

측백나무

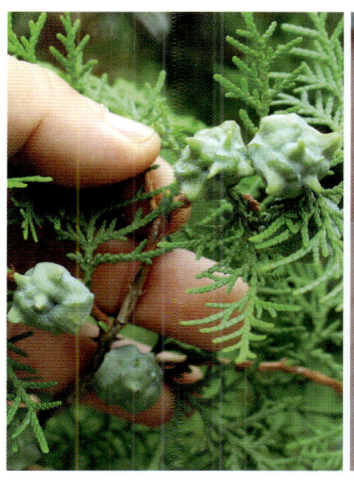
측백나무 열매

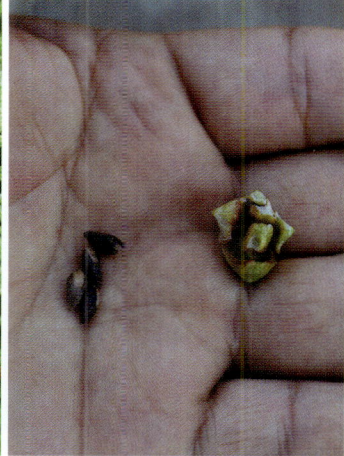
측백나무 씨앗

| **자생지 및 특징** | 관상수나 울타리용 나무로 심는다. 키가 크고 추위와 공해에 강하기 때문에 학교 주변의 울타리로 많이 심는다.

| **약초의 효능** | 노인성 변비와 불면증에 효과가 있다.

| **가공법** | 불순물을 제거하고 깨끗하게 말려서 사용한다.

| **복용법** | 물에 달여서 복용한다. 죽을 쑤어 먹으면 맛이 좋다.

| **참고사항** | 측백나무의 잎은 출혈을 멎게 하는 약으로 사용한다. 학창시절 측백나무의 잎을 따서 먹을 갈 때 넣으면 먹물이 끈끈해져서 붓글씨가 예쁘게 써졌던 기억이 난다.

층층둥굴레 백합과 ★★

- **약용부위** : 뿌리
- **약초이름** : 황정
- **채취시기** : 가을 이후에 채취한다.

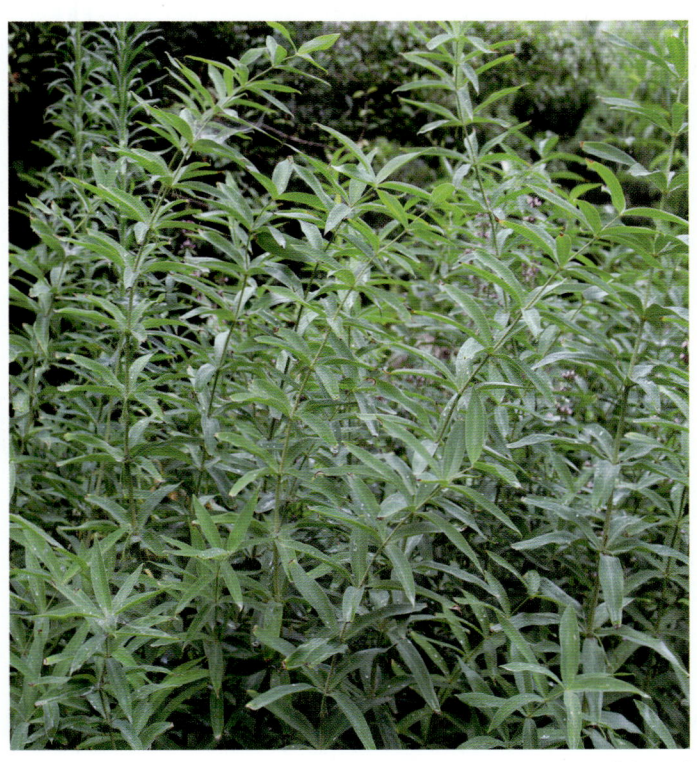

층층둥굴레

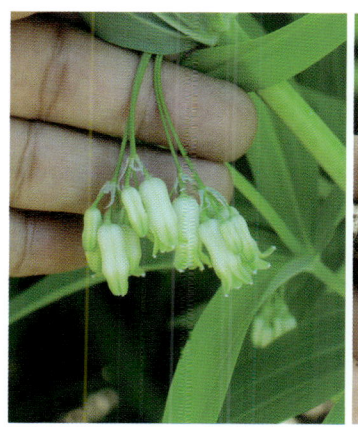 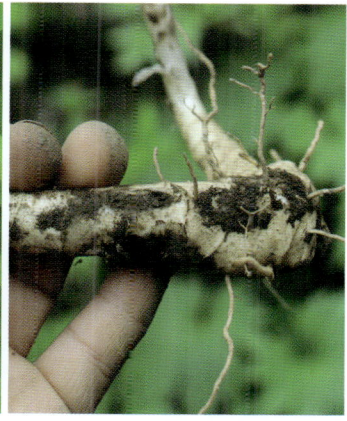

층층둥굴레 꽃   층층둥굴레 뿌리

| 자생지 및 특징 | 강원도와 경기도 이북에서 볼 수 있다. 산기슭의 풀밭이나 밭 가장자리에서 자란다.

| 약초의 효능 | 식욕부진, 소화불량, 마른기침, 신경쇠약 등에 사용한다.

| 가공법 | 술로 찐 후에 말려서 사용한다.

| 복용법 | 물에 달여서 복용한다.

| 참고사항 | 어린순을 생으로 먹으면 단맛이 나는데, 데쳐서 나물로 먹으면 아주 좋다. 뿌리는 장아찌를 담가서 먹을 수 있다. 층층둥굴레 뿌리를 달인 둘에 녹용을 담가두면 녹용의 효과가 더 좋아진다.

치자나무 꼭두서니과 ★★

- **약용부위** : 열매
- **약초이름** : 치자
- **채취시기** : 9~10월에 열매가 익어서 열매껍질이 누렇게 되었을 때 채취한다.

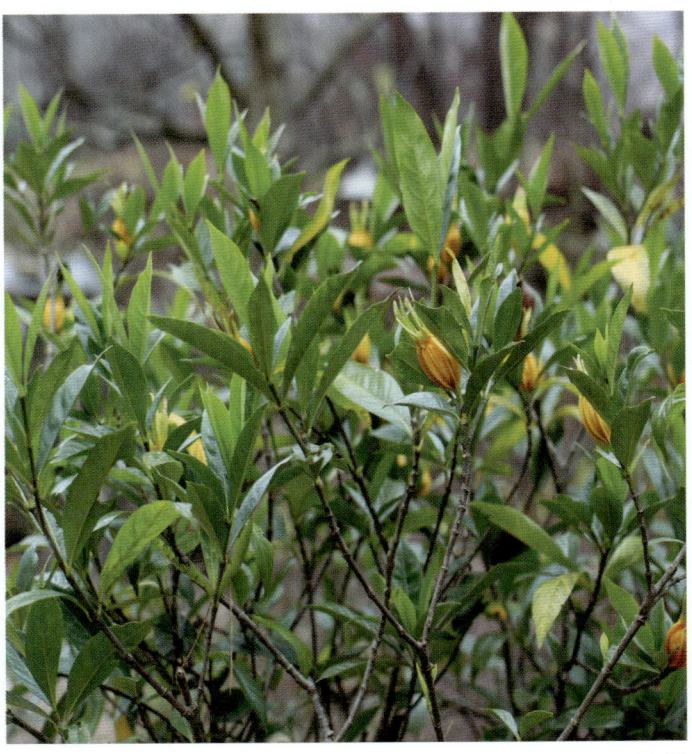

치자나무

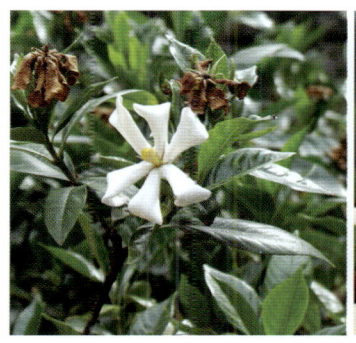 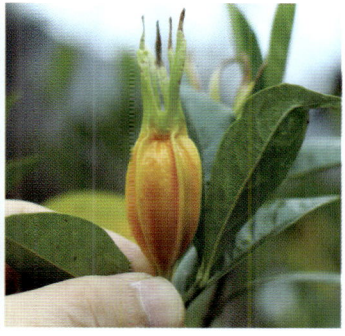

치자나무 꽃 　　　　　　　　　　　　　　치자나무 열매

| **자생지 및 특징** | 주로 남부지방에서 재배한다. 야생종은 숲 가장자리의 계곡이나 산기슭, 들판에 자란다. 치자나무의 꽃향기가 너무 좋아서 옆에 있으면 취할 정도이다.

| **약초의 효능** | 화병, 번열(煩熱), 방광염, 요도염, 요로결석, 전립선염, 황달 등에 사용한다.

| **가공법** | 불순물을 제거하고 깨끗하게 말려서 사용한다.

| **복용법** | 물에 달여서 복용한다.

| **참고사항** | 치자나무 열매는 옛날부터 황색 염료로 이용하였는데, 천을 노랗게 염색하거나 빈대떡 또는 전을 노랗게 물들이는 데 주로 사용하였다. 또한 옛날에는 군량미를 오래 두고 먹기 위해서 치자물에 쌀을 담갔다가 쪄서 보관했다고 한다.

칡 콩과 ★★★

- **약용부위** : 뿌리
- **약초이름** : 갈근
- **채취시기** : 이른 봄이나 늦가을에 채취한다.

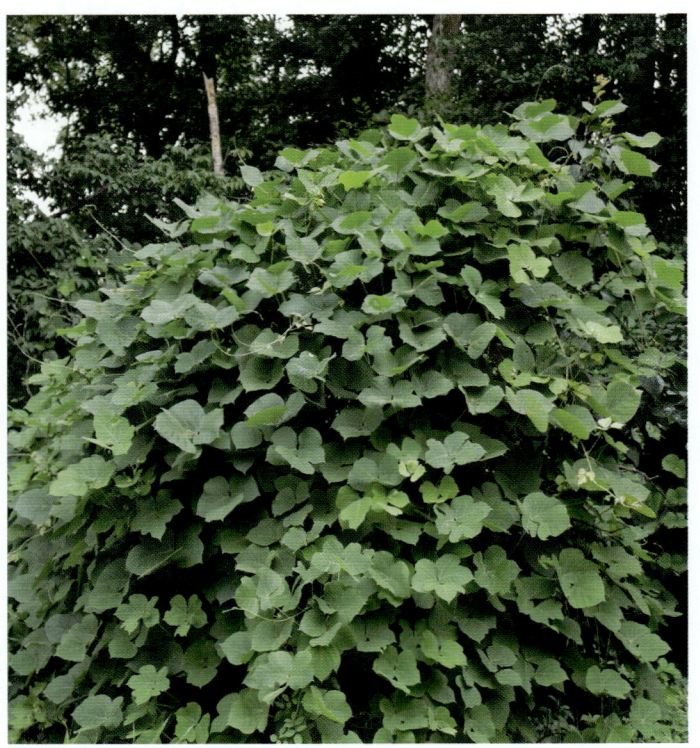

칡

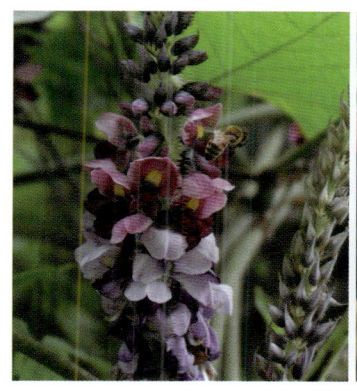 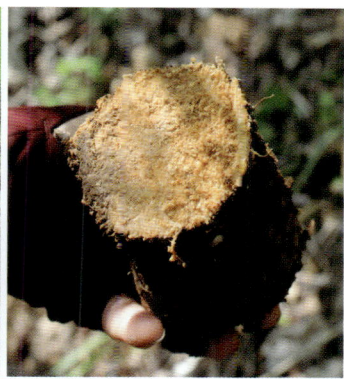

칡 꽃   칡 뿌리

| **자생지 및 특징** | 전국의 낮은 산과 들에서 볼 수 있다. 토질이 비옥하고 반그늘 혹은 양지에서 줄기를 뻗어 다른 나무를 감아 올라간다. 군락성이 강하고 가뭄에도 잘 견디는 소중한 약초이다.

| **약초의 효능** | 몸살감기, 견비통, 목디스크, 일자목, 피부염, 주독(酒毒) 등에 사용한다.

| **가공법** | 불순물을 제거하고 깨끗하게 말려서 사용한다.

| **복용법** | 물에 달여서 복용한다.

| **참고사항** | 뿌리, 새순, 잎, 꽃, 씨앗 모두 약으로 사용한다. 등나무는 오른쪽으로 감아 올라가고 칡은 왼쪽으로 감고 올라간다. 그래서 칡과 등나무가 얽혀 있는 것을 갈등(葛藤)이라고 한다.

큰조롱 박주가리과 ★★

- **약용부위** : 뿌리
- **약초이름** : 백수오
- **채취시기** : 가을 이후에 채취한다.

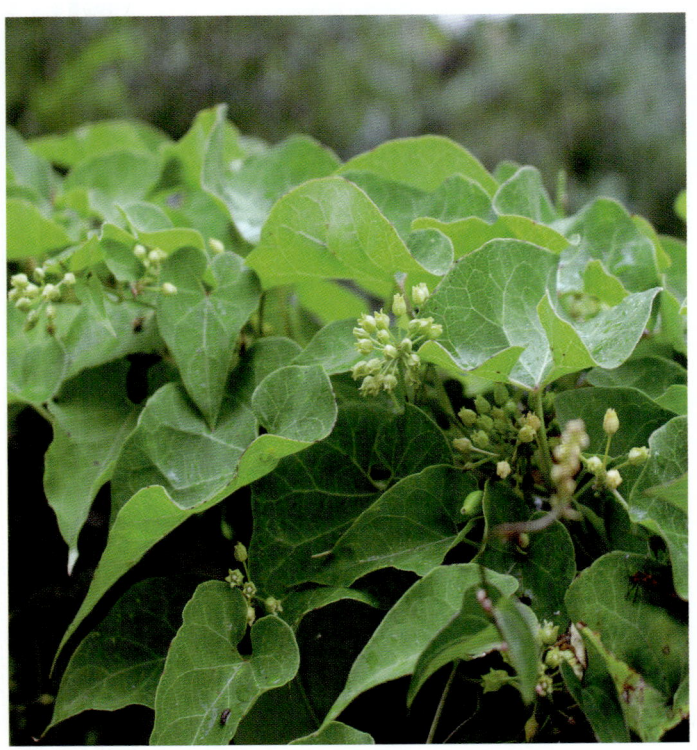

큰조롱

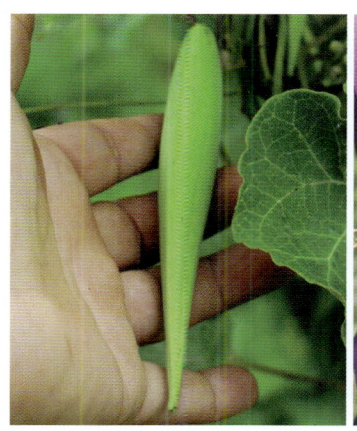 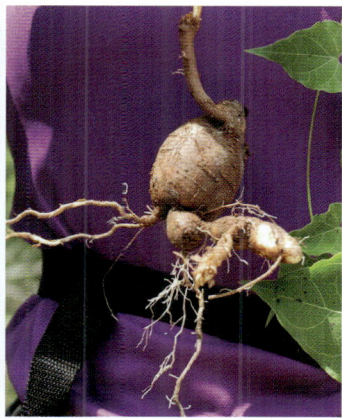

큰조롱 씨방   큰조롱 뿌리

| 자생지 및 특징 | 전국적으로 분포하고 있다. 산의 덤불 속에서 자라며 자갈이나 바위처럼 물 빠짐이 좋은 곳에 자생하는 것을 흔히 볼 수 있다. 줄기를 자르면 흰 즙이 나오는 특징이 있다.

| 약초의 효능 | 영양분이 풍부한 보혈약(補血藥)이다. 장기간 복용하면 노화를 늦출 수 있고 성기능이 좋아진다.

| 가공법 | 불순물을 제거하고 깨끗하게 말려서 사용한다.

| 복용법 | 물에 달여서 복용한다.

| 참고사항 | 큰조롱의 잎을 쌈으로 먹으면 맛이 좋다. 나물이나 국의 재료로 활용해도 된다.

탱자나무 운향과 ★★

- **약용부위**: 미성숙 열매
- **약초이름**: 지실
- **채취시기**: 5~6월에 저절로 떨어진 것을 채취한다.

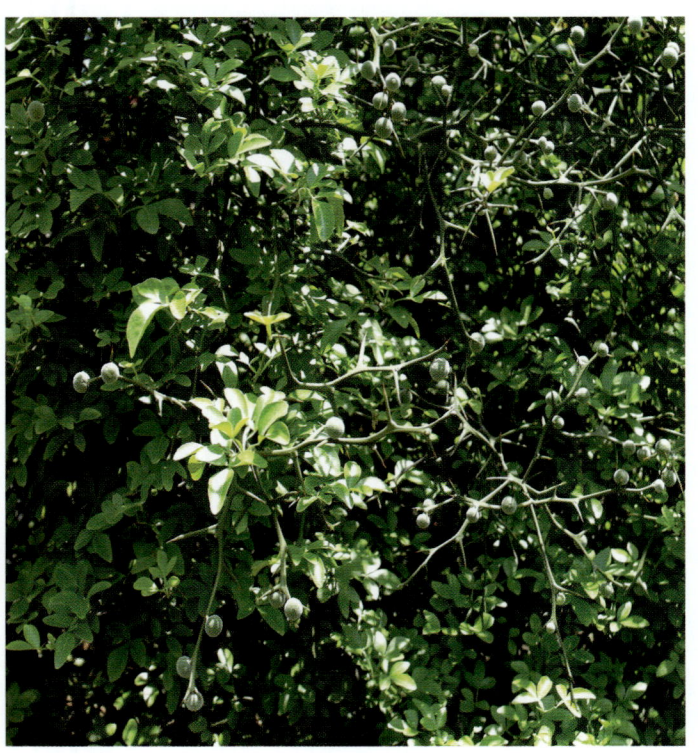

탱자나무

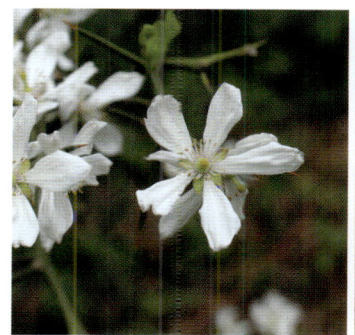
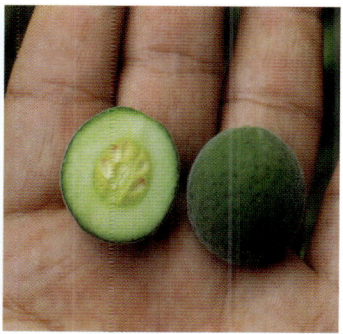

탱자나무 꽃   탱자나무 열매

| **자생지 및 특징** | 예로부터 밭이나 과수원의 경계 울타리, 또는 정원수로 심었다. 둥글게 우거지는 관목인데다가 긴 가시가 발달해 있어 울타리용 나무로 심으면 침입을 막는 데 제격이다. 실제로 몽고의 침입을 막기 위해 고려 고종은 강화도에 성을 쌓고 적이 들어올 수 없게 성 주변에 탱자나무를 심었다고 한다.

| **약초의 효능** | 소화가 안 되면서 배에 가스가 차고 변비가 있을 때 사용한다. 두드러기나 피부염증에도 효과적이다.

| **가공법** | 불순물을 제거하고 깨끗하게 말려서 사용한다.

| **복용법** | 물에 달이거나 환을 지어 복용한다.

| **참고사항** | 탱자나무는 목질이 매우 단단해서 도장을 만드는 데 사용한다.

털진득찰 국화과 ★

- **약용부위** : 지상부
- **약초이름** : 희렴
- **채취시기** : 여름에 꽃이 피기 전에 채취한다.

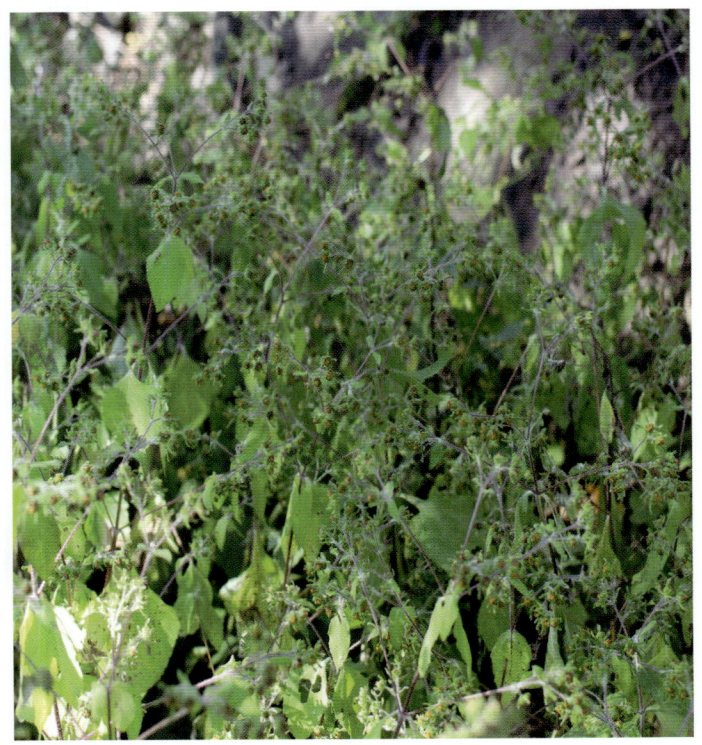

털진득찰

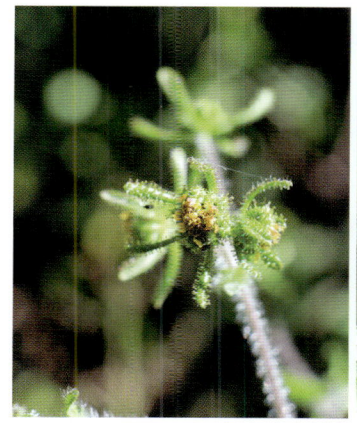 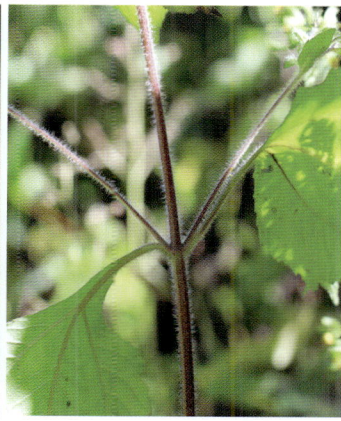

털진득찰 꽃　　　　　　　　　　털진득찰 줄기

| **자생지 및 특징** |　우리나라 전역에 분포하며 햇볕이 잘 드는 풀숲에서 자란다.

| **약초의 효능** |　관절염, 근육통, 하지무력증에 사용하며 고혈압, 두통, 어지럼증에도 효과가 있다.

| **가공법** |　불순물을 제거하고 깨끗하게 말려서 사용한다.

| **복용법** |　물에 달여서 복용한다.

| **참고사항** |　어린순은 나물로 먹을 수 있다. 최근연구에서 혈압을 낮춰주고 지방의 흡수를 억제하는 효능이 있는 것으로 밝혀져 고혈압이나 심장질환 등이 활용할 수 있는 약초로 인식되고 있다.

팥배나무 장미과 ★

- **약용부위** : 열매
- **약초이름** : 수유과
- **채취시기** : 가을에 채취한다.

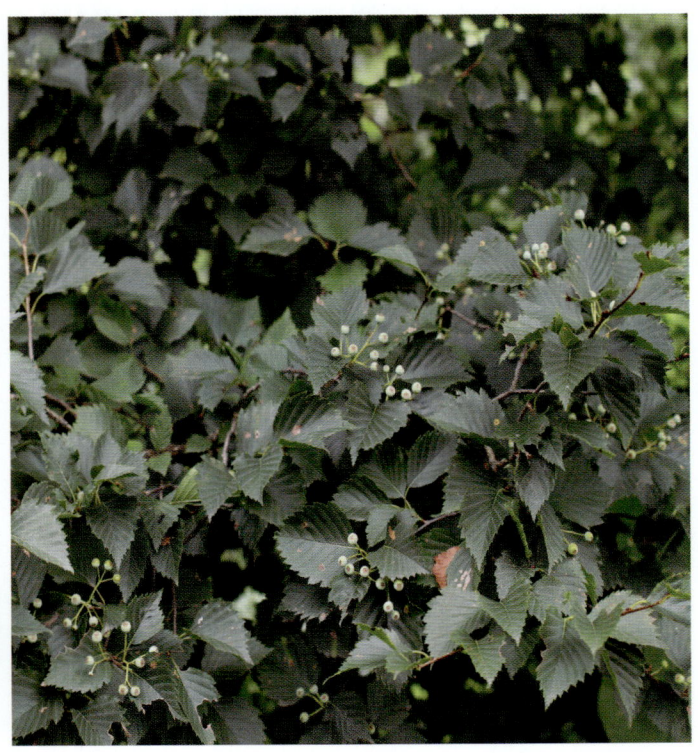

팥배나무(여름)

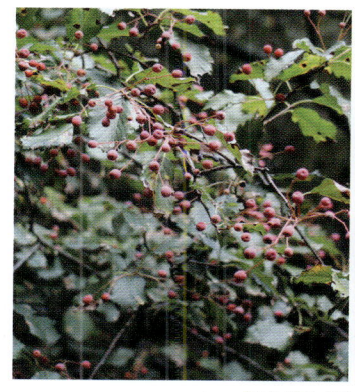 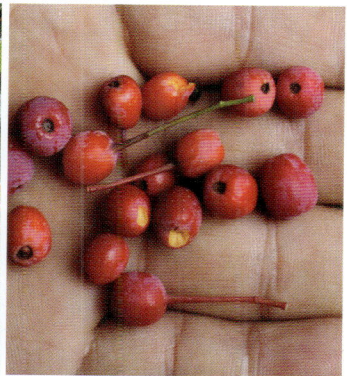

팥배나무(가을) 　　　　　　　　팥배나무 열매(채취)

| 자생지 및 특징 | 산 능선이나 계곡 주변에서 볼 수 있다. 군락은 보기 힘들고 한 그루씩 드문드문 자란다. 열매가 붉은 팥알같이 생겼다고 해서 팥배나무라는 이름이 붙었다. 공해가 심한 곳에서는 자라지 않는다.

| 약초의 효능 | 빈혈과 신체 허약증에 사용한다.

| 가공법 | 불순물을 제거하고 깨끗하게 말려서 사용한다.

| 복용법 | 물에 달여서 복용한다.

| 참고사항 | 어린잎은 데쳐서 나물로 먹을 수 있고, 말렸다가 차로 마셔도 된다. 목재는 비교적 무겁고 단단해서 기구재나 가구재로 쓰인다.

하늘타리 박과 ★

- **약용부위** : 뿌리
- **약초이름** : 천화분
- **채취시기** : 가을 이후에 채취한다.

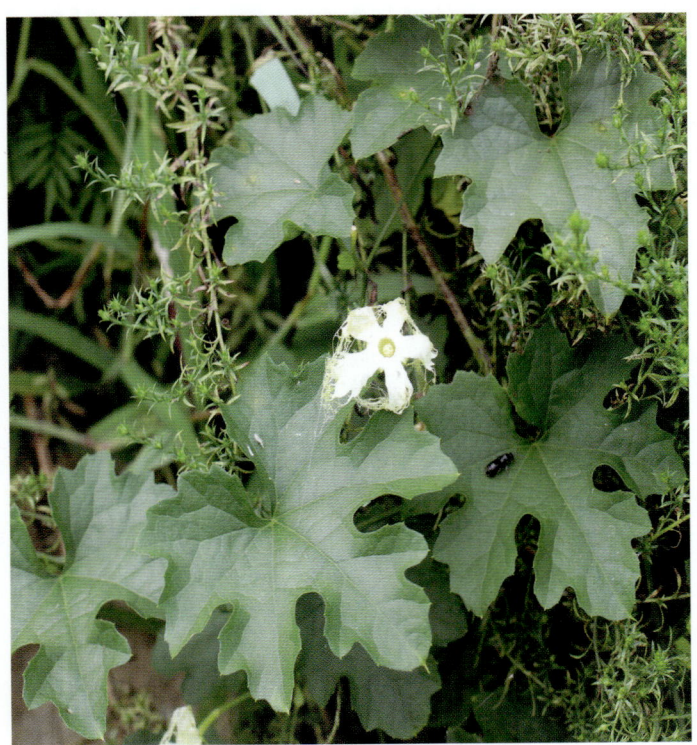

하늘타리

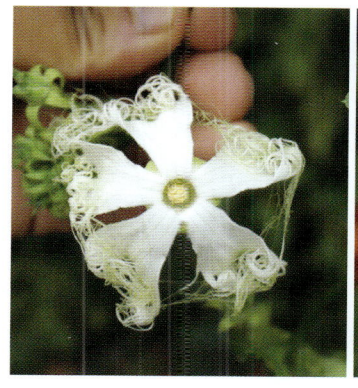 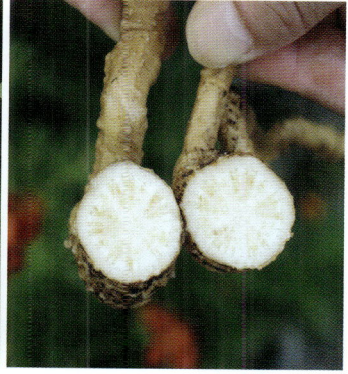

하늘타리 꽃　　　　하늘타리 뿌리(절단)

| **자생지 및 특징** |　중부 이남의 산기슭이나 숲 가장자리, 밭 언저리 등에서 자란다. 중부지방으로 갈수록 많이 보인다.

| **약초의 효능** |　울이 많고 갈증을 심하게 호소하는 당뇨병 환자에게 사용하면 갈증을 해소하는 데 도움이 된다. 농(膿)을 제거하는 작용이 있어 피부염에도 사용한다.

| **가공법** |　불순물을 제거하고 깨끗하게 말려서 사용한다.

| **복용법** |　물에 달여서 복용한다.

| **참고사항** |　하늘타리 뿌리에는 전분이 많아서 옛날에는 귀한 대접을 받았다. 그런데 전분의 점도가 높아서 다른 곡류의 분말을 섞어 사용해야 한다.

하늘타리

할미꽃 미나리아재비과 ★

- **약용부위** : 뿌리
- **약초이름** : 백두옹
- **채취시기** : 가을 이후에 채취한다.

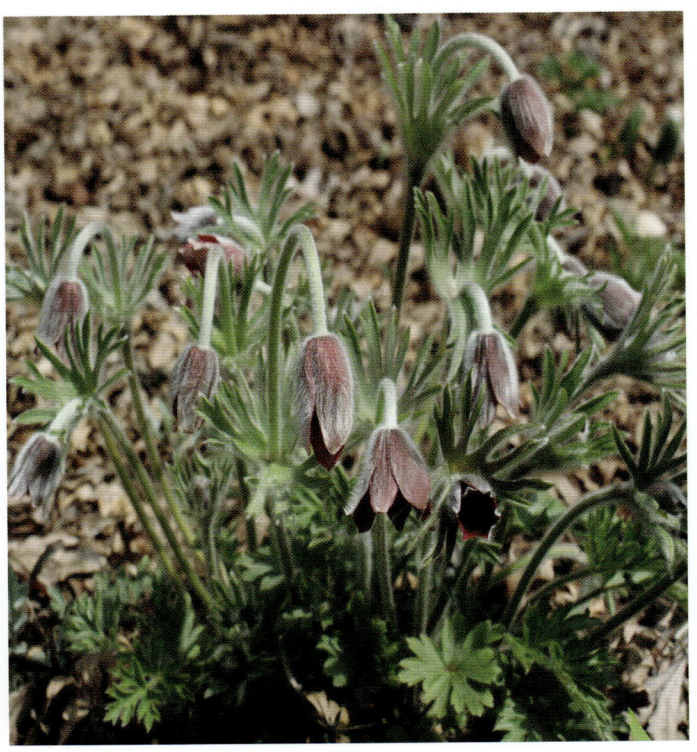

할미꽃

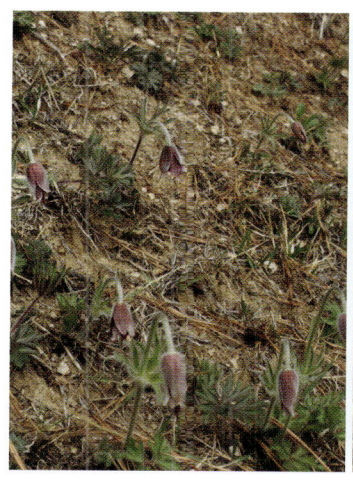 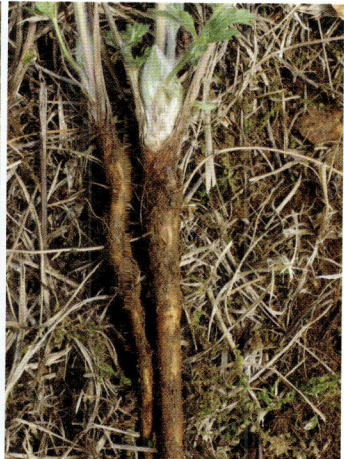

할미꽃 무리 / 할미꽃 뿌리

| **자생지 및 특징** | 산과 들의 양지에서 자란다. 햇볕이 잘 드는 무덤 곁에서 주로 볼 수 있다.

| **약초의 효능** | 이질이나 설사에 사용하며, 낙상(落傷)으로 인한 상처를 회복하는 데 도움이 된다.

| **가공법** | 불순물을 제거하고 깨끗하게 말려서 사용한다.

| **복용법** | 물에 달여서 복용한다.

| **참고사항** | 예전에는 재래식 화장실에 할미꽃 뿌리를 넣어두곤 했는데, 이렇게 하면 구더기가 생기지 않는다.

해당화 장미과 ★

- **약용부위** : 꽃봉오리
- **약초이름** : 매괴화
- **채취시기** : 5월 경에 꽃이 피지 않은 상태에서 채취한다.

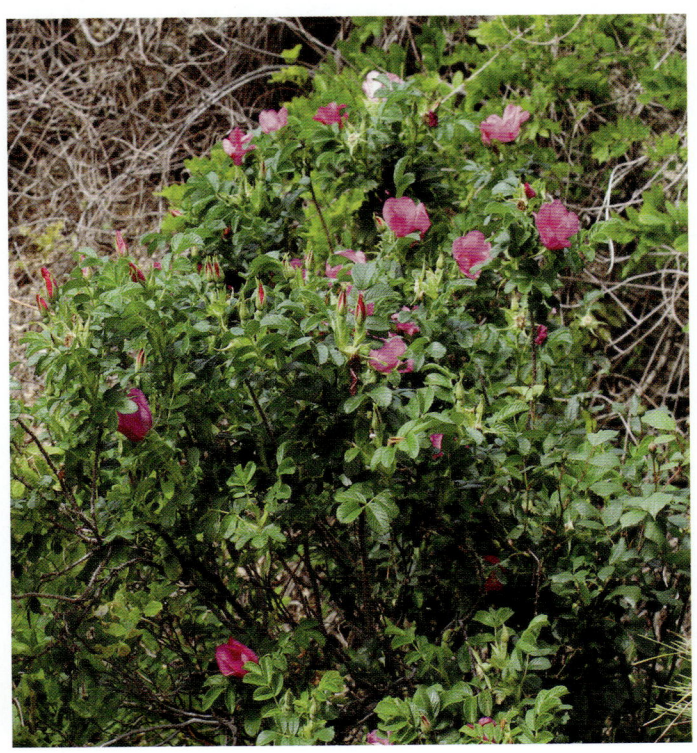

해당화

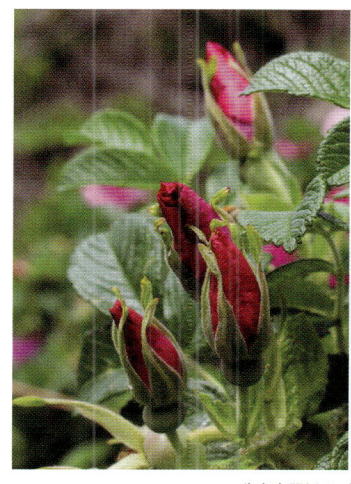 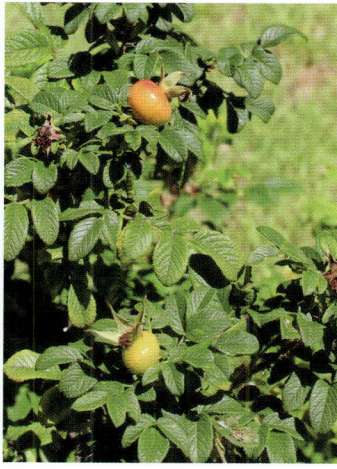

해당화 꽃봉오리　　　　　　해당화 열매

| 자생지 및 특징 | 전국적으로 분포하며 바닷가 모래밭이나 바다에 가까운 낮은 산비탈에 자란다.

| 약초의 효능 | 신경성 생리통과 생리전증후군을 치료한다.

| 가공법 | 불순물을 제거하고 깨끗하게 말려서 사용한다.

| 복용법 | 따뜻한 물에 우려서 차로 복용한다.

| 참고사항 | 어린순은 나물로 먹을 수 있고, 꽃은 향수원료로 이용된다. 뿌리는 당뇨병 치료제로 사용된다. 열매는 비타민C를 다량 함유하고 있어 맛이 있고, 잼을 만들어서 먹으면 좋다.

향부자 사초과 ★★★

- **약용부위** : 뿌리
- **약초이름** : 향부자
- **채취시기** : 가을(10~11월 사이)에 채취한다.

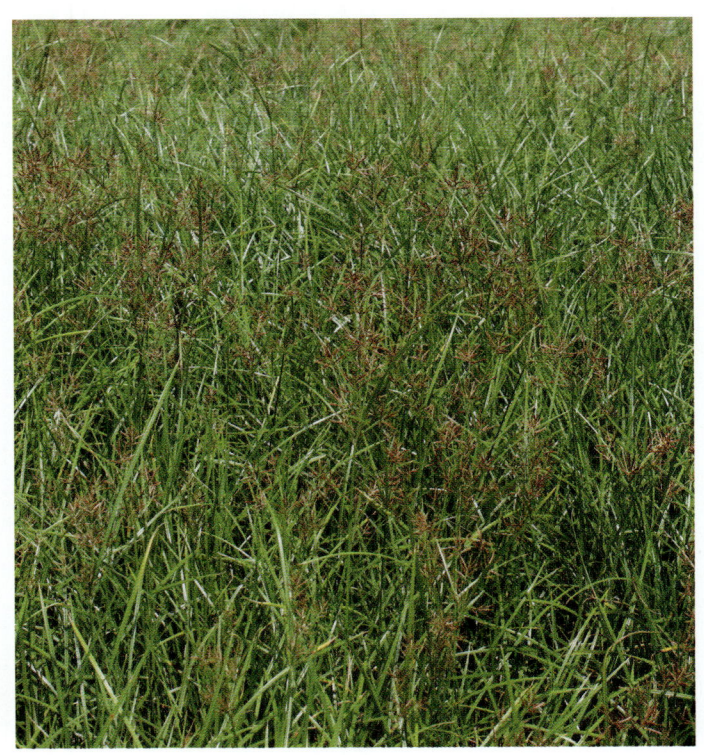

향부자

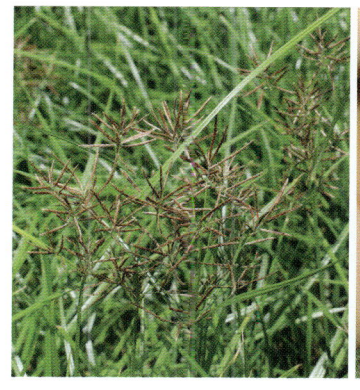
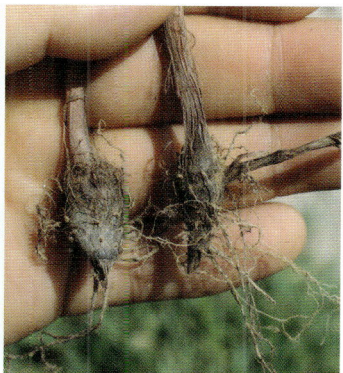

향부자 꽃　　　　　　　　　　향부자 뿌리

| 자생지 및 특징 |　바닷가 모래땅이나 냇가의 양지바른 곳에서 자란다. 척박한 땅에서도 잘 자라지만 추위에는 약하다. 경북 고령군 다산면에서 재배하고 있다.

| 약초의 효능 |　화병, 신경성 두통, 생리통, 생리불순, 불임증, 자궁근종, 갑상선질환, 소화불량 등에 사용한다.

| 가공법 |　불순물을 제거하고 깨끗하게 말려서 사용한다.

| 복용법 |　물에 달여서 복용하는 것이 일반적이다. 환을 만들어 복용해도 된다.

| 참고사항 |　벼, 옥수수 등의 경작지에 출현하여 작물의 생산을 저해하는 유해식물로 취급되고 있다.

향유 꿀풀과 ★★

- **약용부위** : 지상부
- **약초이름** : 향유
- **채취시기** : 여름~가을 사이에 씨앗이 성숙했을 때 채취한다.

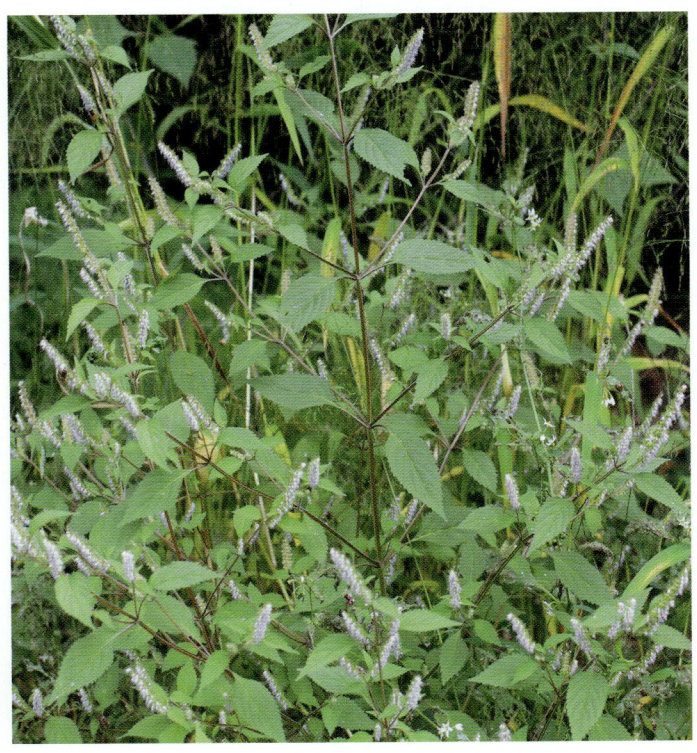

향유

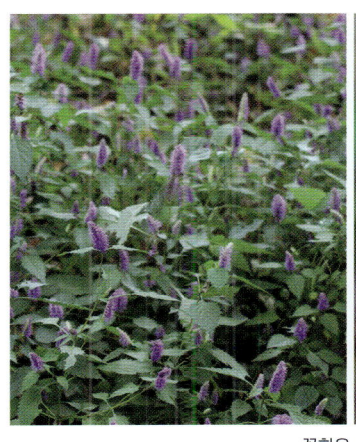 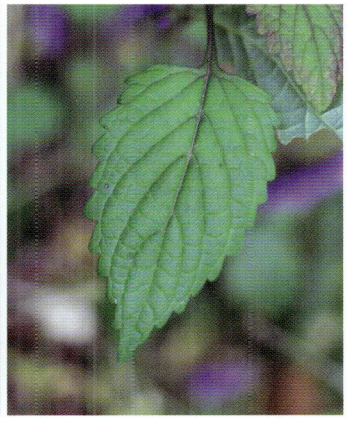

꽃향유 꽃향유 잎

| **자생지 및 특징** | 전국 각지에 널리 분포하는데, 산과 들의 양지바른 풀밭이나 길가에서 자란다. 향기가 있고 매우면서 부드럽고 가늘다는 뜻에서 향유라는 이름이 붙었다.

| **약초의 효능** | 여름철 감기와 소화불량에 효과가 좋다. 입냄새를 제거하는 데도 사용한다.

| **가공법** | 불순물을 제거하고 깨끗하게 말려서 사용한다.

| **복용법** | 따뜻한 물에 우려낸 다음 식혀서 복용한다.

| **참고사항** | 꽃향유도 같은 약으로 사용한다. 여름철에 어린순을 데쳐서 나물로 먹을 수 있고, 된장찌개를 끓일 때 넣어도 좋다.

헛개나무 갈매나무과 ★★★

- **약용부위** : 과병(열매자루)이 붙은 열매
- **약초이름** : 지구자
- **채취시기** : 보통 10월 중순부터 11월 초순에 채취한다.

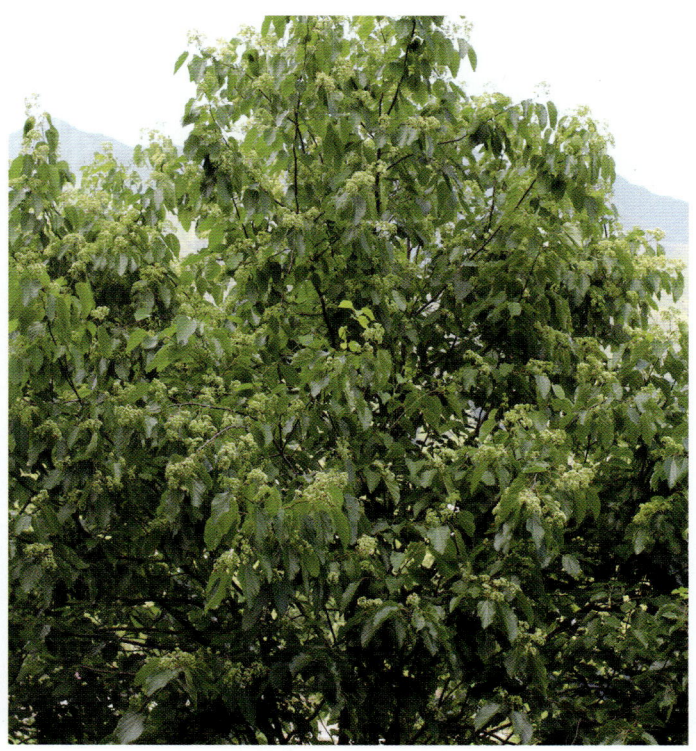

헛개나무

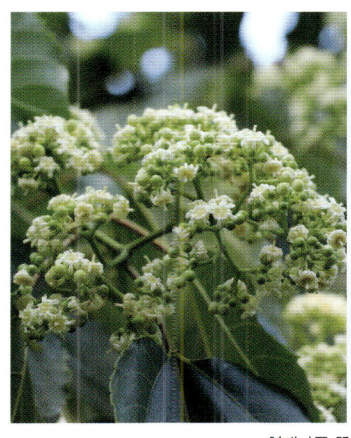
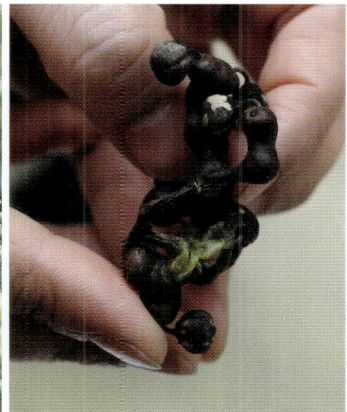

헛개나무 꽃　　　　　　　　　헛개나무 열매

| **자생지 및 특징** |　자갈이 많은 산속이나 양지바른 계곡 주변에서 주로 자란다.

| **약초의 효능** |　알콜을 분해하는 효소를 활성화시키는 작용이 있어서 알콜성 간질환을 치료한다.

| **가공법** |　불순물을 제거하고 깨끗하게 말려서 사용한다.

| **복용법** |　물에 달여서 복용한다.

| **참고사항** |　어린잎은 데쳐서 쌈으로 먹을 수 있다. 목재는 가구재나 기구재로 사용된다. 최근 충북 음성군에서는 밀원수림으로 헛개나무를 심었다.

현호색 양귀비과 ★★★

- **약용부위**: 뿌리
- **약초이름**: 현호색
- **채취시기**: 5~6월 사이 줄기와 잎이 고사(枯死)한 후에 채취한다.

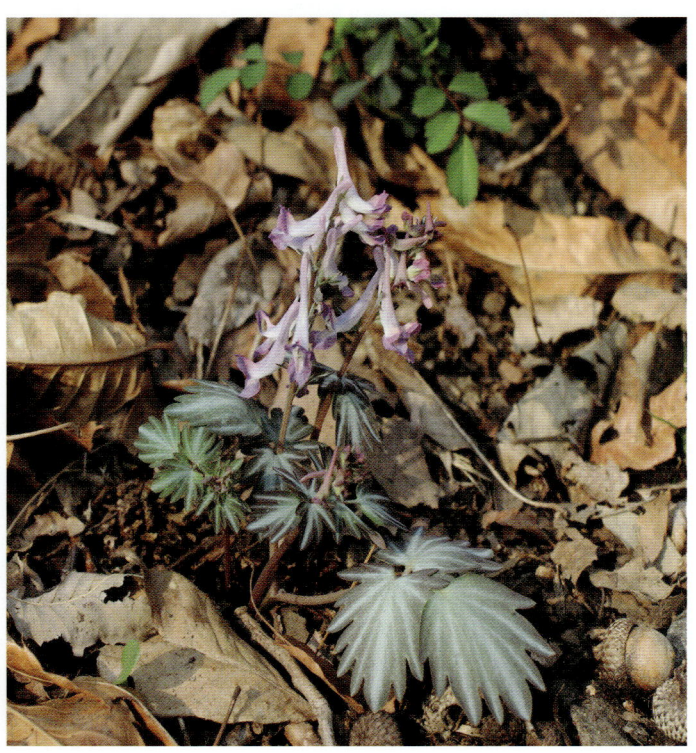

현호색

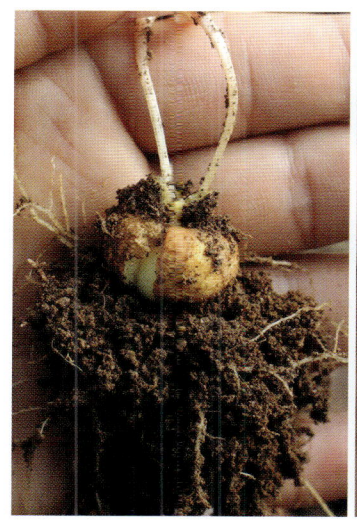
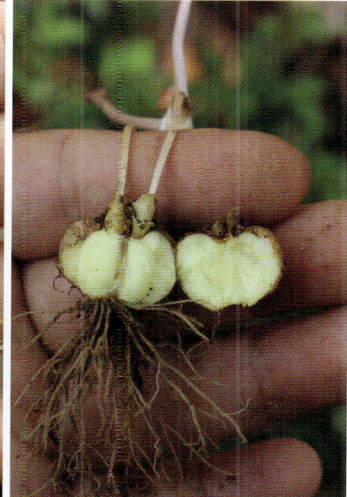

현호색 뿌리   현호색 뿌리(절단)

| 자생지 및 특징 | 전국의 산과 들에서 볼 수 있으며, 햇볕이 잘 들어오면서도 습기가 있는 토양에서 잘 자란다.

| 약초의 효능 | 혈액순환을 촉진하는 작용과 진통작용이 강하여 생리통에 효과가 좋다. 협심증을 완화하는 데도 사용된다.

| 가공법 | 말린 뿌리에 식초를 먹인 후 볶아서 사용한다.

| 복용법 | 물에 달여서 복용한다.

| 참고사항 | 현호색의 종류가 많은데 모두 같은 약으로 사용한다.

호장근 마디풀과 ★

- **약용부위** : 뿌리
- **약초이름** : 호장근
- **채취시기** : 가을 이후에 채취한다.

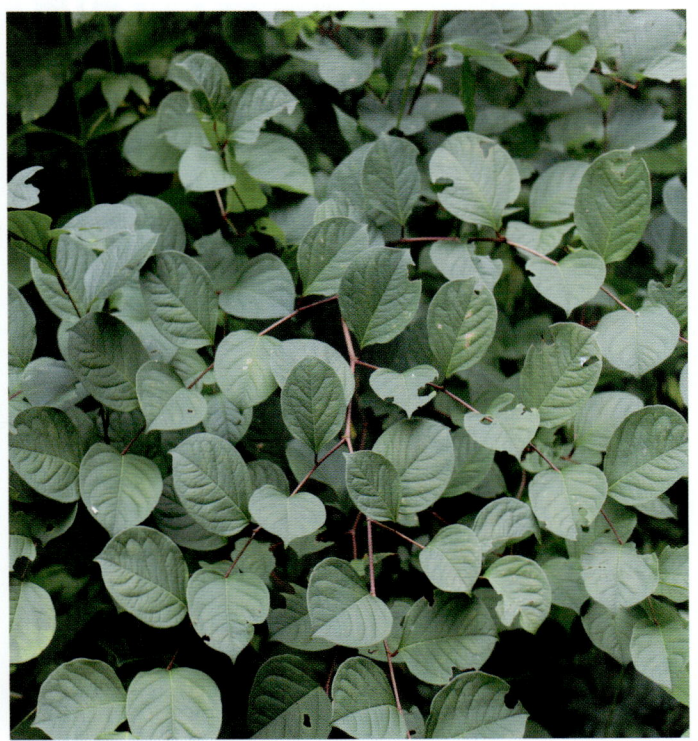

호장근

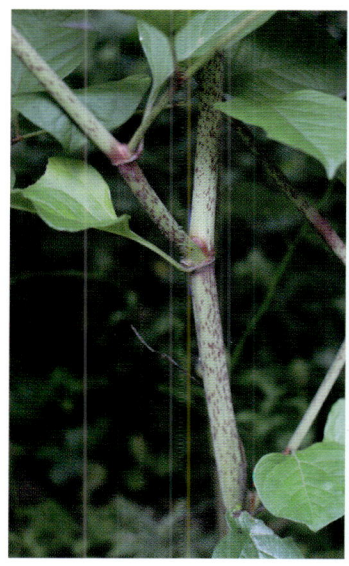
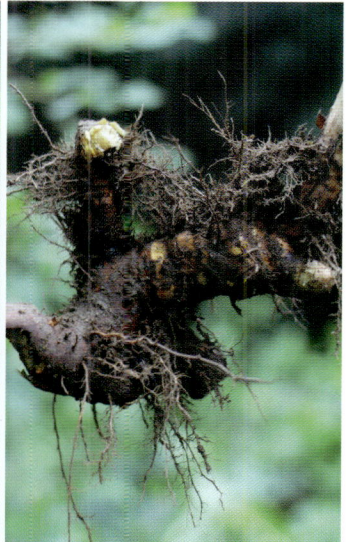

호장근 줄기　　　　　　　　호장근 뿌리

| 자생지 및 특징 |　전국의 산과 들, 시냇가의 약간 습한 땅에서 자란다. 어린 줄기가 호피처럼 생겨서 호장근이라는 이름이 붙었다.

| 약초의 효능 |　신경통, 허리디스크, 관절염 등에 사용한다.

| 가공법 |　불순물을 제거하고 깨끗하게 말려서 사용한다.

| 복용법 |　물에 달여서 복용한다.

| 참고사항 |　어린 줄기는 나물이나 국거리로 이용할 수 있다.

황기 콩과 ★★★

- **약용부위** : 뿌리
- **약초이름** : 황기
- **채취시기** : 가을 이후에 채취한다.

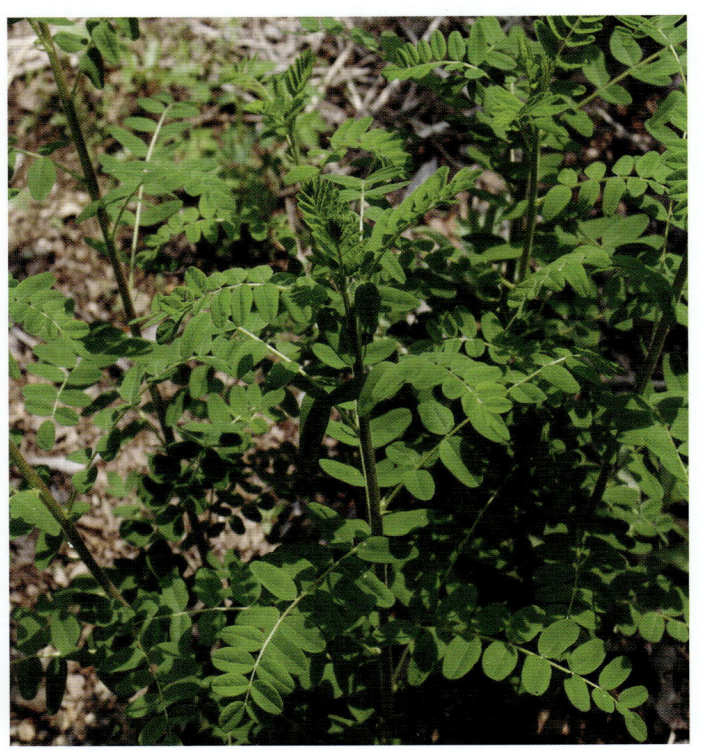

황기

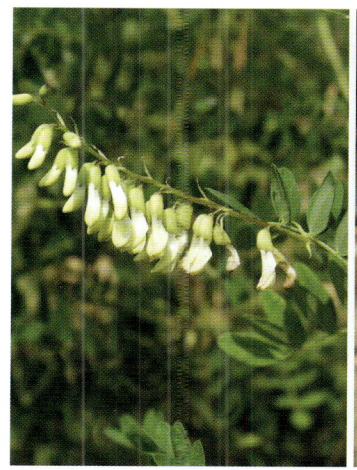 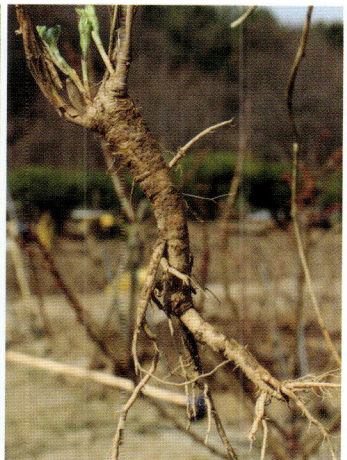

황기 꽃   황기 뿌리

| **자생지 및 특징** | 산지의 바위틈에 자생하는데 요즘에는 거의 볼 수 없다. 강원도 정선군, 영월군에서 많이 재배하고 있다.

| **약초의 효능** | 만성피로, 체력저하, 면역력저하, 만성염증에 사용한다.

| **가공법** | 불순물을 제거하고 깨끗하게 말려서 사용한다.

| **복용법** | 물에 달여서 복용한다.

| **참고사항** | 3년 이상 된 것을 약으로 사용한다. 껍질을 벗기지 않아야 효과가 좋다. 황기의 줄기와 잎은 잘 낫지 않는 종기나 상처를 치료하는 데 사용한다.

황벽나무 운향과 ★★

- **약용부위** : 나무껍질
- **약초이름** : 황백
- **채취시기** : 봄에 채취한다.

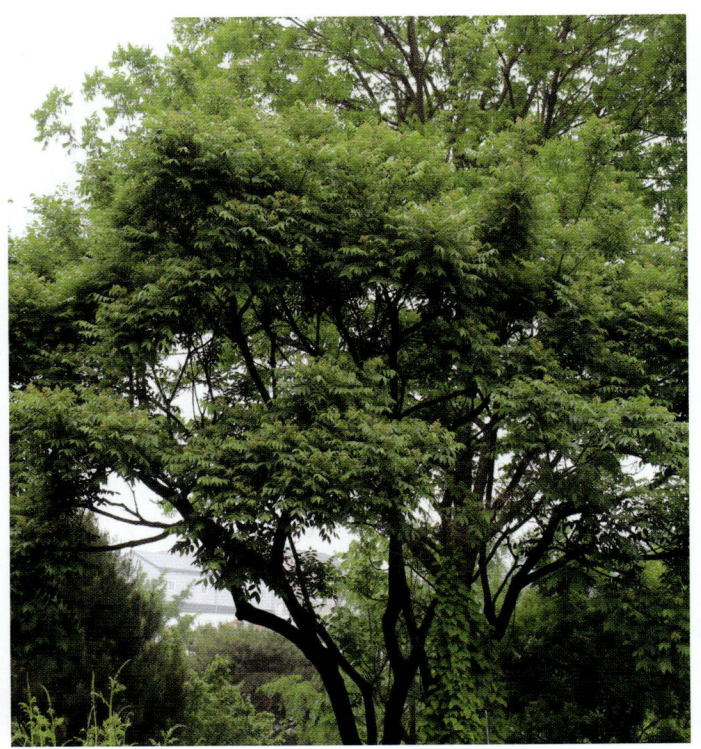

황벽나무

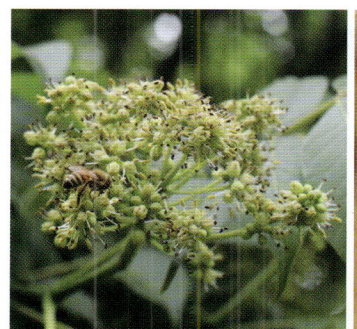 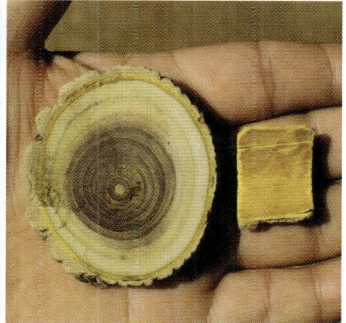

황벽나무 꽃　　　　　　　　황벽나무 껍질

| 자생지 및 특징 | 전남을 제외한 전국의 산에서 드물게 볼 수 있으며, 비옥하고 그늘진 숲속에서 주로 자란다. 나무껍질을 벗기면 노란빛을 띤다고 해서 황벽나무라는 이름이 붙었다.

| 약초의 효능 | 염증을 가라앉히는 효능이 좋아서 이질이나 피부염 등에 사용한다. 특히 몸이 허약해진 상태에서 생기는 열과 염증에 적합하다.

| 가공법 | 불순물과 코르크층을 제거하고 깨끗하게 말려서 사용한다.

| 복용법 | 물에 달여서 복용한다.

| 참고사항 | 어린잎은 데쳐서 나물로 먹는다. 목재는 건축재와 가구재로 사용한다. 황벽나무의 수피(樹皮)에서는 밀폐용 병마개 등을 만드는 데 이용되는 코르크를 채취한다.

회화나무 콩과 ★★

- **약용부위** : 꽃봉오리
- **약초이름** : 괴화
- **채취시기** : 여름에 채취한다.

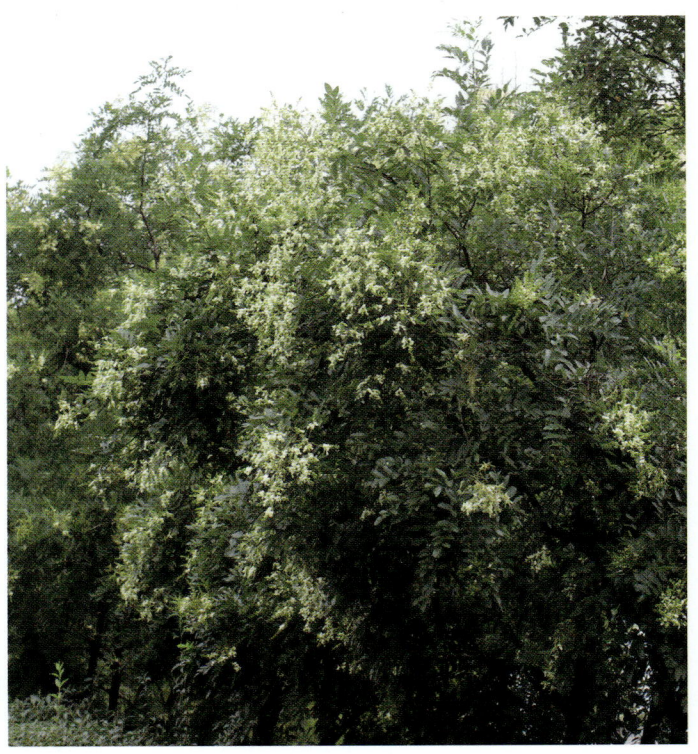

회화나무

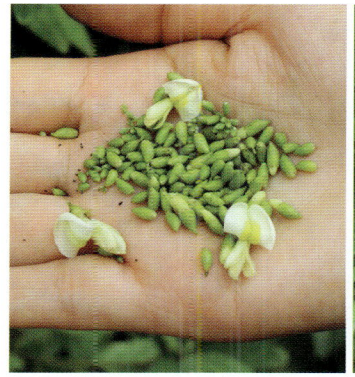 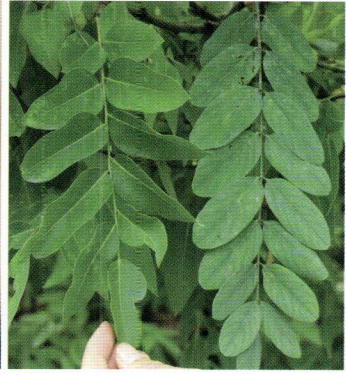

회화나무 꽃봉오리　　회화나무(좌) 아까시나무(우)

| 자생지 및 특징 |　중국이 원산이며 예로부터 마을 어귀와 집안의 뜰에 흔히 심어왔다. 추위와 병충해, 공해에 강하고 척박한 땅에서도 잘 자라며 꽃과 열매가 아름다워서 도심의 가로수로도 많이 심는다.

| 약초의 효능 |　각종 출혈을 멎게 한다. 특히 대장출혈에 효과가 좋다.

| 가공법 |　불순물을 제거하고 깨끗하게 말려서 사용한다.

| 복용법 |　물에 달여서 복용한다.

| 참고사항 |　회화나무 열매(괴각)가 여성의 갱년기에 도움이 된다고 하여 최근 괴각을 기반으로 하는 제품들이 출시되고 있다. 괴각에는 식물성 에스트로겐이라고 불리우는 이소플라본과 항산화물질인 폴리페놀이 풍부하다.

회화나무

후박나무 녹나무과 ★

- **약용부위** : 나무껍질
- **약초이름** : 홍남피
- **채취시기** : 봄~여름에 채취한다.

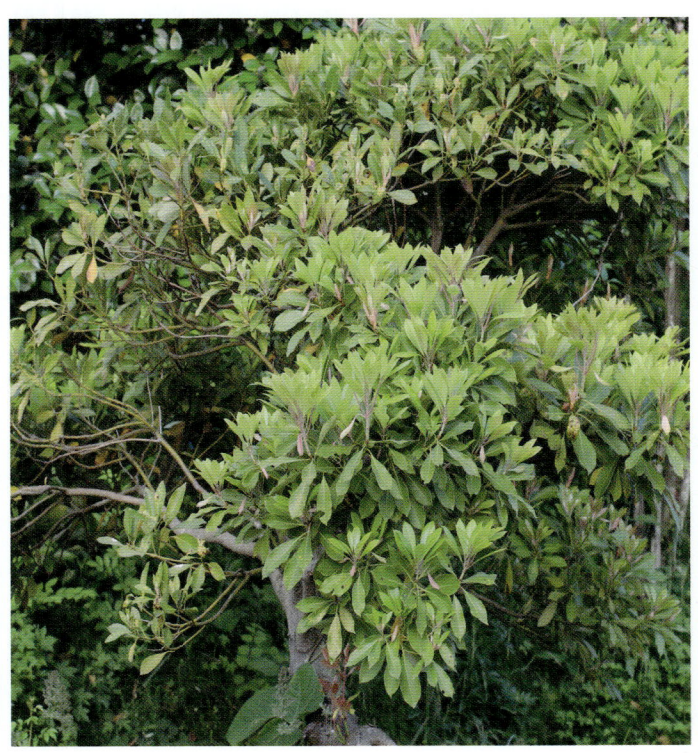

후박나무

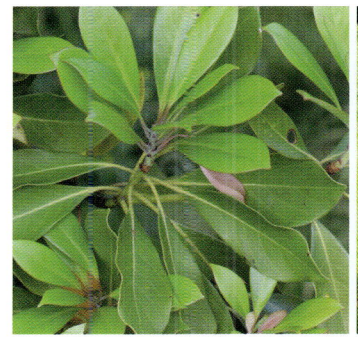 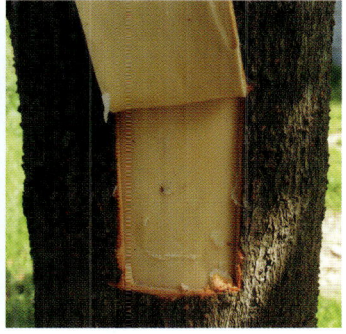

후박나무 잎   후박나무 껍질(사진제공 이명임)

| **자생지 및 특징** | 울릉도와 남부지방 바닷가의 산기슭에서 자란다. 전남 진도에서는 군목(郡木)으로 지정하여 가로수로 많이 심고 있다.

| **약초의 효능** | 혈액순환을 촉진하므로 타박상, 근육통 등에 사용한다. 위장이 냉하여 소화불량이 생긴 경우에도 사용한다.

| **가공법** | 불순물을 제거하고 깨끗하게 말려서 사용한다.

| **복용법** | 물에 달여서 복용한다.

| **참고사항** | 후박나무의 껍질과 잎을 분말한 다음 물에 적시면 점성이 강해지는 특성이 있어서 가느다란 선향(線香)을 만들 때 결합제로 사용된다. 후박나두의 껍질을 홍남피라고 하는데 토후박이라고도 하여 진짜 후박(일본목련의 껍질)의 위품(位品)으로 유통되기도 한다.
⇨일본목련 참조(226쪽)